健康
重建

慢性疾病
康复5步法

原著　ROBERT ZEMBROSKI

主译　罗玉敏　孙茂森

参与翻译人员　孙　田　祝晓玉　李灵芝　杨振宏

人民卫生出版社
·北京·

图书在版编目（CIP）数据

健康重建：慢性疾病康复 5 步法 /（美）罗伯特·泽姆布罗斯基（Robert Zembroski）著；罗玉敏，孙茂森主译 . — 北京：人民卫生出版社，2021.1

ISBN 978-7-117-31000-0

Ⅰ. ①健 … Ⅱ. ①罗 … ②罗 … ③孙 … Ⅲ. ①慢性病 –康复 Ⅳ. ①R442.9

中国版本图书馆 CIP 数据核字（2021）第 002088 号

图字：01-2020-2975 号

健康重建——慢性疾病康复 5 步法
Jiankang Chongjian——Manxing Jibing Kangfu 5 Bu Fa

主　　译　罗玉敏　孙茂森
出版发行　人民卫生出版社（中继线 010-59780011）
地　　址　北京市朝阳区潘家园南里 19 号
邮　　编　100021
E - mail　pmph @ pmph.com
购书热线　010-59787592　010-59787584　010-65264830
印　　刷　三河市博文印刷有限公司
经　　销　新华书店
开　　本　710×1000　1/16　印张：23
字　　数　374 千字
版　　次　2021 年 1 月第 1 版
印　　次　2021 年 2 月第 1 次印刷
标准书号　ISBN 978-7-117-31000-0
定　　价　75.00 元

打击盗版举报电话：010-59787491　E-mail：WQ @ pmph.com
质量问题联系电话：010-59787234　E-mail：zhiliang @ pmph.com

这本书是写给那些正在遭受慢性疾病折磨，

或有尚未解决的各种健康问题，

或正处在一个令人纠结的医疗选择中的寻找真正答案的人。

这本书也是为你所写。

译者的话　　►►►

《黄帝内经》中有这样一句话"人之情，莫不恶死而乐生"。乐生，就是重视生命、重视健康。重视养生、重视健康是中国传统文化的特色之一。随着科学的发展、社会的进步、医疗体制的逐步完善，人们对现代医学服务体系的要求越来越高。如何完善现代医学服务体系，从而满足人们日益增长的健康需求，是雅好健康的人们，尤其应该是医务工作者需要思考和反思的问题。

著名外科医生巴慕德（Harold Balme，1878—1953）博士认为现代医学与传统医学比较，有两项革命性突破：①"准确真实性"（exact truth）；②"托管制度"（trusteeship），即患者把自己的身体和生命托管给医生、护士和医院。现代医学服务体系就是在这两点突破的基础上建立的，其特点为：①在医疗技术上，追求精准、真实、直观、可验证、快捷、高效；②在医疗服务中，建立了以医生为主体，以医院为服务平台，以科学、权威和信任为前提，不需要患者参与，而独立地提供医学托管式服务的医疗体系。

生命垂危的抢救与慢性疾病康复及养生是两个性质截然不同的医疗阶段。急性期必须依靠现代医学服务体系，同时患者必须以丧失对疾病治疗的主导权为前提。事实证明，在生命陷入危机之时，这套医疗体系是行之有效的。但在慢性疾病康复与养生阶段，生命健康主导权又自然而然地再次回归到患者本身。然而，由于患者的文化水平和对自身疾病的认识有限，且无论是慢性疾病康复还是健康养生都是一个漫长、复杂的过程，需要大量的专业知识。因此，患者首先必须自我觉醒，认识到自身健康的价值，认识到自身健康存在的问题，这样患者才能坚定信心，承担生命健康生存的责任；在这个基础之上，再取得专业的康复平台的帮助和指导。

尽管康复平台在健康重建中的作用显而易见，但是，当前的现代医学医疗体系缺乏以患者为中心的慢性疾病康复与疾病预防的支持系统和平台。由于缺少这样专业、权威的平台，致使养生保健品市场鱼龙混杂、乱象环生，患有慢性疾病的患者，或者处于亚健康状态的人们陷入无所适从的状态。

译者想通过本书为慢性疾病康复患者和养生之人提供一个自我调理、自主保健的范式。本书作者是一位医生，也是一位肿瘤患者，作者结合自己的康复经历和临床经验，介绍了许多慢性疾病和处于亚健康状态的人们的康复例证，以及如何检测、如何诊断、如何对症提出康复方案等等。作者以"检测，而不猜测"为座右铭，为人们有理有据地提供了一套"健康重建"的健康指导方案，令人非常信服。

在翻译本书的过程中，我想到了我们中国的文化瑰宝，国家非物质文化遗产保护项目中关于中医药养生文化部分所昭示的治未病的基本思想。中医药养生、治未病或治疗慢性疾病，首先要建立健康理念；然后从生活方式入手，根据不同的体质调节饮食；中医可以应用穴位按摩以及疏肝理气的中药舒缓情绪及现代生活所带来的压力；各种具有清宣郁热，除烦安神作用的中药可以协助调整睡眠；在排除毒素方面，中药独具特色，可供选择的方法很多，如和法、消法、补法、清法、汗法等。关于运动锻炼，中医讲究的内练气息、外练筋骨，同时依据四时节令变化，调节阴阳平衡。中医药文化中所蕴含的养生治未病思想与本书所提供的五步"健康重建"法不仅仅有异曲同工之妙，而且还有许许多多方法值得我们思考。

"以洋人之规矩，开自己之生面"。中医药在养生治未病和慢性疾病康复中具有"道、法、术"的绝对优势，但仍需要借鉴现代检测技术，像本书所遵循的"检测，而不猜测"的诊断原则，以及治疗的可验证原则，尽量让更多的现代人了解传统中医药养生文化对健康重建的重要意义和对未来健康生活的帮助，使更多的人自我觉醒，认识自我，通过专业的健康重建平台，选择适合自己的养生模式及康复训练模式。

在翻译该书时，译者尽量尊重了原著，对本书中的一些观点，如对于食用乳制品以及对于疾病的理解等方面，可能有与我们常规认知不一样之处，观点是否正确需要我们自己在实际应用中自行体会。

最后，我希望本书能对中医药养生治未病支持体系的建立有所启迪，对热爱生命、追求健康的人有所帮助！

谢谢！

罗玉敏

2020 年 3 月 8 日

目录

引言

从疾病中康复：一个全新的视野

心脏病、癌症、糖尿病、肥胖、自身免疫病以及其他慢性疾病是否能够康复并且比患病以前更健康？健康出现问题时是否可以重建机体并且预防疾病复发？是否能减掉体内多余的、有害的脂肪，增加肌肉而恢复健康？这些问题的答案非常明确："是，肯定可以"。通过本书中的建议和措施，我们将从健康危机中走出来，将不仅是一位疾病幸存者，而且是一位比以往更健康、更强壮、更有活力的幸运者。

《健康重建——慢性疾病康复5步法》一书描述了不健康的生活方式与疾病形成的关系。在疾病治疗过程中，本书也会逐步地给予阶段性的指导，让我们采取必要的步骤，重建机体并预防疾病复发。通过本书读者也将进一步学到如何维持健康状态，如何发现体内脂肪和肌肉的不健康构成比例。不健康的机体构成比例（机体构成比例＝脂肪：肌肉——译者注）是癌症、心脏病、糖尿病以及其他慢性疾病发生发展的驱动因素。本书将用最浅显易懂的形式呈现最新的研究成果，帮助我们建立健康的生活方式，这不仅让我们外表看起来很健康，而且让我们充满活力并保持极其良好的自我感觉。

我的故事

　　我是一位医生、功能医学专家、整脊神经病学专家、临床营养师和演说家。我的患者习惯称呼我"Z博士"。在长达24年的医学临床实践中，我主要通过运用功能医学的实践经验，帮助患者寻找疾病的根本原因（root causes），从根本上来解决他们的健康问题。无论是内分泌相关的问题、慢性疾病、神经系统的问题，还是体重管理，我都会用功能医学的整体观和技巧来寻找可能的线索，深挖疾病的真相。这些经历也激励我进一步研究每个问题发生的机制。透过这种诊疗方式，我会帮助患者逆转病因、重建机体，最后能恢复到正常功能状态。我之所以写此书和大家分享这些经验、技巧，是因为这些经验技巧已经挽救了无数患者，当然也挽救了我自己。

　　经历了数十年承受极端压力和忽视健康生活方式的生活，我在38岁时，被诊断为非霍奇金淋巴瘤，这是一种危及生命的肿瘤，这个诊断令我感到震惊。开始时，我的症状比较轻，以肌肉减少和轻度疲劳为主，喝咖啡和B族维生素对这种疲劳都无效，随着剧烈的头痛、失眠和严重盗汗等症状出现，病情不断加重。我开始意识到：我遇到了大麻烦！我开始通过血液和X线等检查寻找这些症状的原因。2006年8月18日，放射科的朋友告诉我："你胸腔有一个5英寸（约13厘米）大小的肿瘤。"这声音如同五雷轰顶，我的心脏几乎快要停止跳动。当我走出医生办公室的一刹那，我意识到：由于平时不能很好地管理自己，我的健康出现了严重的问题。

　　在接受治疗之前，医生告诉我："我们将给你使用最强的治疗手段"。他们也真不是在开玩笑，两年间，我接受了四周的放射性治疗（放疗）和七个月毒性最强的化学治疗（化疗），其中包括一种类似芥子气的化学药物和一种大家熟知的"红色死亡"毒性物质（商品名：阿霉素，是一种化学药物，又叫多柔比星，因其深红色的颜色和危险的副作用而被昵称为"红色魔鬼"或"红色死亡"，它可引起皮肤色素沉着——译者注）。

在化疗的前三个月，临床症状和化疗的副作用带给我的是毁灭性的感觉。和大多数患者一样，化疗在我身上也产生了许多难以忍受的副作用，比如，周围神经病变（手指尖烧灼感和刺痛）、便秘、红眼和疲劳。我的胡须停止生长、眼球突出以及严重脱发。在化疗中期，每天早上鼻出血，而且左小腿明显肿胀，左踝部的皮肤颜色变成暗红褐色（"红色死亡"的副作用）。除甜味和浓西红柿酱外，我对其他所有的食物几乎失去味觉。作为一名美食家，吃所有食物的味道感觉都像咀嚼纸板一样，那是一种多么令人绝望的状况。

当我刚开始化疗时，医生并没有说明埋藏皮下给药装置的重要性，结果药物通过一个导管直接推进静脉，导致静脉扁平并变为棕色。更严重的是，一种化疗药物影响了我的膀胱，导致排尿时的感觉不敏感，当我感觉要排尿时，尿早已经排出来了。

就在这时，我开始了艰苦的研究，力图了解我所患的疾病，并试图搞清楚如何做才能够在癌症期间改善我的健康状态，并且不断实践于自身。不久，我的食欲和体能开始很快恢复，我意识到自己开始康复了。然后，我去做了扫描检查，结果发现，所谓的"活动病灶"被认为是良性的。令我更兴奋的是，我可以返回诊所全天候工作，可以在健身房锻炼身体，可以更好地进食。这一切又驱使我一定要了解更多导致疾病的因素。

尽管恢复过来，但很快我发现自己必须与癌症进行第二轮比赛和较量。随后，跟踪复检结果提示，胸部的病变并不是"良性的"，是因为第一轮的化疗没有彻底根除胸部癌细胞所导致的。刚产生的兴奋与激动迅速被挫折感所取代，我不得不又开始第二轮化疗，其毒副作用与第一轮化疗完全一样，但这次我决定改变自己，武装起来准备战斗。我策划好一个"重建"计划，目标是减低化疗副作用并保持自己相对健康，使自己能继续在诊所工作，能锻炼身体，能进行社会交往，并让我能感受到自己是一个有尊严的人。

尽管化疗药物持续毒害我的身体，但我并未停止自己的重建计划。这个重建计划如此有效，以致我的主管医生称之为"怪诞"，因为他们不能理解在接受"如此强烈"的化疗期间我竟然还能保持旺盛的体力和极好的精神状态。在整个化疗期间，我一直全天候在诊所接待患者，坚持锻炼，和正常人一样地生活。

第二轮化疗结束以后，肿瘤缩小但没有被完全消除。一般来说，到了这个程度预后并不乐观。在一次讨论会上，和一位来自某著名肿瘤医院医生讨论到使用我兄弟的干细胞移植治疗方案。要知道，为了接受干细胞移植我必须接受更多的化疗药物来抑制我的免疫系统功能。通过对干细胞移植及其潜在的健康风险评估，结合自己的理论知识和实践经验，我意识到干细胞移植并不适用于我。

在被诊断为癌症后的第二年，我制定了一个新的计划（plan B）来接受新的挑战：切除胸腔内的肿瘤。医生从来没有遇到过这种情况，但在我的坚持下，医生从喉部开始到腹部切开我的胸腔，从原始肿瘤生长的部位切除了一个巨型的带有瘢痕的肿瘤组织。虽然这个手术以及我自己的坚持挽救了我的生命，但长达 2 年的放疗、化疗累积起来的副作用和这个大型手术的伤害对身体的健康影响太大了，给我带来了新的挑战。

是的，我已经远离了癌症，但癌症的治疗已经对我造成了很大的伤害。血液检查结果提示，红细胞、血小板和白细胞计数偏低；甲状腺受损、甲状腺激素水平下降并伴有相应的甲状腺功能减退症的症状，诸如手脚冰冷、代谢减低和皮肤干燥等；内分泌检测结果提示睾酮水平和维生素 D 水平降低；代谢和能量产生相关的一项特殊检查结果提示化疗药物已经导致 B 族维生素吸收不良；除了左下肢的色素改变和上肢静脉塌陷以外，化疗药物"红色死亡"还引起左下肢肌肉损伤，影响到我快走和跑步的功能。

当问及医生如何做才能防止癌症复发时，我得到一个睿智的回答："不要吃垃圾食品，保持健康！"哇，这个回答如此深刻和富有帮助价值（美国人的幽默——译者注）！我现在才完全明白只有靠自己寻找信息才能帮助我自己，才能持续向前！我渴望了解引发我的疾病的原因以便预防疾病复发，我也渴望了解癌症治疗出现副作用后如何重建自己的身体。我的最终目标是塑造一个健康的身体——远离疾病并且身体更为强健。

经过潜心的研究、自我实践和自己应用，我有了如下发现：我的癌症完全是我自己"制造"的。回想起来，在被诊断为癌症的数年前我并没有正确地对待自己的生活。诊所繁忙的工作、日常的生活问题、各种挫折等产生了极大的压力，扰乱了我的睡眠，导致经常食用不健康的食物，也忽视了自己的锻炼。阅读了有关营养学、营养生化学、遗传学、癌症、内分泌学、慢性疾病和运动生理学的一些研究之后，我精心修改了自己的康复计划，该计划围绕着一个主题：健康重建。

严格执行这个康复计划，我的血常规计数指标已经改善，而且甲状腺功能、睾酮和维生素D水平恢复到正常；能量产生恢复到正常水平；再也没有残留的四肢刺痛感（许多接受化疗的患者最常见的一种副作用）；曾经疯狂地驶出高速公路出口去小便的尴尬场景已经成为历史；除了左下肢皮肤色素沉着外，肢体全部恢复正常，不影响任何体力活动。目前，我体格健壮，体脂百分比只有10%。

我的个人经历、无数的专业研究成果以及这种被点燃的激情帮助了更多的患者，帮助他们从各自的健康问题中康复，使他们不至于重蹈我的覆辙。面对死神并不好玩，至少可以说，长期的虚弱、可怕的传统治疗手段、担心病情复发或恶化会使你的精力、情绪消耗殆尽。我相信患过或者正在患有严重疾病的朋友都有相同的感受。

健康的关键

大多数医生常常会告诉我们饮食和运动是导致疾病或不适的影响因素。许多的"权威"也会告诉我们疾病是遗传性的或起源于一些我们无法掌控的原因。但是，科学研究也非常明确地告诉我们：大多数的慢性疾病并非一定是遗传的，而是受我们平素生活的各个方面影响，如我们的生活方式、生活习惯、爱好，等等。

我们的健康危机并非凭空而来，许许多多被称为"西方疾病"的慢性病是由机体的内环境和基因相互作用所导致。许多疾病或不适都可以追溯到饮食、缺乏锻炼、精神压力、不良的睡眠习惯和毒素侵害等。

换句话说，我们的环境和自己的选择决定了我们所患的疾病类型以及所处的疾病阶段！

如果我们的选择会影响疾病的发生发展，那就可以通过调整我们的选择来改变疾病的进展。可以被调整和修正的选择因素主要是身体构成成分比例，这种身体构成包括正常功能与健康的协同效应和体内不同的组织类型，比如脂肪和肌肉的不同比例。我通过阅读和剖析无数的科学研究成果和论文，明确地得到一个信息：不健康的身体构成比例与许多的慢性疾病息息相关。

为了获得或保持健康的身体构成比例，我们必须通过各种食物获得足够的营养素，足够的锻炼消耗掉多余的脂肪，同时增加肌肉的比重，调节内分泌进而调控肌肉和脂肪比例。

但是，哪些食物可以吃，哪些不可以吃，什么是最好的运动计划等等都充满着无数误导大众的信息；许多与健康相关的书籍实际上是在兜售一些新的时尚或所谓的健康计划；有的在推销一些花哨的锻炼计划或燃烧脂肪的营养品；在杂志封面上无数次看到满脸微笑的明星在承诺："7 天减重 21 磅（9.5 千克）"。然后，我们可能就被吸引去参与减重，接下来发生的就是 3 个月后减去的体重又重新长回来，并且常常会增重更多。

首先，明确一下英文"diet"的定义，diet 有饮食和节食减肥之意。但许多时候被曲解，最常见的是把节食减肥理解为短时期内限制食物和挨饿，节食让我们不得不放弃自己想吃的食物，而去吃那些无聊的和无味的"健康饮食"。我们要明白：之所以是自己决定用"节食减肥"方法消去脂肪、减重或改善自己的健康状态，是因为被诊断患有某些慢性疾病。做这个决定看上去没那么的痛苦，因为我们知道"节食"这个治疗过程只是在一定的时间内进行。

另一方面，diet 表示日常食物的类型。有些人选择植物类食物，有些人选择高动物蛋白和低碳水化合物的食物，而大多数人是两者皆选。要知道，我们能"放"到身体里的东西就只有食物。

许多限制性节食方法不能减重是因为食物过于受限或极度缺乏心理认知，"减重"之后，又放纵于灯红酒绿之中，进食更多加工的和不健康的食物，重新回到过度肥胖的身体构成比例并促进了原有疾病的进一步发展（过度肥胖是指皮下和内脏周围有过多的脂肪沉积，有时即便是体重指数（body mass index，BMI）不在体重超重的范围内也会有过度肥胖）。换句话说，节食应视为一种生活方式，不是单纯的食物选择。

我帮助过无数患者的重建经验，就是改变饮食来减少热量。然而，在许多有关节食的书里限制热量实质就是限制营养素。如果过度肥胖并期望改变身体构成比例，一定要选择含高浓度营养素的全食物（whole food，全食物是指未经加工，未经精炼或尽量减少加工和精制的植物性食品，包括全谷类、块茎、豆类、水果、蔬菜等——译者注），因为营养素缺乏是所有疾病的主要原因。消除体内有害的、易发炎脂肪的关键是每天都要进食大量的低热量、富含营养素的食物。

本书中有关改善身体构成的节食计划远远超出了消除脂肪和减重的范围。这是一个以既往研究为基础的计划，本计划是以获得最佳健康和健壮体魄为目标。最重要的是这个方法是个性化的康复计划，适合于某个个体的身体代谢状态和其特殊的健康问题。

考虑到消除上述 diet（节食）的负面因素，我们把 diet（节食）的概念重新明确地描述如下，这更能正面表达我们的健康状态。我决定用四个英文单词的缩写字母 DIET 来表示，它们是：decide（D），决定；indulge（I）满足；enjoy（E），享受；和 transform（T），改变。要恢复健康，我们要做的第一件事就是**决定**（D）。像我对患者说的那样，健康重建的第一步就是：作出决定，下定决心让自己从健康危机中恢复并防止复发；一旦做出决定，就该得到**满足**（I），摄取各种高浓度营养素和口感好的全食物，让足够的营养素和身体的基因发挥正常的相互作用，同时关掉会让我们患病的基因表达。健康的饮食将驱使身体燃烧脂肪并增加肌肉；然后，**享受**（E）青菜水果的美味及其带给我们的能量、活力和健康，享受我们内在和外表越来越好的感觉；最后，欣赏我们自己的身材和体能的**转变**（T），把自己转变成为一个生理和心理都健康的人。

第一，必须停止所有加工食品，改换为高营养素、低热量全食物。这会重新校正身体与基因的交流方式，停止疾病的进一步发展并改善身体的生理功能。

第二，一定要多运动。我们需要采用一个锻炼方案，包括高强度间歇性训练（high-intensity interval training，HIIT）。这会迅速恢复身体的正常功能，帮助身体快速消除脂肪并增加肌肉。

第三，我相信你听说过压力会导致杀人或自杀，事实的确如此。无论生活中的压力是什么，下一步就是改变我们的观点，对这些压力重新思考。最好的办法是寻找一位指导教练，该指导教练并非是所说的那种你儿子的足球教练，也不是你女儿的曲棍球教练，而是一位有经验、能帮助你检测和管理压力的专业教练。

第四，需要注意和清除主要的毒素，包括从食物、周围环境吸入、吞入或皮肤渗透到体内的各类毒素。你也许知道一支香烟里含有四千种毒素和致癌物，但你知道在乳制品里也有会导致癌症和自身免疫性疾病的有害成分吗？随着不断的学习，会非常惊讶地发现：我们日常所吃食物中的毒素和所暴露的环境物质成分在不断促进疾病的发生和发展。

第五，最后，睡眠在我们的健康重建中起着极其重要的作用。重建过程中，睡眠调节着关键的激素和免疫

现在是否感觉清晰了许多？接下来的章节会描述：如何制定计划并有效地实施方案。

诚然，靠改变我们的饮食来重建自己是不够的。根据大量的研究报告，要健康重建，必须经历五个步骤。

系统。遗憾的是，我们用拿铁咖啡、冰沙、奶昔、玛奇朵等（都添加有咖啡因、糖浆、乳制品和大豆类成分）来刺激大脑，保持"清醒"，但这些会引发炎症，这让我非常震惊。我们也常常在上床睡觉前喝一杯、两杯乃至三杯红酒试图使自己安静下来，但这却改变了睡眠周期，为发病埋下了隐患。

从疾病中康复并变得更为强健的、唯一永久的动力是我们内心真正的渴望。所以，我们需要设定一个新的标准，一个可实现的目标和计划。不要把目光仅仅盯在终点线，换句话说，像跑马拉松一样，把最近的电话亭当作一个小目标，逐步前移，最后到达终点。我们要专注在康复的过程里，否则我们过往的不健康习惯会偷偷溜回来。在康复旅程中，《健康重建——慢性疾病康复 5 步法》将会庆祝我们的每一个小小的胜利并伴随我们持续向前。

为什么要采纳功能医学?

我之所以赢得了抗癌的胜利，也恢复了健康，是因为我将传统医疗、自己所接受的现代医学教育和批判性思维相结合。如果我没有站在医生的立场上主导自己的健康问题，我会遵循所谓的"标准治疗"，并且很可能没有机会讲述我的故事或者也没有机会编写这本书。我经历过磨难——地狱般的化疗、放疗、手术和可怕的副作用——但我从未忘记胜利的曙光。

当癌症专家、外科医生和护士为我制定治疗计划时，我极力建议他们把我当作一个治疗常规外的个体看待。按照常规治疗方法，他们不会考虑手术切除肿瘤，但我坚持并最终说服了他们。我个人的大量研究结果、主动性和不懈努力才让他们采纳了我的建议，做了一些不属于本病治疗常规内的事情。也许最终感动他们的是：我是医生，我能讲他们能够听懂的（专业）语言。这让我意识到，对于那些不是医学专业人士或没有足够知识提出异议的患者来说这是多么的困难。

为了寻求更好更全面的结果，我打算和医生开始交流各方面的问题，更确切地说，是和医生非正式交谈，这不仅仅是交流疾病本身，而且是为了重新构建我自己身体的各个方面。我组织了一次与医生的讨论会，结果当天没有一位医生到场，只有我自己，为什么？现实情况是，大多数医生都没有接受过"战后"（疾病急性期治疗之后的时期——译者注）治疗和康复训练。更可悲的是没有一个标准护理指南来帮助我们从慢性疾病中重建自己并预防复发，比如心脏病、癌症、自身免疫性疾病等等。临床各方面的专家各自都做完了自己能做的紧急处理，但在我自己健康重建的过程中，他们却无法帮助到我。每一位医生都对他们自己所做的那一部分负责，但没有一个医生觉得要对我生命的整体健康负责。

　　这应该不足为奇。目前的医疗保健系统不是整体保健护理系统，相反，它是基于旧规则系统思维方式的一种危机管理。杰夫•布兰德医生在他的《疾病错觉》（*The Disease Delusion*）一书中这样描述：医生就是确诊疾病和书写治疗处方。常常使用副作用凶险的药物来治疗慢性疾病和不健康状态，这种旧式治疗患者的方法并不能恢复患者的健康。由于所有的健康问题或疾病是多方面因素造成的，并且有许多潜在的根源，所以试图用一种魔法来解决人类的疾病显然是行不通的。

　　幸运的是，天才的布兰德博士（Dr.Bland）正在把一种新的医疗保健模式"功能医学"向全球传播。功能医学是一门发现和挖掘发生疾病根源的方法学，它传播了如何逆转疾病和恢复健康的知识。像考古学家挖掘化石和寻找线索一样，功能医学专家是通过挖掘我们身体的疾病线索来了解疾病的根源。功能医学告诉我们，身体是一个协调的网络系统，当协调失去平衡时就会产生疾病或不适。我们一旦从身体内部寻找到功能紊乱的线索，就会制定一个个性化的治疗方案，帮助我们从功能紊乱的状态中恢复过来。功能医学以健康为中心而不是以疾病为中心。

　　当我发现功能医学可以帮助我自己和我的患者从疾病中康复，我开始接受其他更多的培训、重新构建我的诊所、撰写此书、编写更多的教育资料和录像，并不断地做巡回演讲。你可能会问：这是为什么？因为我个人的经历、我全力所做的一切可以给那些面临健康危机或患有慢性疾病的人群一个机会、一个选择。这样，他们可能就不会面临我过去的困境或像我当时一样感到孤单、无助。我个人的经历也使我从不同的角度来看待患者，更愿意倾听他们的心声，更加专心地对待他们，真正发现他们的需求，最后制定最适合他们的个性化治疗方案，避免他们选择不健康的生活方式而（再次）导致疾病发生。可以说，《健康重建——慢性疾病康复 5 步法》是一本应用功能医学理论治疗我自己和我的患者的经验总结。

我希望能听到你们的声音，分享你们的成功经验、个人健康重建的故事以及你的新形象。按照本书第二部分描述的五个健康重建行动方案开始重建行动，我相信人人都可以从面临的健康危机中恢复过来，而且比以前更强壮、更精神、更健康！

这，是你自己的胜利！

第一部分

疾病为什么
会发生在我身上

现在，假如我们已经被诊断为心血管疾病、癌症、糖尿病、自身免疫性疾病或其他一些慢性疾病；假如我们经历了一系列的临床检测和诊断程序，比如，物理检查、采血、验血甚至要服用一些药物帮助诊断；我们肯定不会忘记长时间坐在医生的检查室里，一边尽力拼接所有医护人员提供的信息，一边在内心质疑："这是真的？这事真的发生了吗？"；当寻找有效而确实的答案时，我们可能在各个诊所或医生迷宫般的网络中徘徊，可能已经陷入了死胡同。

怎么办？

对于大多数人来说，当身体不适的时候，我们会很快变成一名疾病的"侦探"，但是当面对严重的健康问题时我们会感到有太多的事情需要应付，力不从心。此外，如果没有医学基础知识的话，那些医学术语常常会给我们带来困惑和潜在的压力。

除了慢性健康问题的困惑以外，我们可能会感到"医疗的冷漠"，一种得不到医生帮助的无助感。许多人会陷入到医疗控制的模式中，感到沮丧、孤独和被隔绝。也许有的"专家"会说你的病是遗传性的，有的"专家"会说你需要带病生存。也许你得到一大堆的检查结果但却找不到真正的答案。甚至有时候疾病诊断是错误的。也许你已经用尽了传统医学所提供的"最好的东西"——各种药物。也许你正在寻找未被解决的健康问题的真正答案。

每当要弄清楚身体健康到底出了什么问题时，患者会多次坐在医生面前，感觉好像从来没听说过这些医生的语言，也无法接受医生的解释和医嘱；当症状可能被消除的时候，我们又好像感觉无所谓；与医生见面的时间大约7分钟，得不到一个满意的答复时会更令人沮丧。作为一名患者，我在自己被发现有癌症之前已经经历过这些"医学冷落"。

也许你已经在不同的医生或诊所之间跑来跑去，试图整合所有（有时是相互矛盾的）信息。我知道选择最适合的干预方法并不容易，尤其是感到身体越来越差的时候，选择就越不容易。大家别误会我的意思，诊所或医院里是有很多优秀的医务工作者，但不幸的是，患者在恢复健康和挽救生命的过程中越来越感到被边沿化，感到困惑，并且有被抛在黑暗中的无奈之感。

以下是我的建议：如果你的主管医生无法理解你，并且不能很好地配合你，你应毫不犹豫地离开他／她。找到能够帮助你解决或控制病情的医生，并把此书中的信息作为你自己的健康宝典。请记住，统计数据是有关一组人群的信息，而不是有关你个人的数据。此书中的信息将帮助你获得属于自己的统计数据。

在研究有关疾病机制的过程中，我意识到如果没有足够的就诊时间，足够的相关知识或专业背景来寻找和解释关于疾病的有用信息，很难能够根据这些信息设计出一个个性化的康复计划，很难帮到患者。我自己有了重返健康的经历，促使我做了进一步的深入研究，也促使我将专业的术语或专业知识尽量转变为大众易于理解的语言，以便其他人很容易从本书描述的健康重建过程中获益。

许多被诊断患有疾病的患者缺乏资源来了解他们的疾病、康复并防止复发。我用这本书作为我们的健康宝典，可以帮到许多这样的患者或者出现了健康问题的人。本书第一部分的第1章将介绍如何了解疾病、慢性健康问题及其发生的原因。第2章评估我们的健康状况并以此来确定健康重建的基本路线和策略。对于想要更多了解有关某个主题信息的人，我已经在书中用"Z博士提示"的形式提供详细的相关信息，包括其他的科学和研究成果。当然，你也可以跳过这些部分并继续阅读。

第1章　剖析疾病

　　几个世纪以来，导致死亡的主要原因是卫生条件差和传染病。无数人死于天花、黄热病、疟疾和痢疾以及其他疾病。自从发现了青霉素、疫苗和其他的生物技术，这些传染病已经不是目前导致我们痛苦的主要原因（尽管它们今天仍然存在）。目前，对许多人来说健康状况不佳多是自我造成的。我知道大家不愿意听到这个信息，但这却是事实。

　　也许医生告诉我们所患的慢性疾病病因并不清楚，或者说所患的是一种家族性疾病。本章将解释某些疾病的发生发展，但首先要让大家明白一点：癌症、心脏病、糖尿病、肥胖或其他慢性疾病背后的主要原因不一定是遗传基因的问题。

　　在看慢性疾病列表之前，我们先来了解一下什么是慢性疾病。慢性疾病是一种跨时较长的病症，这种状态难以自我补救，也没有疫苗可以预防，患者通常需要持续的医疗护理，并经常需要药物治疗。有时疾病状态可能保持稳定，也可能随着时间的推移而恶化。有时慢性疾病的症状会有短暂的好转，然后再重复出现，反复无常。

　　慢性疾病是由于某些生理功能的改变而发生的。身体像一个网络，体内网络短路会导致细胞、组织甚至整个器官的故障或损伤。疾病进一步发展时，我们会反复出现症状。出现症状，去看医生，医生当然要评估、诊断，然后给出病理学命名（偏离了正常细胞和组织）或给一个疾病诊断。所以，症状决定着医生建议的治疗方法，如药物、手术或其他形式的治疗方法。

以下所列是主要的一些慢性疾病。这些病症有些可能会危及生命，有些可能会影响我们的日常活动，让我们痛苦不堪。

- 自身免疫性疾病
- 癌症
- 糖尿病
- 消化系统疾病

- 心脏病
- 神经系统疾病
- 肥胖

Z博士提示：

肥胖现在被认为是一种慢性疾病。它不是一种真正意义上的"疾病"，属于一种慢性代谢紊乱和炎症状态，它可以引发更严重的疾病，如上述列表中的一些疾病。肥胖症通常根据体重指数（BMI）的测量值来进行分类。体重指数（BMI）是根据身高和体重值计算得出的数值，可以作为检测身体是否健康的指标。BMI是一种筛选方法，可以对我们的体重进行分类，但它不会显示体内的脂肪含量。在接下来的内容中，我们可以找到简单的计算方法来计算脂肪含量。

根据美国疾病控制中心（Centers for Disease Control and Prevention，CDC）和世界卫生组织（World Health Organization，WHO）的报告，慢性疾病是美国死亡和致残的主要原因，占美国所有死亡人数的87%，即每年约170万人死于慢性疾病。估计美国大约有50%的人患有慢性疾病，1/4的人患有多种慢性疾病。《公共卫生报告》杂志预测，未来30年，慢性疾病将会继续上升。当然，医疗保健费用也将同步上升。米尔肯研究所（Milken Institute，是无党派的非营利性，致力于激发创新、改善世界各国人民生活状况的经济智库，在全球声名显赫——译者注）预计，到2023年慢性疾病患者将增加42%，国家负担的治疗费用将增加4.2万亿美元。

疾病：是遗传的，还是自己造成的？

被称为"功能医学之父"和《疾病错觉》一书的作者杰弗里·布兰德（Jeffrey Bland）博士曾说过，"遗传并不意味着不可避免。"下面我来解释一下其含义。

基因是一整套为控制健康和疾病的特定功能而编辑的指令集合。基因是细胞核内DNA分子上不同的序列部分，它可以满足身体所有需要，尤其是编码蛋白质。由基因调控产生的蛋白质是让身体正常工作的基石。像计算机应答程序员一样，基因会对人体信号做出反应，这些信号来自于身体内部环境，而身体内部环境的状态主要取决于食物、运动量、心理承受的压力、睡眠、接触的毒素以及我们的想法等等。如果我们的基因获得激发正常功能的信号（例如健康的饮食、适度的锻炼和足够的睡眠），我们就会保持健康。但是，如果我们从有毒（害）的、加工的和导致炎症的食物、缺乏运动锻炼、长期未解决的压力、睡眠不足中获取信号的话，身体将开启疾病相关的基因，我们就可能患病。

单个基因不会导致慢性疾病的发生。当我们的内外环境和基因之间的网络出错时，我们身体的生理过程开始向不好的方向变化，直到出现功能障碍，这就被称之为疾病。疾病可以是急性的、快速发作的、短暂的，也可以是慢性的、持续很长时间。总之，身体长时间的内部环境不健康会影响我们的基因，逐渐导致疾病的形成。

一、疾病之间是相互关联的

机体内在的不健康状态为引发某个疾病创造条件，有时会引发多种疾病。例如，心脏病不是单纯由心脏的小动脉病变发展而来，它可能是由血糖异常、免疫系统失调和肝功能失衡综合影响造成的。癌症并非单纯的疾病，而是由机体内相互作用的一些小毛病积累而成。这个疾病网络由胰岛素水平过高、免疫细胞虚弱、肝脏解毒能力差、激素水平异常、维生素 D 水平降低以及自由基和营养素缺乏所组成，这些因素进而破坏了 DNA 的功能。当某些蛋白质作用于肠道细菌、免疫系统不平衡、肾上腺激素分泌失衡和身体构成成分（脂肪过多而肌肉偏少）偏离正常比例时，就可能发生自身免疫性疾病。

🎓 Z 博士提示：

像冰雹砸陷汽车的引擎盖一样，当自由基攻击并破坏低密度脂蛋白（LDL）颗粒时，就会发生氧化，氧化的 LDL 最终会导致冠状动脉疾病。整个研究显示一个共同的主题：加工食品和缺乏营养饮食中的自由基、高血糖和吸烟是冠状动脉疾病始动因素，也是主要驱动的因素。冠状动脉疾病是一种以生活方式为基础产生的疾病，是可预防的，常常也是致命性的疾病。

自由基是一种缺失电子的简单分子，为了保持其完整性，自由基与体内其他细胞或组织相互作用并夺取电子，结果会使那些被波及的细胞或组织受损。这个反应被称为氧化过程，与许多慢性疾病相关。

我们想要恢复的慢性疾病多源于身体的不同系统。因此，如果你正在经历着从心脏病中康复的过程，也请阅读有关糖尿病部分；如果你正经历着从癌症中康复的过程，也需要阅读有关糖尿病和肥胖的信息。大家知道，我们目前医疗保健系统的基础是用药丸治疗患者，而不是更广泛地研究疾病发生发展的原因。专家只治疗一个器官或系统，而不是治疗整个人并挖掘疾病发展的原因。功能医学与传统西方医学不同之处在于功能医学将整个人体视为一个相互关联、相互影响的系统，而不是一系列的单一变量。

慢性疾病的症状可能是隐匿的，也可能会突然发作，如突发性心脏病。有时我们会收到一个警告信号，表明可能会有问题发生。例如，患有心脏病的人可能会出现胸痛（心绞痛）和呼吸急促。在极端情况下，晚期冠状动脉疾病的首发症状可能是由于突然的心力衰竭而猝死。如果我们身体的某个部位出现症状，也可能意味着身体的另一部位出现了问题，有时被称作牵涉痛。所以，重要的是：当我们在某些疾病的恢复过程中，我们要倾听身体的"声音"并跟踪症状的变化。如果有这些变化，请确保向医生详细描述这一切。

二、导致死亡的间接原因和直接原因

在美国，心脏病是头号杀手，癌症次之。每年大约有 61 万人死于心脏病，大约 58.9 万人死于癌症。其他还有医疗事故、中风、呼吸系统疾病和糖尿病等。然而，这些仅仅是导致死亡的直接原因，它只是那些长期困扰我们的众多致病因素的一个终极结果而已。

《美国医学会杂志（JAMA）》发表了一项具有里程碑意义的研究，研究结果显示在美国引起死亡最突出的原因是吸烟、饮食不良（我会很快解释，请继续阅读）和缺乏身体锻炼，这些因素占发病病因的 80%。大家一定要明白，我们完全可以控制这些因素，如果不吸烟，那么只需要改善不良饮食和加强身体锻炼，就可以改善健康状态。简单吧？

最近，疾病控制中心（CDC）发表在 JAMA 杂志上的死亡率数据显示，吸烟、不良饮食和缺乏身体锻炼仍然是最大的健康杀手。然而，目前的趋势表明，不良饮食和缺乏身体锻炼将很快超过吸烟成为早期死亡的主要原因。

好的消息是，个人选择的改变会极大地影响个人的健康状态。研究也证实了这一观点。《内科医学档案》杂志发表的大样本人群研究结果表明，食用健康食品、经常锻炼、不吸烟、控制身体构成成分的人群，慢性疾病的发病率和死亡率降低了 80%。降低 80% 的概率听起来就是一个数字。但令人振奋的是，这个结果提示我们生活方式的改变能帮助我们从疾病中康复并防止复发——这就是我写这本书的原因。

我不会撒谎：恢复健康需要自律和下定决心，有时非常辛苦。因为恢复健康是一个过程，而不是一个结果。但是，在《健康重建——慢性疾病康复5步法》一书中支持恢复健康的方案（support protocol，我把它称之为"支持方案"）并非难以实现，恢复健康并不像我们想象的那么复杂，如果按照本书中的步骤操作实施，我们将能重建我们身体的内部环境。该步骤对我有用，并且已经证明在无数患者身上发挥了作用。

以下将解释最常见的慢性疾病如何形成，以便在开始个人康复时更好地了解病情。更重要的是让我们了解：所有不同疾病在体内都有共同的根源。例如，体内脂肪过多不仅与所有慢性疾病有关，而且是疾病发展的主要驱动因素之一；炎症是所有慢性疾病的另一个常见的关联因素。因此，我建议阅读每一种疾病（即使它与你无关）的章节，因为有些关键的原因可能与我们的整体健康状况（各种疾病）相关。

🎓 Z博士提示：

什么是炎症？在正常情况下，免疫系统产生的炎症反应是对抗外来入侵者和治疗损伤愈合所必需的。当有疼痛、发红和发热时，我们可以感觉到或看到炎症，如咽痛、割伤、脚踝扭伤甚至晒伤。炎症是免疫系统积极对抗感染和/或修补细胞、组织的一种现象。这种类型的免疫反应是短暂的。然而，当免疫系统失控时身体会产生慢性炎症，这种炎症可导致癌症、动脉粥样硬化、冠状动脉疾病、自身免疫性疾病和肥胖。慢性炎症程度受饮食、缺乏锻炼、暴露于毒素、过多压力和遗传因素的影响。

🎓 Z博士提示：

一项新的研究显示，估计每年有超过40万美国人由于医疗事故而死亡。是的，一点不错，医院的意外事故和不当护理造成40万人死亡。《患者安全杂志》发表的数据将医疗事故列为美国第三大死亡原因，造成数千人丧生的错误包括诊断不正确、治疗不恰当、处理程序不正确、医生间沟通不畅以及其他不恰当的治疗建议。文章的作者约翰·詹姆斯博士提出了一个可以帮助减少严重伤害和死亡的发生率的好建议：设立患者住院权利法案，让患者能够更多地融入到自己的个人护理过程中，这样他们自己也可以采取措施减少严重伤害或死亡风险。此建议对于政治、官僚主义和繁文缛节无疑是一个挑战，但这是一个值得追求的建议。用索福克勒斯（Sophocles）睿智的话来说就是："所有人都会犯错，但是当一个好人的行为是错误的时候，就会屈服，并改正错误。唯一的罪过就是骄傲，不认错。"

心血管疾病

在美国，心脏病仍然是患病和死亡的主要原因，超过 9 000 万人患有某种形式的心血管疾病，每年约有 80 万人，即每天有 2 200 人，也就是平均每 40 秒就有 1 人死于心脏病。美国每年近 80 万人有心脏病发作，38 万人因冠状动脉疾病而死亡。40 岁以上的人群中，估计 50% 的男性和 30% 的女性会患上冠状动脉疾病。虽然心血管疾病是一个涵盖了心脏和外周血管不同疾病的总称，但冠状动脉疾病是最常见的疾病。

现代医学已经创建了多种方法治疗冠状动脉疾病，包括冠状动脉支架、旁路手术（又名冠状动脉搭桥手术，将健康的血管连接到被阻塞或部分阻塞动脉的上下两端，使血液绕过阻塞部位继续流向心肌。健康的血管供体来自于下肢、上肢或胸部的血管——译者注）和降低胆固醇（他汀类药物）的药物。胆固醇已成为心脏病的代名词。几十年来，我们被告知胆固醇是心血管疾病发生发展的唯一原因，制药公司的宣传活动旨在让我们相信减少患心脏病机会的唯一方法是使用他汀类药物来降低胆固醇。那么，就让我们深入了解胆固醇究竟是什么，以及为什么它对健康至关重要。

一、黏附 - 堵塞理论

胆固醇是一种在人体内发现的天然脂肪，长期以来一直被归咎于动脉硬化和冠状动脉疾病发生发展的原因。制药企业和主流媒体通过图片和小册子显示胆固醇黏附和堵塞动脉的情形，犹如融化的黄油凝固并黏在厨房水槽的管道上一样。

遗憾的是，已经证明胆固醇黏附在动脉壁上的理论是错误的。根据美国心脏协会（American Heart Association，AHA）主办的《循环》杂志和《新英格兰医学杂志》的报道，动脉粥样硬化（动脉阻塞）是一种持续的炎症状态，而不是动脉壁上脂肪的积累。如果胆固醇不会黏附到动脉壁上，那它会起什么作用呢？

胆固醇是一种属于脂质（脂肪）的化合物，是神经髓鞘的重要组成部分，是隔离神经纤维（轴突）的脂肪覆盖物。胆固醇对维生素 D 和类固醇激素（睾酮、黄体酮、孕烯醇酮、雄酮、雌酮、雌二醇、皮质酮和醛固酮）的合成以及胆汁的形成至关重要。事实上，身体中的每个细胞都需要胆固醇才能正常运作。胆固醇是以脂肪、蛋白质和碳水化合物为原料、通过体内若干器官合成的，合成胆固醇的器官包括肝脏、肠道、肾上腺皮质（肾脏上方的小腺体）、卵巢和睾丸。食物中的胆固醇也可以被人体吸收，但只占到很小的比例。胆固醇可以防止促炎性脂质对细胞的伤害。此外，它还可以作为抗氧化剂来中和自由基。自由基是动脉粥样硬化形成的主要成分。

我们都知道脂肪和水不会溶合，血液是一个水性系统，因此，胆固醇需要某些载体才能在血液中运行，脂蛋白就是一种胆固醇载体。我们可能熟悉 LDL 和 HDL 这两个术语，LDL（低密度脂蛋白）是一种将胆固醇带入组织和动脉的脂蛋白，HDL（高密度脂蛋白）是将胆固醇从心脏和动脉带到肝脏回收再利用，HDL 和 LDL 都对身体有益。所以，胆固醇有"好"或"坏"之分吗？胆固醇就是胆固醇，LDL 和 HDL 只是运输胆固醇的脂蛋白而已。

事实：50% 心脏病发作或中风患者胆固醇水平正常。《新英格兰医学杂志》报道，50% 心脏病发作或中风患者的 LDL 胆固醇水平低于目前需要建议治疗的水平。尽管所有人被洗脑要服用降低胆固醇药物，但真正的问题是：为什么身体中自然发现的东西会不利于我们呢？我们需要停止关注胆固醇，要把关注点转向炎症这个问题。

二、冠状动脉疾病的机制

冠状动脉疾病曾被认为是"黏附 - 堵塞疾病"。美国心脏协会（AHA）现在认识到冠状动脉疾病是在动脉管壁产生的炎症反应，这个过程叫做动脉粥样硬化，其特征是大动脉、中动脉血管壁的增厚和硬化。

冠状动脉疾病发展的阶段：

1. 多种原因导致血管内皮（铺在动脉内壁的单细胞层）受损，比如加工食品包括精制面粉、糖、部分氢化植物油、缺乏抗氧化剂和维生素 C、吸烟、高血糖和血糖控制不好、高血压和细菌感染等。这些炎症因素会导致 LDL 胆固醇和白细胞进入动脉壁。

2. 低密度脂蛋白（LDL）将胆固醇带入动脉壁，在那里被氧化（被自由基破坏）。有一种白细胞叫巨噬细胞，它可以识别被氧化的低密度脂蛋白，然后将其与胆固醇一起吞噬。

3. 吞噬了受损的 LDL 后，巨噬细胞变成泡沫细胞，释放出炎性化学物质和酶，导致细胞肿胀，并破坏血管壁中的保护层。这种肿胀和损伤形成脆弱（不稳定）斑块，导致动脉狭窄和血流受限。

4. 脆弱斑块有一个薄的纤维帽。随着炎症的持续进行，白细胞释放破坏性酶类，这些酶分解纤维帽，使动脉易于破裂。从动脉壁释放的碎片形成血栓（血细胞、血小板和纤维蛋白形成的复合斑块），进一步阻塞动脉管腔。

5. 心脏泵血扩张的脉冲对易损斑块区域造成机械应力作用。在体力活动或有压力的瞬间，动脉的扩张会导致易损斑块爆裂，导致动脉血管立即堵塞，使心脏某些部位突然缺血，引起心脏病发作。如果这些血栓阻塞大脑动脉（脑动脉），就会引起中风。

（在第 8 章"检测疾病的状态"中，我们会从血液检查指标中发现一些具有重要意义的生物标记组合，提供有关动脉炎症的信息。这个关键指标组合远远超出了旧的肝功能标准化测试：胆固醇、低密度脂蛋白胆固醇、高密度脂蛋白胆固醇和甘油三酯。这并不是说我们不应该将胆固醇检测作为一般筛查指标，但这些测试并不能确定心脏的健康状况。）

降胆固醇药物比如他汀类药物不仅可以降低胆固醇水平，而且还可以阻断炎症发生。他汀类药物通过调节核因子κB蛋白（nuclear factor kappa-B，NF-κB）的基因表达来发挥改变炎症水平的作用。NF-κB的基因表达可以开启炎症，并产生被称为细胞因子的促炎化合物和化学信使，后者参与同其他细胞间的信息交换及控制其他细胞的功能。所有的慢性疾病都与NF-κB和细胞因子有关。

我们如何做才能避免冠状动脉疾病呢？缺乏营养素的加工食品、吸烟、高血压、过多的腹部脂肪、甲状腺功能减退、压力荷尔蒙、慢性炎症、感染和高血糖（高血糖症）可能破坏内皮细胞（动脉内层）。将心脏病与高血糖和糖尿病联系在一起很重要，动脉粥样硬化是由多种原因引起的复杂的功能障碍，包括高血糖和过多的胰岛素分泌。未控制好的血糖可以通过多个机制引起组织老化：一种是在糖化过程中向蛋白质中添加糖，这种糖化蛋白质被称为糖基化终极产物（advanced glycation end products，AGEs）。发表在《糖尿病护理》杂志上的研究证明了这些AGEs对血管有不利影响，AGEs会损害内皮细胞，糖化蛋白质导致白细胞进入动脉壁。两者都是冠状动脉疾病发展的关键步骤。

如前所述，动脉粥样硬化是由包括细菌毒素的多种因素引起的炎症性疾病。在"肠漏与肠上皮细胞的紧密连接"（见第一部分第1章的自身免疫性疾病部分）的章节中，我们将了解到肠道内特定的细菌死亡时会释放出具有破坏性和危险性的化合物。脂多糖（lipopolysaccharide，LPS）就是从死亡细菌破碎的细胞壁释放出来的毒素，它们与肠道内壁相互作用，增加肠道通透性（肠道渗漏）和全身炎症。根据细胞微生物学和人体生理学研究，LPS在动脉粥样硬化的发展中起着关键作用。例如，LPS最初可能通过损伤血管内皮引起动脉粥样硬化。研究显示LPS通过炎性细胞因子增加动脉壁脂肪沉积，并增加白细胞向动脉壁迁移，从而进一步促使炎症和疾病的进展。

戴夫的故事——心脏事件

大约在"心脏事件"发生的前3年，我开始实施了一项新的健康计划：剔除所有的有害食物，包括炸鱿鱼，这是一种我最喜欢的垃圾食品，并开始每周锻炼6天，包括体重训练、骑自行车和使用TRX带功能训练（TRX，total resistance exercises 的缩写，叫做全面抵抗训练，是一种悬浮训练的特殊形式，它利用重力和体重来完成锻炼，同时来增强力量，平衡，柔韧性和核心稳定性——译者注），我感觉很好。然而，在一次训练中，我感到胸部有一种异常的压力而引起了我的注意。我打电话给我的家庭医生，他建议我去急诊室。但后来因为一些事儿，就想直接回家，因为我想："我很健康，没有什么可担心的。"大家听起来这话是不是似乎很熟悉？但在回家的路上感觉胸部的异常压力更厉害了，我听从了医生的建议调头赶往急诊室，不敢怠慢，进行了一些检测、评估以明白到底发生了什么状况。

当听到需要做支架时我感到非常惊讶，并别无他法，时间就是生命，支架是我唯一的选择。术后医生告诉我，我能够顺利通过这次手术，没有疼痛，也没有并发症发生是因为我平时的健康饮食和运动锻炼。

具有讽刺意味的是，我6个月前进行了体检，血液检查结果显示的数据是很棒的，我还收到了医生暖心的报告。这听起来很不错。所以，我对这次放了3个支架的原因感到出乎意料。虽然这次处理方式是正确的，但是，我这3年的健康计划未能纠正我63年来吃太多的垃圾食品（油炸鱿鱼）和不经常锻炼而导致的恶果。

遵照程序，我做有氧运动进行康复，但康复速度很慢，以致于我感到正在远离应有的状态，尽管我希望自己能尽快回到常规训练中。许多患者也都是重复着同样的程序，对我而言，这并非有刺激性。

西医对此治疗的常规就是使用几个月的药物，稳定之后终生服用他汀类药物。我不得不与医生争执以减少用药剂量，并在他们认为安全时停止服药。我还告诉他们，我不想在余生中一直服用这种有副作用的他汀类药物。我确信饮食、运动、健康的情绪最终会消除对他汀类药物的需求或依赖。

我认为适当的饮食、锻炼、积极的态度是加速康复的关键。尽管我的医生认为人们不会持续坚持这样的计划，但我仍然持续吃得健康并保持运动锻炼。他们认为我应该继续使用他们所推荐的药物。我也意识到标准体检进行的测试最多是给我们提供了间接的健康指标。我的报告尽管很多，但体检的指标并没有揭示心血管系统状态。因此，我的答案是靠我自己来康复和保持健康。在支架术后，坚持健康饮食、运动锻炼、情绪管理等生活计划，没有服用任何药物，自我感觉很棒。我73岁，正在享受一个新的冒险经历：以330磅（150千克）的硬拉（deadlift，一项举重训练，用双手将负载的杠铃从地面抬高至臀部水平，躯干要垂直于地面，然后再回放到地面，反复进行——译者注）成绩达到个人最佳状态。我建议是：找到新的挑战，并努力达到个人的最佳状态。30年后我们一起比比看。

🎓 Z博士提示：

　　戴夫用短期改变生活方式来改善长达63年因没有认真关照自己而导致的结果。幸运的是，他进入了长期的康复之旅并避免了机体内部进一步的伤害。与所有炎症一样，一旦被激发它们就会获得动力，需要你自己踩刹车比如用营养丰富的食物，短时间的运动锻炼以及服用至少10种有针对性的营养补充剂，以阻止疾病发展进程并恢复到健康状态。

　　心脏越是没有充足的血液流动（缺血），对心肌造成的伤害（坏死）就越严重，即使在戴夫感受到"时间就是生命"信号之前不久，还收到了医生提供的那份"喜人"的检测报告。请问，根据哪些指标来确定戴夫健康状况是良好呢？就靠标准的15分钟身体物理检查、非特异性血液检查、用一侧手臂量取血压、一定数量的跳跃测试、医生听的心脏听诊吗？更不幸的是，对于大多数人来说这些健康评估指标既过时又不充分。有关详细信息，请参阅第8章"检测疾病的状态"，其中描述了我们应该做哪些具体测试，以便更详细地了解机体内部的健康状况。

中风

　　中风本质上是血管性疾病在大脑的表现。发病机制类似于冠状动脉疾病，中风是由大脑某部分的动脉突然阻塞和其下游的血流量减少所引起。当这种血流阻断时，脑细胞因没有了营养物质和氧气而死亡。当康复时，我们可能需要各种形式的物理治疗。然而，充分的营养供给依然是康复的关键。我将把营养和全食物（whole food）的重要性贯穿在整本书中，究其理由正如我之前所述：众多的研究表明，不良饮食是所有慢性疾病的头号原因。

　　根据《营养与代谢杂志》报道，营养不良和营养缺乏不仅是导致中风的重要危险因素，而且还会加剧中风后的脑损伤并降低康复成功的可能性。我们大家都知道医院的供餐不一定健康，长时间住院也会导致营养不良使中风本身恶化，包括肢体瘫痪、抑郁或吞咽困难。研究发现蛋白质和其他营养的缺乏包括叶酸、维生素 B_6、B_{12} 和 D、锌和抗氧化维生素 A、C 和 E 缺乏，都与中风之后的复发风险增加及其恢复困难有关。如果正在康复阶段，一定注意物理康复是非常重要的，它可以预防受累肢体的肌肉萎缩。采用《健康重建——慢性疾病康复 5 步法》中所描述的康复计划，将提供最佳的康复机会，并防止永久性损伤。

🎓 Z博士提示：

　　自身免疫性疾病与心脏病有关。例如，类风湿关节炎会大大增加患动脉粥样硬化和冠状动脉疾病的风险。自身免疫性疾病是一组炎症性疾病，其特征是身体内不同组织和器官的侵袭性免疫反应。全身性自身免疫性疾病包括类风湿关节炎（RA）、多发性硬化症（MS）、系统性红斑狼疮（SLE）和原发性干燥综合征（PSS）。动脉粥样硬化和自身免疫性疾病之间的联系就是炎症，由特定的白细胞引发，这些细胞引发了动脉管壁的炎症过程。

总而言之，心脏病的罪魁祸首是炎症，而不是胆固醇。触发炎症的因素包括营养缺乏、加工食品、吸烟、高血压、高血糖、腹部肥胖、社会心理因素、缺乏水果和蔬菜的摄入、过量饮酒、缺乏身体活动和细菌毒素等，这些都是我们可以控制的可变因素。我将在本书的后半部分解释如何控制这些因素。

癌症

癌症是一种人体细胞不受控制而无节制生长的疾病，不仅是细胞内部的遗传信息改变，也是这些细胞从身体接收了异常信号的结果。通常，所有细胞都具有不同的发育阶段，调节细胞生长的内部机制以及最终发生的细胞程序性死亡，这是细胞的自然生命周期。随着细胞的自然增长和分化，需要许多的检查点以确保细胞的运作正常。当这些检查点失去调节正常生长的能力时，癌症就会发生。

检查点是一些称为癌基因的特定基因，它包括可以将某个细胞转化为癌细胞的致癌基因和控制细胞生长和分裂的肿瘤抑制基因。它们就像基因调控中的阴阳组合。当基因受损或突变时，它们失去对细胞分裂的控制，从而产生不受控制的细胞生长。遗憾的是，由于检查点受损，突变细胞对细胞分裂失去控制，这些失去控制的细胞持续生长最终导致肿瘤的发生。但是，有些基因可以修复某些不受控制细胞的损伤，*p53* 基因就是一个典型的这样的基因。

p53 基因是体内基因的守护者，具有两个独特的功能：可以帮助修复受损的 DNA，也可以作为肿瘤抑制剂来减缓或阻止肿瘤生长。当 DNA 受损时，*p53* 会对细胞进行足够长时间的制动以使细胞自我修复。如果缺陷无法修复，*p53* 会引导细胞自杀，这个过程称为细胞凋亡。这种缺陷细胞的自然终止是一种保护机制，以防止细胞保持有缺陷的 DNA。然而，*p53* 本身可能会被裂解并停止正常运作导致细胞的异常生长，最终导致癌症形成。

一旦基因受损，不再能够阻止细胞生长和 / 或导致缺陷细胞自杀，具有 DNA

突变的细胞会迅速增殖直至它们成为肿瘤。肿瘤一旦达到1毫米大小，它就需要自己的血液供应来为其生存提供营养。这种微小的肿瘤将某些化合物释放到血液中，导致邻近的血管通过血管生成的方式芽生出新血管，后者最终深入肿瘤并为其提供营养。通过这种营养方式，癌细胞继续快速分裂，增加肿瘤的体积，一直到它可以被检测到。

随着肿瘤持续生长，癌细胞变得具有侵袭性并且离开它们的原发生长部位迁移到身体的其他部位，称为转移，即来自原发部位的癌细胞扩散到其他部位的过程，在那里发展成继发性肿瘤。目前为止我们对转移的机制知之甚少，并且对于许多患者而言，原发的癌症被诊断以后很长时间仍然难以发现是否有转移。在我对转移过程的研究中了解到：对转移的控制远比我们想象的方法要多。发表在《自然综述杂志》上的一项研究表明，转移是一个低效率的过程，癌细胞从原发肿瘤上脱落后，必须在被免疫系统的攻击过程中存活下来，并且还要规避一些机械阻滞因素，例如癌细胞要穿透的血管大小，一旦癌细胞进入远处器官，它们也必须能够在该器官的内部环境中存活下来。

《新英格兰医学杂志》的一项研究表明，实际上只有极少数（0.01%或更少）的癌细胞进入血液循环形成转移灶。简单地说，如果从原发肿瘤中掉下来一万个癌细胞，只有一个会存活。一个癌细胞或一组破坏肿瘤的克隆体，很难在体内存活，除非体内环境利于它的生存。什么才是有利于这种癌细胞存活的身体内部环境，能使它成为一个危害健康的继发性肿瘤？同样，是什么样的身体内部环境可以阻止绝大多数癌细胞"种植"到其他器官内？

免疫系统是癌症发展的另外一个阻碍。免疫系统是一种错综复杂的白细胞组合，通过不同的作用来抵御来自肿瘤的威胁。作为身体的监视系统，免疫系统可以侦察、搜寻和摧毁细菌和病毒以及不需要的细胞，包括癌细胞。

T淋巴细胞属于一种白细胞，在杀死癌症方面发挥着关键作用。有一种特殊类型的T淋巴细胞被称为自然杀伤（nutural killer，NK）细胞，它主要是发现并杀死被病毒感染的细胞和癌细胞。当免疫系统充满活力时，NK细胞会发现并附着在癌细胞上然后以两种方式杀死它们。首先，它们将一些化学物质注入癌细胞，导致自由基的流入（这称为"氧化爆裂"），破坏细胞中的小器官导致癌细胞死亡。NK细胞破坏癌症的第二种方式涉及死亡受体途径（听起来很酷，不是吗？），NK细胞与癌细胞接触并激活细胞表面的配体（作为标志的离子或分子），然后将信号发送到癌细胞，指示其激活自我破坏程序。结果，导致癌细胞死亡。

但是，当免疫系统停止识别癌细胞并无法将其消灭时，我们就会遇到新的问题。当我们有持续的压力、进食加工食品、过度运动、身体充满毒素使免疫系统受损时，癌症就会获得生存优势并使我们处于危险之中。

一、癌症的原因

根据《药物研究》杂志的报道，在所有癌症病例中，只有5%~10%可以追溯到是遗传缺陷，而绝大多数是不健康的生活方式所致。大家可能已经听说过某些生活方式会助长癌症的发展，但并不真正了解这意味着什么，下面我们来更详细地学习了解每种习惯或行为与癌症发生的关系。

营养素不足的加工食品： 营养不足会导致DNA损伤和细胞修复不良，激素和环境毒素的排出不良，高血糖和高胰岛素水平以及慢性炎症。

缺乏运动锻炼： 缺乏运动会增加雌激素水平和产生炎性激素的脂肪，削弱免疫系统并导致高血糖和高胰岛素水平。

不健康的身体成分（肥胖）比例构成： 脂肪会产生促发癌症化合物，称为脂肪细胞因子，还会增加雌激素水平并引起炎症进而引发癌症并促使其进一步发展。

慢性压力： 对压力的反应会引起激素激增，包括皮质醇、肾上腺素和去甲肾上腺素。这些激素会抑制免疫系统，引发炎症并激发或者促进肿瘤各阶段的发展。

吸烟、毒素和其他环境改变： 烟草或者吸烟的污染物、加工食品和环境中产生的化学物质会像激素一样发

总之，癌症是由于控制细胞特定过程的基因出现错误或功能障碍引起的。研究人员发现，肿瘤的生物学不是由一种，而是由多种不同的突变细胞所组成。这就是为什么永远不会有一种神奇的"子弹"来治愈所有的癌症，它需要一种基于患者独特的癌症遗传学（基因学）特征的治疗方法（个性化治疗方案——译者注）。

挥作用，破坏 DNA 并导致维生素缺乏。

睡眠不足：睡眠缺乏会破坏许多细胞、代谢和生理功能，最终加剧炎症；会阻碍 DNA 修复以及激素异常增加，包括皮质醇；也会引起免疫抑制。

大多数癌症（90%~95%）都是由于进食加工食品而没有摄入足够的营养素，换句话说，就是饮食不佳。但是，目前的媒体宣称，患癌症只是运气不好，根据这个理论，肿瘤是由于某些未知原因导致体内特殊的抗癌处理程序崩溃而发生。如果这样，为什么还有那么多企业筹集资金来规避这个"厄运"呢？人们一直被误导：他们无法控制自己的健康，反过来，他们只能继续用不健康的生活方式而生活着。

我们的确可以控制自己的健康。如果我们不尊重自己的基因，它就会打开我们的大门引发疾病，相反，如果尊重自己的基因，我们的健康状况将会令人赞叹。要从癌症中康复并预防未来的危机，我们需要吃营养丰富的食物、短时间一定强度的运动锻炼、控制紧张性刺激、消除环境和食物中的毒素、获得足够的睡眠。

🎓 Z 博士提示：

营养缺乏会导致癌症。营养素缺乏的饮食对细胞 DNA 的损害与辐射的影响一样。加州大学伯克莱分校生物化学与分子生物学名誉教授布鲁斯·埃姆斯博士发现微量营养素比如叶酸、维生素 B_6、维生素 B_{12}、烟酸、维生素 C、维生素 E、铁和锌的缺乏会导致 DNA 损伤，有利于癌症的形成。叶酸、维生素 B_6 和维生素 B_{12} 的缺乏和辐射一样，均会引起染色体某些部分的断裂。

无数的研究表明，水果和蔬菜中的维生素、矿物质、抗氧化剂和其他生物活性物质可降低所有癌症的发病率，而不食用或少食用营养丰富的水果和蔬菜会增加罹患癌症的几率。在第 3 章中，我们将了解食物以及某些食物中营养素的重要性，这些知识将进一步提高自我重建能力。

合理饮食还有另外一个非常重要的好处：它消除了癌症与体内脂肪、血糖和炎症之间的联系。人体脂肪有两种类型：皮下脂肪（在皮肤下面形成的一层脂肪垫）和内脏脂肪（即在体内深处包围在器官周围，属于危险系数高的脂肪）。内脏脂肪及其产生的激素就像是培养皿，它通过参与多种代谢机制引发和促进肿瘤发生发展。脂肪和肿瘤都缺氧，这种状态被称为缺氧态，当脂肪细胞和癌细胞缺氧时，它们都会释放一种蛋白质称为缺氧诱导因子1（HIF1）。脂肪细胞分泌的 HIF1 会导致免疫系统功能异常，并有助于不同阶段的癌症发展，包括细胞生长、分化和转移。肿瘤细胞分泌的 HIF1 会引起肿瘤周围血管产生新血管，为正在进展的肿瘤提供营养。内脏脂肪也会在体内释放一种称为成纤维细胞生长因子2的蛋白质，该蛋白质可导致非癌细胞转化为癌细胞。

　　癌症和高血糖之间也有联系。高糖、低营养的饮食会导致高血糖，最终触发大量胰岛素的释放以应对多余的糖分。胰岛素像开锁的钥匙一样，在细胞膜上打开一个门，允许糖进入细胞内。在正常状态下，当血糖升高时，胰岛素协助细胞将糖带入肝脏和肌肉细胞，它被存储为糖原作为能量的来源或将多余的糖转化为脂肪而储存。

　　但是，当饮食中所含的糖分过多而身体无法处理时，最终导致细胞排斥胰岛素，这种情况被称为胰岛素抵抗，使多余的糖留在血液中，导致皮下和内脏脂肪增加。内脏脂肪最终成为产生激素的器官引起胰岛素抵抗、炎症和雌激素的产生，这就是危险所在。发表在《癌症综合治疗与糖尿病代谢综合征》杂志上的研究表明，胰岛素和类胰岛素生长因子1（IGF1）在癌症生长和发展中起主导作用。两者被证明可以增加癌细胞的增殖并阻止癌细胞激活其程序性死亡（凋亡）。

　　脂肪也是一种代谢活跃的组织，它会产生许多蛋白质和称为脂肪细胞因子的炎性化合物。这些化合物包括白细胞介素6（IL-6）、肿瘤坏死因子（TNF）和瘦素等化学信使。IL-6 是一种发炎剂，具有多种作用包括调节不同的恶性肿瘤（前列腺癌、肺癌和乳腺癌），增加癌细胞的增殖、存活以及对其他组织的侵袭性。IL-6 还被证明可以抑制免疫系统，降低后者抵抗癌症和肿瘤活性的能力。因此，脂肪过多会引起代谢异常，导致胰岛素抵抗、炎症和癌症的发展。

二、癌症治疗期间的重建

　　进行化疗期间能否重建自己的身体？回答是能。为此，我们需要确切地了解我们使用的化学治疗药物，预期有哪些副作用，为什么会出现这些副作用以及采取哪些措施可以对抗它们。

　　化学疗法（化疗）是指用化学物质对抗癌症疾病。化疗药物通过直接破坏癌细胞和破坏癌细胞的复制能力来控制癌症。化疗药物还会破坏健康的细胞，尤其是能快速繁殖的细胞，包括肠道、毛囊、精子、卵子和口腔内膜细胞。化疗药物会对所有细胞、组织和器官造成伤害，导致各种令人不愉快的副作用，其程度从轻度到极具破坏性不等。在进行常规癌症治疗时，了解预期的副作用将使我们能更加有效地应对这些副作用。

如果你正在癌症治疗期间重建自己的话，这里列出了潜在的副作用供你参考。这些副作用可能是暂时性的，也可能是永久性的：

- 由于贫血引起的疲劳（红细胞和血红蛋白计数降低）。化疗可以损害骨髓，减少红细胞的数量。
- 由于中性粒细胞减少（白细胞计数降低）而导致免疫系统抑制。骨髓抑制或破坏也可引起中性粒细胞减少。
- 血小板计数减少。
- 恶心和呕吐。
- 食欲缺乏，味觉下降。
- 营养吸收不良。化疗药物会破坏胃壁细胞（壁细胞）的盐酸分泌，而盐酸对于激活胃蛋白酶原（一种消化蛋白质所需的酶）至关重要。化疗药物还会破坏胃细胞产生内因子的能力，后者是维生素 B_{12} 吸收利用所必需的，维生素 B_{12} 缺乏也可能导致贫血。
- 口腔溃疡（黏膜炎）。
- 便秘。化疗破坏结肠内壁的细胞进而影响了结肠的功能，黏液分泌减少，粪便通过肠道不畅等导致便秘。化疗还会干扰肠道中的营养素和蛋白质吸收，导致肌肉损失（肌肉减少症）和虚弱综合征（恶病质）。
- 周围神经病变（神经痛和手脚刺痛）。这可能是非常痛苦和令人沮丧的症状。
- 无法阻止的脱发。

- 大脑混沌之感。

- 心脏伤害或衰竭。化疗药物阿霉素（被许多患者称为"红色死亡"）是一种有毒药物，会破坏心脏的肌肉细胞。

- 不孕不育。

- 女性更年期或更年期症状提早出现。

- 由代谢变化引起体重减轻或增加。

- 听力损伤。

- 呼吸系统疾病，包括肺纤维化。

- 肾脏和膀胱功能障碍。

- 眼睛问题。

- 继发性癌症。为什么？因为这些药物本身就会破坏 DNA，像任何其他毒素一样，抗癌药物也会附着在 DNA 上形成所谓的 DNA 复合物。每次细胞分裂时，DNA 复合物都会增加 DNA 损伤的机会和继发性癌症的产生（可以阅读第二部分第 7 章环境毒素部分更多的有关 DNA 复合物信息）。

- 浮肿（淋巴水肿）。

- 凝血功能下降。

- 吞咽困难。

- 腹部积水（腹水）。

- 由神经损伤引起的足跛行（行走时脚部拖拉状）。

- 免疫抑制引起的感染。化疗会破坏白细胞，导致白细胞总量减少或中性粒细胞减少。每周血液检查将确定是否需要 Neulasta（一种增加白细胞数量的药物）。

- 精神错乱。

- 关节和肌肉疼痛。

- 呼吸急促。

- 皮肤反应。

- 失眠。

- 尿失禁。

- 抑郁症。

如果看到这个副作用清单肯定会引起恐惧和担忧。有谁愿意听到永久性神经痛、心脏损伤或继发性癌症？幸运的是，本书中的支持方案将减轻这些化疗副作用并减轻痛苦，本书中的措施也将使我们保持强壮，使我们可以维持日常活动。化疗会导致营养不良和营养不足，尤其是维生素C、叶酸和维生素B_6。因此，避免不健康的加工食品、面包、乳制品和糖，并进食大量营养素丰富的食品，将有助于避免营养不足并提高化疗的效率。

放疗（放射疗法）作为一种癌症治疗方法，也有一系列并发症，包括营养不良、营养吸收不良和营养缺乏症。头部、颈部和腹部进行放射治疗的患者经常会出现（疼痛的）口疮和吞咽困难、恶心呕吐、腹痛和腹泻等不同症状，所有这些都可能导致吞咽和消化食物的能力下降。

然而，不知情的肿瘤学界警告正在接受癌症治疗的患者切勿服用营养药物（补充剂），因为它们可能会干扰化学疗法药物的毒性作用。查尔斯·西蒙尼（Charles Simone）博士的研究发表在《替代疗法》杂志上，他发现情况并非如此。西蒙尼博士和他的研究人员从280项研究中收集的数据，其中包括5 081名在接受化疗的同时服用营养补充品的患者。他们的研究结果表明，非处方抗氧化剂和其他营养素不会干扰化疗的细胞毒性作用。实际上，恰恰相反：维生素A、C、D、E和K、β胡萝卜素，硒、半胱氨酸和维生素B增强了化疗的杀伤癌细胞作用，同时又保护了正常组织。与不服用营养补充剂的患者相比，服用这些营养素的患者发生的副作用较少，最重要的是，其存活率提高了。

我自己以及我的癌症患者在化疗期间的康复经历，也证明了这项研究的真实性。有了恰当的营养和有针对性的补充剂，可以大大减轻化疗的影响，并使身体在治疗后能够顺利重建。一旦完成了癌症临床治疗，我们将更快速地康复并获得更好的健康水平。

三、乳腺癌康复

乳腺癌对全球的影响是巨大的，并且其影响还在不断增加。由于人类基因几代之内都保持恒定，因此这种疾病的唯一合理原因是身体内部环境的功能失调。根据疾病预防控制中心和美国癌症协会报道，乳腺癌仅次于肺癌，是女性癌症死亡的第二大原因。2017年，女性中估计有252 710例被新诊断为浸润性乳腺癌，男性为 2 470 例。此外，女性 63 410 例被诊断为原位乳腺癌。最糟糕的是，预计将有 40 610 名女性和 460 名男性死于乳腺癌。

通常人们认为乳腺癌具有遗传性。但在《社区健康流行病学杂志》上发表的一项研究结论与这个假设相反。"遗传是乳腺癌的一种罕见病因，不是主要原因。"大家的共识是，仅 4%~8% 的乳腺癌病例与乳腺癌易感性或遗传性癌症易感性相关。这些估算在医学研究的各个方面都是一致的。《新英格兰医学杂志》上发表的研究发现，只有 7% 乳腺癌女性患者有 BRCA1 突变。众所周知，BRCA1 和 BRCA2 是乳腺癌的发生发展相关基因，是肿瘤抑制基因，其编码产生的蛋白质可以帮助修复受损的 DNA。如果这些基因突变或受损，它们将无法产生正常的蛋白质，受损的 DNA 可能无法修复。这可能导致更多的突变，最终导致乳腺癌的发生发展。根据发表在《癌症》杂志上的研究报告，在美国每年 BRCA1 和 BRCA2 基因突变仅占乳腺癌病例的 5%。

现在有一个关键问题：如果是基因的差错而导致乳腺癌，那为什么青春期女孩患乳腺癌如此罕见？为什么乳腺癌常常出现在 30 岁、40 岁或 50 岁的女性？原则上讲，诸如 BRCA1/BRCA2 或 p53 之类的基因不会单单自我出错，倒是人体的内部环境可能会导致这些基因停止其预期的功能表达。请记住，我们的细胞具有检查点和制衡功能，以调节细胞的生长、分化，甚至触发那些功能异常的细胞死亡。乳腺癌以及其他组织的癌症根源就是这些调控机制的失灵，进而导致细胞生长失控而形成。

饮食、运动和压力水平控制着雌激素、胰岛素和类胰岛素生长因子的调节作用，这些激素可能在乳腺癌的发生过程中起作用。进食营养素不足的、高热量食品和乳制品，体内脂肪过多，抽烟，饮酒过量，维生素 D 缺乏症，暴露于塑料中的双酚 A（BPA）等污染物以及在激素替代疗法（HRT）期间摄入大量不健康的脂肪都会增加患乳腺癌的风险。HRT 已被临床证明可诱导细胞增殖分化，《癌症研究展望》发表的研究报告表明，"长期使用雌激素（HRT 的主要成分）会导致肿瘤发生。"尽管如此，HRT 仍被建议使用。

你可能听说过乳腺癌是由雌激素引起的。那乳腺癌到底怎么发生的？雌激素是正常的性发育必不可少的激素，它有助于调控女性的月经周期，为生殖做好准备。雌激素对于女性的心脏、骨骼以及乳房和生殖器官的发育也很重要。体内许多细胞包括健康的、可能癌变的细胞都具有雌激素受体。这些受体与雌激素结合时会刺激细胞生长，所以，乳腺细胞长时间暴露于高水平的雌激素状态下会增加患乳腺癌的风险。

身体成分构成比例有如下作用：过多体内脂肪会增加雌激素水平，脂肪组织产生一种酶被称为芳香化酶，该酶可以将其他激素转化为雌激素。信不信由你，癌细胞也会产生这种芳香化酶，从而增加雌激素水平。看来来自于脂肪和癌症细胞的高水平雌激素可能是引发和驱动癌症发展的原因之一。在第3章中，我们可以阅读到有关可以终止芳香化酶产生、降低雌激素水平并因此降低患乳腺癌发生机会的食品。

高血糖水平也与乳腺癌有关，其他主要激素比如胰岛素和IGF1也与乳腺癌相关。与雌激素相似，胰岛素和IGF1具有很强的合成代谢（生长）作用，导致细胞生长和分化增加。发表在《临床肿瘤学杂志》上的一项研究阐明了2型糖尿病、胰岛素和乳腺癌之间的联系，该研究发现，乳腺癌细胞具有大量的胰岛素和IGF1受体，一旦被胰岛素和IGF1激活，它们就会导致乳腺癌的快速生长。2型糖尿病和高胰岛素水平是不健康饮食的直接结果。

乳腺癌的另一个更重要的原因是维生素D。当来自太阳的紫外线与皮肤接触时，体内就会产生维生素D。太阳的能量将皮肤中某种形式胆固醇转变为维生素D前体，然后在肝脏中加工后运送至肾脏，在那里成为活性激素1，25-二羟基维生素D（骨化三醇）。（有关更多信息，请参阅第3章中有关维生素D的部分。）体内的每个组织细胞都有维生素D的受体，包括健康的骨骼。它调节控制着身体各种组织（包括乳房组织）中细胞生长和发育的基因。

骨化三醇（维生素D的活性形式）可以阻止细胞增殖和肿瘤生长。发表在《印度药理学杂志》上的研究发现，维生素D和维生素D受体可阻断乳腺肿瘤的生长，并干扰胰岛素和IGF1对乳腺癌细胞的合成代谢作用。这听起来好得令人难以置信，另一项发表在《流行病学年鉴》上的研究发现，将维生素D的血液水平从30ng/ml提高到治疗水平40~60ng/ml，每年可以预防58 000例乳腺癌新病例和49 000例大肠癌新病例发生。

糖尿病

糖尿病是由于胰岛素生产不足（1 型糖尿病）或对胰岛素的细胞反应不足（2 型糖尿病）导致的高血糖状况。糖尿病的症状包括口渴和饥饿感、排尿频繁、男性性无力、手脚麻木或刺痛（周围神经病变）。

1 型糖尿病（也称为青少年糖尿病和胰岛素依赖型糖尿病）是由自身免疫反应引起的，免疫系统破坏了胰腺的 β 细胞，导致胰岛素水平极低。1 型糖尿病一直被认为原因不清楚，但它的发展被归咎于病毒、德国麻疹、腮腺炎，当然还有基因。尽管病毒和细菌可以激发免疫过程，但我们过去所摄取的食物也可能引起自身免疫性疾病。根据《糖尿病》和 *PLOS ONE* 杂志报道，牛奶中的酪蛋白和谷物中的麦醇溶蛋白（是小麦和小麦属谷物中存在的一类蛋白质。麦醇溶蛋白是面筋 gluten 的组成部分。麦醇溶蛋白 gliadin 和谷蛋白 glutenin 是小麦种子的面筋 / 麸质部分的两个主要成分——译者注）会引起免疫反应，破坏了胰腺细胞，导致它们无法产生胰岛素而触发 1 型糖尿病。

2 型糖尿病（也称为成年糖尿病）的特征是由于细胞对胰岛素无反应而导致血糖升高。正常情况下，当血糖升高时胰腺会产生释放胰岛素，触发细胞吸收糖分。当细胞对胰岛素无反应时，血糖升高刺激胰腺释放更多的胰岛素，导致高胰岛素血症（血液中高胰岛素水平升高）的发生。2 型糖尿病现在已经成为全球流行病，国际糖尿病联合会（International Diabetes Federation，IDF）的统计数据显示，有 3.87 亿人患有糖尿病；预计到 2035 年，这些数字将增加到 5.92 亿。目前，糖尿病每年的医疗保健多支出 3 100 亿美元。根据 IDF 报告，心血管疾病是糖尿病患者的主要死亡原因，占所有糖尿病相关死亡的 50%。

1 型和 2 型糖尿病的病因中均有炎症。1 型是免疫反应破坏了胰腺细胞的直接结果。2 型是由于饮食不健康和体内脂肪过多使得细胞排斥胰岛素而引起的。如前所述，人体脂肪会释放炎性化合物称为脂肪细胞因子，这些化合物会引起胰岛素抵抗。无法控制的高血糖也会产生糖衍生化合物，被称为高级糖化终产物（AGEs），后者会引发炎症。这些结晶蛋白质会增加自由基并开启 NF-κB 这个炎症调节物，NF-κB 会导致大量炎性细胞因子产生，从而加速动脉粥样硬化、癌症和糖尿病的发生发展。

这些把我们的关注点带回到有关慢性疾病的关键点：慢性疾病不是一个独立系统或器官的实体病症，而是机体内多系统或多器官功能失调后综合链接起来的综合征象。《综合癌症疗法》中发表的一项研究表明了糖尿病或高胰岛素与癌症之间的联系。研究发现，胰岛素促使包括葡萄糖和氨基酸在内的营养物质稳定流入癌细胞，从而促进了癌细胞的生长。另外，胰岛素还会增加过多的激素并激活细胞表面上的受体，加速细胞生长和增殖分化。

2 型糖尿病患者，如果腹部脂肪增加和其他胰岛素抵抗指标增多（加）的话，发生结肠癌的几率会增高。同样，近年来报道，胰岛素也与结肠癌的发作有关。长期以来，人们一直将低纤维饮食和红肉消费归咎于结肠癌的发病原因，但越来越多的证据表明，胰岛素和 IGF1 是主要的驱动因素。在《营养杂志》和《美国临床营养杂志》上发表的研究一致表明，结肠癌患者体内胰岛素和 IGF1 的含量较高。其他研究表明，糖类和简单淀粉含量高的饮食会刺激胰岛素的产生和结肠癌细胞的生长。

糖尿病引起的一系列身体不适的症状中，睡眠呼吸暂停症状是最常见的，它的临床表现是：在睡眠中会出现周期性的呼吸暂停。慢性的睡眠呼吸暂停与心脏病、高血压、头晕和严重疲劳的发生率高度相关。睡眠不足会增加患心脏病、癌症和免疫抑制的风险（更多内容参考第 6 章睡眠相关内容）。睡眠呼吸暂停通常与肥胖有关，这使我们容易发生轻度炎症和胰岛素抵抗。发表在《应用生理学杂志》和《美国呼吸与重症监护医学杂志》上的研究表明，睡眠呼吸暂停与血糖和胰岛素水平的不良控制是独立相关的。如果要摆脱那台麻烦的持续性正压通气（continuous positive airway pressure，CPAP）机器，则需要重建身体：摆脱多余的脂肪，并控制血糖和胰岛素。

如果进餐后感到疲倦，则可能是血糖调节方面出了问题，可能是由于胰岛素抵抗和 / 或皮质醇水平高或低的原因。有关更多胰岛素抵抗和糖尿病并发症康复时要进行的特定测试信息，请参见第 8 章，检测疾病的状态。

本书提供的支持方案可以通过自然的方式降低血糖：

- 首先，从饮食中剔除面包和精制烘烤食品、乳制品以及所有精制糖类。
- 每天吃 5 份营养丰富的植物性食物。这将确保正常的血糖水平，并提供调节葡萄糖代谢和胰岛素释放的营养物质和纤维素。
- 定期运动。高强度间歇训练（HIIT）将迅速提高胰岛素敏感性，并帮助肌肉从血液中吸收糖分（请参阅第 4 章）。
- 用镁、维生素 D 和 EGCG（绿茶中的一类植物性化合物）重新构建血糖水平。
- 大量喝水。
- 减除压力。一般讲，压力会触发身体增加血糖水平，目的是为战斗或逃跑做好准备。如果患有糖尿病，压力反应会使血糖水平恶化。我们可以在第 5 章中了解有关压力反应的所有信息。
- 每晚睡 7 到 8 个小时。睡眠不足会引起白天的荷尔蒙变化，从而导致我们渴望进食高糖食物，这是导致糖尿病的原因之一。有关睡眠的更多信息，请参见第 6 章。

糖尿病和老年痴呆症（阿尔茨海默病）

这里再讨论另一种与糖尿病相关的重要的慢性疾病——阿尔茨海默病（老年痴呆症）。这是一种不断恶化的神经系统疾病，其特征是神经细胞形成一种被称为 β 淀粉样蛋白斑块的异常蛋白质，并聚集在大脑神经细胞之间，导致神经细胞的电信号传递失效、神经细胞萎缩，最终导致神经细胞死亡。该反应还会激活免疫系统，引发炎症进一步破坏神经细胞和大脑。老年痴呆症的症状包括痴呆、健忘、思维混乱以及最终的大脑衰竭和死亡。

阿尔茨海默病也是一种炎症性疾病，类似于糖尿病，我把它称之为"大脑炎症性糖尿病"。实际上，现在认为阿尔茨海默病是 3 型糖尿病。发表在《阿尔茨海默病杂志》上的研究表明，异常的血糖、胰岛素和 IGF1 是 β 淀粉样蛋白和斑块产生的主要原因。大脑的淀粉样变以及慢性胰岛素抵抗都会促使有害的细胞因子 IL-6 和肿瘤坏死因子（TNF）产生，从而引起神经信号传递功能障碍和神经损伤。《衰老神经科学前沿》的数据表明，轻度炎症与阿尔茨海默病的认知功能障碍有关。

越来越多的证据表明，阿尔茨海默病的发展也与加工的不健康饮食有关。长期暴露于亚硝胺（一种致癌化合物）有助于胰岛素抵抗、脂肪肝和阿尔茨海默病的发展。在腌制的肉类、培根、奶酪和奶制品、烟草的烟雾、咀嚼烟草和电子烟的烟雾中发现有亚硝胺。来自《突变研究》的数据表明，加工肉类中的亚硝胺会增加胃癌、食道癌和鼻咽癌的风险。

Z 博士提示：

食物就是我们的思想。尽管糖尿病本身不会引起阿尔茨海默病，但两者都有相同的疾病根源：富含精制白糖和加工食品等不健康饮食会引起血糖和胰岛素的溜溜球效应（指血糖和胰岛素水平频繁和过度跳跃，频繁的过高和过低现象——译者注）。

不健康饮食与阿尔茨海默病之间的联系再次使人们不再相信基因是慢性病的主要病因。

体脂过多与肥胖

美国疾病预防控制中心（CDC）的数据显示，69% 的成年人有体脂过多，而 35% 的人有肥胖。这为什么如此重要？体内脂肪过多，尤其是内脏脂肪（器官周围的脂肪）会释放激素、改变食欲、增加炎症，并增加患糖尿病、高血压、心脏病、癌症、睡眠呼吸暂停、关节炎、生殖问题和胆囊问题的风险。肥胖不仅损害健康，它还会影响到国家经济：每年应对肥胖相关疾病成本约为 1 470 亿美元。简而言之，体脂过多和 / 或肥胖既危险又昂贵。

体脂过多和 / 或肥胖是一个很难摆脱的窘境。有一些特定的代谢过程会导致肥胖，反过来，体内的代谢变化会引起体内体脂过多的相关疾病。体脂过多或肥胖是由于能量摄入和能量消耗之间的长期不平衡造成的，过多的能量输入而没有足够的能量输出就会导致脂肪形成过多。如前所述，脂肪有两种类型：皮下脂肪（皮肤下）和内脏脂肪（体内器官周围）。皮下脂肪可能看上去会令人不悦，并且因此很难购买到漂亮的牛仔裤，而内脏脂肪会增加患严重疾病的风险。内脏脂肪可以为身体提供能量，但是它也可以产生激素并引起慢性炎症。

JC 的故事

JC 的简短背景资料：一家高端汽车公司的业务总经理，一个饮食习惯不良的工作狂。他常常很晚才吃晚餐，又是快餐饮食者，一有压力就会暴饮暴食（听起来很熟悉吧！）。因此，JC 变成了肥胖者，并伴有精力不足、睡眠呼吸暂停、膝盖疼痛和排尿困难。随着一天天的忙碌，因慢性压力和营养不良，他的精力逐渐散失。我们不要忘记：睡眠呼吸暂停会打断他的睡眠，这迫使他每天晚上睡前不得不把 CPAP 机器连接到他的嘴和鼻子上。

当 JC 来看我时，他已经对自己的健康状况感到异常沮丧并且到了忍无可忍的程度。JC 的父亲因逐渐恶化的帕金森病而过世，所以他担心会跟随父亲的脚步而去，因此他有极深的内动力让自己恢复健康。经过全面的检查，包括血液检查、内分泌状态和身体构成成分评估，我诊断出他患有以下病症：睾丸激素降低、维生素 D 降低、高血糖、糖化血红蛋白（HbA1c，一个反映长时期血糖水平的指标）增高，全天候的皮质醇水平降低，体内脂肪占到 37%。

这些症状的发病机制是多种多样的：进食营养不足的高热量食物会升高血糖和胰岛素水平。由于缺乏体育锻炼和不良的饮食习惯，他的身体组成出现过多的体内脂肪。他的体内脂肪和血糖升高，导致下丘脑－垂体轴到睾丸之间的功能关联减少，导致睾丸激素水平降低。高血糖和高胰岛素水平会导致睡眠呼吸暂停和前列腺肿大，从而导致小便困难。最后，他的皮质醇水平低（一种肾上腺疲劳状况）是他高压力工作环境的结果，当然没有进食足够的营养素丰富的食物也是原因之一。

根据他的测试结果，我与他一起制定了个性化的饮食计划，包括一天5到6次小餐营养素丰富的食物，并且这些食物要全天食用，而不仅仅是在深夜或方便的时候。我强调，全天候进食可以使他的身体能充分利用食物中的营养素和卡路里，如果晚餐吃很多食物并且很晚进餐的话，会将未利用的卡路里（能量）转化为脂肪储存在体内。

我还进一步强调，他吃的营养丰富的食物越多，他就会"甩掉"越多的体内脂肪。起初，他无法理解这个概念，进食的食物越多怎么体内脂肪会越少？这个原则与他有生以来所学到的知识概念恰恰相反。是的，多进食高卡路里食物会增加体内脂肪，多进食营养素而不是卡路里会使身体"甩掉"脂肪。

饮食计划中要求补充特定的营养素以改善肾上腺功能，进而增加能量，调节血糖和增加睾丸激素水平。我为他特意定制了矫正器来支撑他的下肢以减少膝盖的疼痛。

他按照制定的康复计划进行健康重建。迄今为止，JC减少了54.4千克的体脂肪，皮质醇和睾丸激素水平恢复到正常范围。从功能上讲，他几乎没有膝盖疼痛，精力充沛，排尿也没有困难。我希望随着时间的推移，他将不再依赖于CPAP机器来睡眠。

一、脂肪和癌症

研究表明，体内过多的脂肪和肥胖与激素依赖性癌症（例如乳腺癌和前列腺癌）以及食道癌、胰腺癌、结肠癌、直肠癌和肾癌有关。患者体内过多的脂肪也会对癌症的预后产生不利影响。我们已经介绍了体内脂肪与癌症之间的联系（请参阅第一部分第 1 章的癌症部分），让我们再深入地研究一下其科学原因：雌激素和炎症。

令人不安的是，雌激素（一种在男女体内都存在的天然激素）是一种致癌剂。如前所述，脂肪组织会合成芳香化酶，后者可以将其他激素转化为雌激素。在正常情况下，雌激素会经历一个称为氧化代谢的过程，其中肝脏的酶将雌激素修饰并转化为三种不同形式：2- 羟基雌酮、4- 羟基雌酮和 16-α- 羟基雌酮。2- 羟基雌酮对雌激素诱发的某些特定器官（包括乳房和前列腺）的癌症具有保护作用。相反，16-α- 羟基雌酮和 4- 羟基雌酮（在较小程度上）引发乳腺癌和其他癌症。乳房组织也合成较多的 16-α- 羟基雌酮和较少的 2- 羟基雌酮，这两种合并一起增加罹患癌症的风险（此外，当这些雌激素形式被自由基破坏时，它们又可以破坏 DNA，导致细胞突变和癌症的形成）。

那么如何减少 16-α- 羟基雌酮和增加 2- 羟基雌酮呢？十字花科蔬菜，如卷心菜、西蓝花、菜花和小圆白菜，都含有一种名为吲哚 -3- 甲醇（I3C）的化合物，该化合物可引导雌激素生成 2- 羟基雌酮，同时关闭 16-α- 羟基雌酮的生产（我们将在第 3 章中详细了解十字花科蔬菜和 I3C 的优点）。

体内脂肪过多的人体内雌激素水平较高，肥胖或者超重的女性，其组织受到的雌激素刺激比男性多。有证据表明，男性体内脂肪和雌激素的增加是前列腺癌的燃料和动因，这是因为在前列腺细胞的表面，有称为雌激素受体 α（ERα）和雌激素受体 β（ERβ）的受体。雌激素受体 α 会促进细胞增殖，而雌激素受体 β 直接或通过阻断雌激素受体 α 的作用将其关闭。尽管涉及其他生长因子，例如胰岛素和 IGF1，但研究表明雌激素是前列腺癌的诱因。

研究还表明，肥胖与肾脏、胆囊、食道和结肠的癌症相关。发表在《新英格兰医学杂志》上的一项研究报告指出，体内脂肪与所有癌症的死亡率增加相关。《临床研究杂志》《生物科学前沿》和《分子医学趋势》杂志上的研究表明，人体脂肪产生的两种炎性脂肪细胞因子白介素 6（IL-6）和肿瘤坏死因子（TNF）对癌症微环境有影响。发现 TNF 可引发肿瘤的生长、增殖、分化，并增加血管生成（血管发育，请参见请参阅第一部分第 1 章的癌症部分），使肿瘤侵袭组织并发生转移。TNF 也显示出癌细胞对化疗和放疗具有抵抗性。

如果癌症对所施加的不同化学疗法没有反应，那么很可能是炎症妨碍了治疗效果。同时，化疗也杀死健康的细胞和组织，使患者不得不面对具有毒性的抗癌药物的副作用（请参阅第一部分第 1 章的癌症部分），这种副作用使情况变得更糟：IL-6 通过使内置的自杀程序失活来保持癌细胞的存活，并且被证明促进癌细胞的生长和增殖分化，促进胰岛素抵抗，进一步触发肿瘤生长。

过多的脂肪会通过抑制免疫系统的自然杀伤（NK）细胞来增加患癌症的风险（请参阅第一部分第 1 章的癌症部分）。发表在《自身免疫评论》上的一项研究发现，组织中产生的炎症会降低 NK 细胞的数量。

二、脂肪和糖尿病

脂肪组织是比较复杂的有活性的器官，它产生炎症的化学信使和对身体影响很大的激素，都对胰岛素有抵抗。许多研究表明，内脏脂肪与 2 型糖尿病相关。当你吃了太多的糖和碳水化合物，产生了过量的能量就储存成了脂肪。过一段时间，这些脂肪细胞水肿变大，然后释放 IL-6，TNF 和游离脂肪酸（脂肪组织释放的脂肪转进血流）。脂肪酸和葡萄糖（血中的糖）相似，可作为身体内的燃料。身体脂肪太多的时候，循环中的脂肪酸也多，可以阻断胰岛素的功能，导致 2 型糖尿病。这就存在一个恶性循环。

三、脂肪和心脏疾病

从脂肪产生的 IL-6 进入肝脏，导致肝脏产生另一种有害蛋白被称为 C 反应蛋白（CRP）。大量研究表明，CRP 的基线水平可高度预测未来的心脏病发作、中风和心源性猝死的风险。CRP 还可以用作预测心脏病患者未来发生冠状动脉问题多寡的标记。

另外，TNF 在破坏动脉壁方面起着重要作用，就像在伤口上撒盐一样，它是动脉粥样硬化和冠状动脉疾病发病的第一步。

四、脂肪和自身免疫性疾病

有害的脂肪还与自身免疫性疾病有关，包括克罗恩病、类风湿关节炎、系统性红斑狼疮、桥本甲状腺炎、多发性硬化症、1 型糖尿病、银屑病关节炎等。关键是这些问题到底是如何发生的？近几十年来，自身免疫性疾病与肥胖症的病例急剧增长，相互伴行。脂肪可以抑制自然杀伤细胞的功能，增加对感染和癌症的敏感性。脂肪组织也将抑制调节性 T 细胞（一种特殊的白细胞）的功能，该白细胞的作用类似于免疫系统中的介质，以防止过度的免疫反应。当调节性 T 细胞无法发挥功能时，免疫系统就失去正常规则，攻击人体自身的细胞和组织，这种情况称为自身免疫。

人体脂肪产生一种炎性脂肪细胞因子，这个激素被称为瘦素，它在调节食欲和能量消耗方面起着重要作用。当脂肪细胞变得更大且更具毒性时，它们会分泌出更多的瘦素，进一步促进炎症作用，同时又抑制了调节性 T 细胞功能。《自身免疫研究》的研究结果提示，引起肥胖的西方饮食（包括合成盐、加工的糖和不健康的脂肪）与肠道细菌异常之间存在联系，导致调节性 T 细胞的功能降低。

现在我们了解了体内过多有害脂肪与严重疾病的关系，下面是与肥胖相关疾病：

- 哮喘
- 自身免疫性疾病
- 背疼
- 癌症
- 胆结石
- 痛风
- 心脏病
- 高血脂和高甘油三酯

- 高血压
- 不孕不育
- 骨关节炎
- 骨质疏松症
- 睡眠呼吸暂停
- 中风
- 2 型糖尿病
- 溃疡

现在，你是否已经知道为什么改善身体构成成分如此重要？

自身免疫性疾病

根据美国自身免疫相关疾病协会估计，多达 5 000 万美国人患有自身免疫性疾病，而且这一数字正在上升。研究人员已经发现大约 80 至 100 种不同的自身免疫性疾病，这些疾病会导致生活质量下降，医疗保健成本高昂（在美国，估计每年为 1 000 亿美元），并导致生育能力下降。要从自身免疫性疾病中康复就需要了解这些疾病是如何发生的以及为什么发生。

免疫系统的主要功能是防御外来入侵者，如病毒和细菌。免疫系统由专门的白细胞和器官组成，这些白细胞和器官直接攻击入侵者并产生抵抗感染的抗体。但有时免疫系统会变得过度活跃，并以人体自身的健康细胞、组织和器官为目标，而不是感染和病毒。事实上，免疫系统无法感知自我与非我之间的差异，因而发生此"错误"反应时造成自身免疫性疾病。自身免疫性疾病是复杂的免疫系统功能障碍，涉及 Th1、Th2 和 Th17 免疫细胞的失衡。下面我来进一步解释。

免疫系统由 5 种类型白细胞组成。淋巴细胞是其中的一类。淋巴细胞可分为：B 细胞、T 细胞和自然杀伤（NK）细胞。B 细胞产生中和病毒和细菌的抗体，T 细胞产生称为细胞因子的化学信使，有助于指导免疫反应。在这些 T 细胞中有一部分被称为 T 辅助（Th）淋巴细胞，它可以进一步分为 Th1 和 Th2 淋巴细胞。Th1 淋巴细胞具有针对病毒和寄生虫的免疫力，而 Th2 淋巴细胞则指导免疫系统清除细菌和环境刺激物或过敏原。数年前，科学家又发现了一组新的 T 辅助细胞：Th17 淋巴细胞。Th17 淋巴细胞在人体皮肤黏膜（如皮肤和肠道）防御细菌和真菌感染过程中起着重要作用。NK 细胞是自然杀伤淋巴细胞，主要杀死癌症细胞以及被病毒感染的细胞。

June 的故事

June 患有硬皮病，是一种自身免疫性疾病，症状包括双膝关节剧烈疼痛、手指的雷诺现象、对冰冷的温度非常敏感以及关节痛导致长时间难以行走。她还有长期的烧心和胃酸倒流、失眠、疲劳和胃肠道不适等症状，几乎每天都有大便稀少或腹泻。她因甲状腺癌切除了甲状腺，并且还进行了全子宫切除术。June 还抱怨减肥效果不理想，而她和她的医生也无法弄清楚到底什么原因。她正在服用多种药物，包括左甲状腺素钠片（Synthroid，一种合成的甲状腺激素）、右兰索拉唑（Dexilant，质子泵抑制剂来抑制胃酸的分泌）、苯海拉明（Benadryl）和雷尼替丁（Zantac）。她还像吃糖果一样吃 Tums（一种抑酸剂，在美国已有 90 多年的历史——译者注）来缓解肠胃不适。

尽管自身免疫性疾病引起令人烦恼的慢性症状，但对她而言最令其困扰的健康问题是她多年的敏感肠道和正午腹泻。硬皮病专家告诉她，消化道的问题是源于自身免疫性疾病，她需要"忍受它"。

经过很长时间的咨询后，June 的改善健康状况的主要目标有 3 个：增加体重，减轻痛苦，并弄清楚为什么每天都会腹泻。评估了她的病史包括过去的血液检查报告后，我建议进行更详细的血液检查和激素检测分析。我并不同意她的肠道问题是由硬皮病引起的这个结论，建议她进行粪便检查以排除可能导致正午腹泻的病因。在我们等待新测试结果的过程中，她的侄女希望她一起去芝加哥周末旅行，由于长期的膝盖疼痛，她本不愿意去，担心自己的症状会破坏她/他们的旅行计划。出行前几天，我敦促 June 取消饮食中的面包、乳制品和加工糖类。我知道谷物中的麸质是自身免疫性疾病发生的最多的原因，因此我鼓励她自己抵制吃面包、谷物或其他含有麸质的食物的欲望，她同意了，令她惊讶的是，当她和侄女一起度过了快乐的一天，她的不适感大大减轻了。

June 的检测结果也有预期的发现：雌激素和孕激素水平降低，肾上腺疲劳和炎症标志物增高。在经历了 20 年的痛苦之后，June 终于找到了胃肠道问题的元凶：粪便检测发现了人芽囊原虫。June 立即开始服用含有啤酒酵母的益生菌产品，6 周后，她的痛苦结束了：肠道问题得到解决。有了饮食计划和营养补充品，June 的体重增加了，而且关节痛也降至最低。她说她感觉很棒。

一、如何发生的自身免疫性疾病

自身免疫性疾病是由对机体细胞和组织的异常免疫反应发展而来的，是 Th1 和 Th2 细胞及其释放的细胞因子（化学信使）失衡时而发生。一般而言，Th1 细胞因子是炎症性的，与体内的自身免疫反应相关，而 Th2 细胞因子更多地与过敏反应有关，通常被认为是抗炎的。如果 Th1 细胞过度活跃，它们可以抑制 Th2 细胞。当 Th2 细胞过度活跃时，它们也可以抑制 Th1 细胞。具有自身免疫功能障碍的人，通常 Th1 或 Th2 细胞因子的产生占主导地位。

Th1 占优势的疾病包括：

- 乳糜泻
- 克罗恩病
- 格雷夫斯病（Graves disease）
- 桥本甲状腺炎
- 多发性硬化
- 脉络膜炎
- 银屑病
- 类风湿关节炎（这种较高的炎症水平会大大增加患动脉粥样硬化和心血管疾病的风险。请参阅第二部分第 8 章中的"测试动脉炎症"部分，来确定炎症水平以及患动脉粥样硬化和心脏病的风险。）
- 1 型糖尿病

Th2 占优势的疾病包括：

- 过敏性皮炎
- 哮喘
- 癌症
- 湿疹
- 肠易激综合征（IBS）
- 狼疮
- 鼻窦炎
- 溃疡性结肠炎

可以触发自身免疫性疾病发病的病因有食物包括含有麸质蛋白和 / 或牛奶中的酪蛋白、肠漏综合征、病毒和细菌感染、重大压力事件、怀孕、激素变化、重金属中毒、维生素 D 缺乏症、胰岛素抵抗和肥胖等。

二、肠漏与肠上皮细胞的紧密连接

在深入探讨自身免疫性疾病的具体原因之前，这里先介绍一些消化道（GI）的解剖学和生理学知识。消化道是一条从口腔到肛门约9米长的管道，它将外界与人体的内部环境隔开。旨在消化食物并吸收营养素、电解质和水，也是防止有害物质、有害细菌、寄生虫和毒素进入血液的屏障。

胃肠道除了对健康和生存极为重要外，还拥有自己的"思想"以及专门的防御系统。肠道的"大脑"（肠神经系统）位于食道、胃、小肠和大肠（结肠）黏膜的组织中，形成一个庞大的神经元网络，执行复杂的活动而不受大脑和脊髓的任何影响。它记录并响应涉及消化和肠道蠕动的化学刺激和机械刺激（肠道蠕动是使食物通过消化道的波浪状肌肉运动过程）。肠神经系统还分泌和调节与中枢神经系统相同的神经递质，包括5-羟色胺、多巴胺、一氧化氮和乙酰胆碱。肠道的"大脑"可以独立于大脑发挥作用，也会产生"消化道感觉"。

除了消化和吸收营养外，消化道的另一个关键功能是安全运输有害的细菌、毒素和可能以某种方式伤害人体的食物颗粒并及时排出体外。胃肠道拥有人体最大的免疫组织，即肠道相关淋巴组织（GALT），GALT存储B和T淋巴细胞（参阅第一部分第1章癌症部分），以抵御细菌、病毒、真菌、寄生虫和其他微生物等入侵者。

为了最大程度地吸收营养素，肠道表面覆盖着称为绒毛的细小手指状突起，这些突起表面铺上一层特殊的细胞被称为上皮细胞，它将GALT与外界环境分隔开。紧密连接把一个个上皮细胞连结在一起，具有阻止有害蛋白质和微生物进入血流的重要功能。

肠道菌群是由含有多达一千种"好"细菌组成的复杂群落，与免疫系统协同作用就是许多的关键作用中的一种，肠道菌群还可以制造维生素，包括维生素B和K；肠道菌群会增强肌肉活动帮助废物从肠道排出；肠道菌群有助于食物的消化和营养素吸收。这些有益的肠道菌群还有助于排出毒素，分解植物性食物，产生丁酸盐，后者是胃肠道的一种能源。丁酸盐是一种短链脂肪酸，具有抗炎作用，并通过增加其抗菌蛋白来增强肠道的防御屏障。发表在《医学微生物学杂志》上的研究表明，丁酸盐可通过增加上皮细胞之间紧密连接的强度来降低肠道通透性，从而防止有害物质通过肠壁渗入血液。

接下来会发生什么呢？当肠道细菌的过度生长或上皮细胞及其紧密连接的功能受损，导致肠道保护功能减弱时，可能会发生多种疾病。

当我阅读有关自身免疫性疾病病因的科学文献时，一次次地看到一种称为肠漏综合征（肠渗漏）的疾病。肠渗漏是一种状态，其上皮的紧密连接被削弱，不能阻止有害物质通过肠壁进入血液。虽然还有其他原因，但我认为肠渗漏的原因主要有3个：食用含麸质的食物、有害的肠道细菌过度生长，称为肠道生态失调或小肠细菌过度生长（SIBO），和压力荷尔蒙皮质醇激增。无论原因如何，肠渗漏与数不清的疾病有关，包括乳糜泻、许多神经系统疾病和许多自身免疫性疾病。

一项令人大开眼界的研究发表在《生理评论》上，研究指出麸质蛋白损害了上皮细胞及其紧密连接。麸质蛋白是一种存在于许多谷物并令人讨厌的蛋白质，它与肠道中的细菌相互作用，产生一种称为连蛋白（zonulin）的化合物。连蛋白是打开这些紧密连接的生物学关键，一旦紧密连接被打开，它们就会使有害的外来蛋白质、细菌和毒素从肠道进入体内，从而引起免疫反应和全身性炎症。

肠渗漏与乳糜泻有关，后者是一种众所周知的自身免疫性疾病，其特征是肠道内发生过激的免疫反应，最终破坏了肠壁内的绒毛。由于绒毛承担肠道中的营养素吸收作用，因此，绒毛破坏后，人体无法有效吸收利用营养素而导致营养不良。慢性迁延的乳糜泻可导致其他并发症，包括贫血、骨质疏松症、不育症、流产、癫痫和发育不良。乳糜泻的治疗方法是完全剔除谷物和其他含麸质的食物。

但是乳糜泻并不是唯一与肠道功能障碍有关的疾病。以下疾病已证明可能与肠漏综合征相关：

自身免疫性疾病	癌症	神经系统疾病
● 乳糜泻	● 脑部癌症	● 多发性硬化
● 克罗恩病	● 乳腺癌	● 肌萎缩性侧索硬化症（ALS）
● 桥本甲状腺炎	● 卵巢癌	● 自闭症（神经发育障碍）
● 类风湿关节炎	● 胰腺癌	● 精神分裂症（脑部疾病）
● 1型糖尿病		
● 系统性红斑狼疮		

桥本甲状腺炎是由于自身免疫系统攻击甲状腺而导致其功能下降的病症。通常免疫反应引起的炎症会导致甲状腺功能不足，形成所谓的甲状腺功能减退症。与甲状腺功能减退有关的症状包括慢性轻度抑郁、无意中体重增加、耐力差、体能降低和疲劳等。

根据美国甲状腺协会统计，估计有 2 000 万美国人患有某些类型的甲状腺功能障碍，但是，其中大约60%的人不知道自己患有甲状腺功能障碍。甲状腺功能减退和甲状腺激素水平减低会引起一些代谢问题，从而导致心脏病、癌症、糖尿病和肥胖。桥本甲状腺炎与其他慢性疾病之间的联系就是自身免疫反应和炎症。如果你被诊断患有甲状腺功能减退症，请更深入地了解是否存在自身免疫功能障碍。

另外，一些自身免疫性疾病与肠漏和导致结肠癌的有害蛋白质密切相关。克罗恩病和溃疡性结肠炎是两种最常见的炎症性肠道疾病，是以胃肠道重度的炎症为特征。发表在《美国胃肠病学杂志》上的一项研究显示了肠漏是如何引发这些疾病的。肿瘤坏死因子（TNF）是一种炎性脂肪细胞因子，可能是自身免疫病的病因。肠漏会引起炎症，反过来，炎症会使肠漏持久化。

麦麸蛋白、连蛋白（zonulin）和有害细菌的过度生长会破坏肠黏膜上皮细胞紧密连接的功能而导致肠漏。生活在肠道中的微生物菌群由大约一千种不同的菌群组成，这包括好的益生菌以及潜在有害或有毒的致病菌，它们共生在一起。由于使用抗生素、合成激素、抗酸剂、H_2受体阻断剂和/或质子泵抑制剂（胃酸分泌抑制剂——译者注）、饮酒、压力、高热量低营养素的饮食等等多种因素会减少益生菌，使致病菌占据主导地位。这种"坏"细菌过度生长的状态称为菌群失调。

当发生菌群失调时，有害细菌增多会对人的健康构成严重威胁，例如，当大肠杆菌这个潜在的有害细菌死亡时，细菌的细胞壁崩解释放出大量被称为脂多糖（也称为内毒素）的有毒化合物，这些毒素会破坏肠道上皮细胞的紧密连接，增加肠道的通透性。实际上，研究人员发现，即使最小剂量的内毒素也会损害胃肠道黏膜屏障的完整性，从而导致肠渗漏。脂多糖具有极高的毒性，与许多严重疾病的发生有关，包括帕金森病、阿尔茨海默病、肠易激综合征和心血管疾病。脂多糖还与情绪障碍的形成有关，包括抑郁症和神经行为障碍的自闭症。

压力和皮质醇与肠漏的关系如何？压力是对机体内部平衡的巨大威胁，它涉及紧张性刺激（比如威胁或需求）以及随之而来的压力反应（神经系统和激素水平处于应激状态，使身体做好应对紧张性刺激的准备）。在压力反应期间，机体释放皮质醇激素以增加大脑的血糖水平，并提供富含能量的物质来修复组织。肾上腺释放肾上腺素，提高心率和血压，并为机体提供大量能量，试图帮助我们摆脱威胁。在有压力时，这些激素会激活肠道中的肥大细胞（一种白细胞）释放炎性化合物 TNF（肿瘤坏死因子）和 IFN（干扰素 γ），这些炎性免疫化学物可打开肠道细胞的紧密连接，从而增加肠道通透性。

🎓 Z 博士提示：

西方饮食的特点是过多食用加工食品、工厂生产的肉类、乳制品、精制谷物以及高糖食品和饮料，这些都是内毒素血症（血液中脂多糖水平升高）和菌群失调的主要原因。发表在《胃肠病学》杂志上的研究表明，进食典型的西方饮食一个月可导致血液中脂多糖水平增加 71%。脂多糖和不健康的饮食均导致肠道通透性增加和全身性炎症。科学家还发现食用 ω-3 多不饱和脂肪酸（健康的食物脂肪）可减少脂多糖的产生，减轻肠道通透性，减轻全身性炎症的发生。

克里斯蒂娜的故事

克里斯蒂娜从第一次来我诊所之前的 2 年开始，她的健康状况就出现恶化。一开始出现了慢性呼吸问题，在这种情况下，呼吸已成为她生活中的"麻烦事"，每天需要多次使用雾化器。随着时间的流逝，她逐渐发展为荨麻疹，首先是出现在手脚，然后扩展到身体的其他部分。荨麻疹（一种免疫反应）会在压力期间以及她吃了某些食物（包括谷物和奶制品）后发病。

除了荨麻疹以外，克里斯蒂娜还有头痛、关节痛和衰弱。她缺乏耐力的原因是免疫功能低下、营养缺乏的饮食以及由于担心引发严重反应而避免食用某些食物。

荨麻疹变得难以忍受，她每天晚上醒来不停地挠抓皮肤，直到出血。看过很多医生和做过许多血液检查，克里斯蒂娜被诊断患有免疫球蛋白 E（IgE）抗体增高症（重度）。IgE 抗体是由免疫系统应对某些类型的外源性蛋白质而产生的，它们激活了被称作嗜碱性粒细胞和肥大细胞的特定白细胞，产生引起过敏反应的炎症刺激物，包括组胺、白三烯和细胞因子等。当时她得到的唯一治疗方法是抗组胺药，但疾病一直没有缓解。

克里斯蒂娜经历了传统西医学的"冷漠"之后，继续寻找病情的原因。她听说了功能医学，最后来到我的诊所。在我们的第一次咨询中，很明显，她的消化道存在一些问题，这可能是导致 IgE 极度升高的原因，也可能是由于免疫功能障碍引起的结果。由于之前曾见过 IgE 升高的极端案例，我对她进行了高 IgE 综合征（HIES）测定和导致它的遗传功能异常的相关检测（STAT3 和 DOCK8 的基因突变）。幸运的是，克里斯蒂娜没有任何一个基因的突变，所以，我们继续挖掘其原因。

由于怀疑她的 IgE 抗体极度升高是由于肠道功能故障所致，因此进行了粪便检查，目的是检测她是否有菌群失调（小肠细菌过度生长或 SIBO）。结果显示：克里斯蒂娜的粪便测试有害细菌大量繁殖，包括恶臭菌、普氏杆菌、pseudoflavonifractor 菌和大肠杆菌。

克里斯蒂娜立即淘汰了所有精制面粉、面包和含麸质的谷物、乳制品和精制糖。她的饮食中开始富含健康的蛋白质和脂肪以及大量植物性食品。我给他服用了两种不同的益生菌来平衡肠道菌群，一种医疗食品以帮助治愈肠道问题，一些营养素来重建肠道内膜以防止通透性进一步的增高和免疫反应的问题。几周后，克里斯蒂娜的荨麻疹大大减少，她可以整夜入睡，也不会抓伤皮肤。她欣喜若狂。

据估计有多达一百种自身免疫性疾病，它们似乎都具有相似的病因，但麸质蛋白与肠道细菌过度生长之间的反应引起的肠漏和肠道通透性增加应居首位。引起自身免疫功能障碍的其他原因包括：

- 各种慢性压力
- 雌激素激增加
- 重金属毒性

- 胰岛素激增
- 怀孕
- 维生素 D 缺乏症

如上所述，自身免疫性疾病的产生有不同的原因，但在大多数情况下，这些原因在我们的控制之中，自然而然也在你的控制之中。你应该立即开始采取措施消除肠漏的各种原因，包括从饮食中剔除所有精制的和含麸质的谷物、控制细菌过度生长和各种压力。

如何才能知道是否有肠道通透性增加和肠漏？自我诊断很困难，你的家庭医生也可能不知道肠漏的机制和对健康的影响。但是，功能医学专家可能会帮助你评估消化道状况。

我的座右铭是"检测，不要猜测"。

三、测试肠漏

- 肠通透性评估（genova diagnostics，www.gdx.net）：对于肠漏的最明确的测试是乳果糖和甘露醇测试。这很简单：服用定量的乳果糖和甘露醇（两种非代谢的糖）后 6 个小时收集尿液样本做检测。如果这些糖进入尿液，则说明有肠漏。
- 肠道抗原渗透性筛查（cyrex 实验室，www.cyrexlabs.com）：评估肠道屏障功能完整性以及血液中脂多糖和连蛋白（zonulin）水平的抗体。
- GI 效果综合概况（genova diagnostics，www.gdx.net）：对胃肠功能的综合评估，提供有关消化功能、肠道炎症、肠道菌群和寄生虫病的临床信息。作为 GI 效果评估的一项附加功能，genova 还可以测试连蛋白（zonulin）来评估肠道通透性。

除了与麸质蛋白、连蛋白（zonulin）和脂多糖毒性有关指标外，需要进行专门的检查其他与肠漏相关的体征和症状，这些症状包括对某些食物的反应，胃痛、消化不良、胀气、烧心、无法解释的疲劳、纤维肌痛、皮肤问题（荨麻疹、湿疹、痤疮、酒渣鼻、牛皮癣、皮疹）、头晕、哮喘、肠易激综合征、情绪波动、抑郁、过敏症状和体重增加等。

四、肠漏综合症的康复

如果已经被确定有本章中列出的任何慢性健康问题，或者正在从慢性疾病和 / 或肠漏中重建，请遵循本书各章所述的所有支持方案，从以下内容开始：

- 剔除所有含有麸质（尤其是谷物）和发炎性油脂的食物。剔除豆类食物，因为它们可以（并且将）使消化道中的细菌产生气体和胃胀气，出现不适的症状。豆类还含有凝集素（一种包括乳制品和谷物在内的多种食品中发现的蛋白质），可能在某些人身体内引起毒性反应，从而破坏肠壁并导致肠漏。

- 剔除酒精、咖啡因和所有加工的精制糖。

- 重建微生物菌群。不要消灭致病菌，而是养育健康细菌以增加其多样性，这样就可以自然地抑制有害的细菌（致病菌）。为此，饮食是关键。剔除加工食品①，并增加发酵食品②，如泡菜、酸菜、豆豉、味噌和韩国泡菜等益生元（细菌的食物）的来源。其他对肠道益生菌极为有益的植物性食品包括甘薯和其他块根蔬菜、豆薯、韭菜、洋葱、菊芋和蒲公英等也是选择的对象。

- 建议使用以下营养补充剂，以帮助肠壁修复：

  ◎ **消化酶**。消化酶可以将食物分解成各种营养素使人体吸收和利用。在肠漏患者中，营养素的吸收和利用将有助于修复上皮细胞的紧密连接，有助于肠漏问题的解决。消化酶还将清除有害细菌、受损细胞和毒素来帮助清理肠道。

---

① 加工食品：此处指为了提高口感或其他目的的，而对食物进行加工、改造出来的食品，在加工过程中可能增加对人体有害的成分或失去对人体有益的成分。例如，粗盐里除了氯化钠以外还有很多人体所需的微量元素，而精盐则通过加工去除了这些微量元素，还有可能增加一些未知的元素，碘盐则是精化以后有强化了碘；各种漂白的不同标准的精粉、标准粉和全麦粉等等，都是做了许多不必要的加工处理，使得其营养成分发生改变，甚至对人体健康不利。

② 发酵食品：此处指通过天然的细菌发酵使得食物中的有效营养成分增加或变得容易消化吸收，对人体有益的食品。

◎ **益生菌**。对于任何饮食习惯，补充益生菌有助于补充肠道内的有益细菌菌群。益生菌将克制有害细菌生长，支持肠道的免疫系统（GALT）与肠道本身之间的健康交流。益生菌将减少炎症并帮助食物分解。注意：当初次服用益生菌来治疗肠道问题时，益生菌会进入肠道并开始修复，因此你可能会感到腹胀、抽筋或腹泻。如果出现"症状"（属于整健反应或瞑眩反应——译者注），它们很快就会过去。

◎ **L-谷氨酰胺**。L-谷氨酰胺是体内最丰富的游离氨基酸，在包括消化道在内的不同器官中参与不同的代谢反应和生化过程。它是一种抗炎营养素，可影响消化道的免疫反应，增强肠道屏障功能，维持肠道上皮细胞并抵抗有害细菌。令人印象深刻的是，谷氨酰胺还显示出对内毒素（脂多糖）引起的肠道破坏有保护作用。

◎ **甘草根**。去甘草酸甘草（DGL）是一种可改善胃酸分泌并帮助维持胃和小肠壁功能的草药。DGL通过增加黏蛋白（一种具有黏性和弹性的黏膜凝胶）来支撑肠壁黏膜并充当小肠上皮细胞的保护屏障。

◎ **锌-肌肽**。锌和肌肽是在人类生物学中具有多种功能的营养素。锌是辅酶可防御自由基损伤，是一种可以减轻炎症的免疫调节剂。肌肽，一种强有力的抗氧化剂，可以增强锌的作用。两者合并一起形成锌肌肽可以稳定肠壁组织，降低肠通透性，并刺激胃肠道的愈合和修复。

🎓 Z博士提示：

据估计，有6亿~7亿人患有某种形式的胃肠道疾病或症状，包括腹痛、食道炎、溃疡、胃食管反流（GERD）、恶心、呕吐、便秘、腹泻、梭状芽胞杆菌感染（CDI）、胰腺炎和大肠癌。对于许多人来说，消化性溃疡、食道炎和GERD的首选治疗药物是质子泵抑制剂（PPI，一类抑制胃酸分泌的药物——译者注）。

PPI通过关闭胃壁细胞的质子/钾离子泵来发挥作用，从而减少了胃酸的分泌。胃酸反流或烧心的理论根据是由于胃酸过多引起，因此需要关闭分泌胃酸的离子泵来降低整体酸度，防止溃疡形成并减轻胃酸反流或烧心。然而，《胃肠病学杂志》和《营养学会学报》的研究已经证实，胃食管反流（GERD）的罪魁祸首是胃酸不足（一种胃酸过少的情况）并不是胃酸过多。胃酸过少大多是由幽门螺杆菌感染、食管裂孔疝（胃通过膈肌的食管裂孔进入胸腔）、肠道内有害细菌的过度生长（SIBO）及碳水化合物消化不良等引起。PPI 不能治疗这些病症，因此胃食管反流的患者就不应该使用抑制胃酸分泌的药物。

PPI 还有许多有害的副作用。首先，它们会改变肠道的 pH 值，引起菌群失调和致病菌的过度繁殖。进而会损伤人体吸收维生素和矿物质的能力，包括维生素 B_{12}、维生素 C、镁、钙和铁等。这还不够，PPIs 会损害动脉内膜，减少一氧化氮的产生，进而限制动脉的扩张和血流。还有报告显示 PPI 对肾脏和认知功能有负面的影响。

当有人建议服用这些有害药物的时候，请认真考虑从饮食中剔除所有精制的谷物和面包、奶制品和精制的糖，进行细菌过度生长测试，并服用含有盐酸甜菜碱的消化酶。

小结

如果要从慢性疾病中康复并预防其复发，我们应该知道慢性疾病不是由单个基因引起的，而是由我们的基因与所处的内部环境之间的相互作用引起的。由于人类基因世世代代保持不变，导致慢性病的主要变化是我们的个人选择、习惯和食物来源。不健康的身体成分构成是引发心脏病、癌症、糖尿病和自身免疫性疾病等疾病的诱因。在这些患病的内环境中，像天然气助长了火势一样，炎症过程助长了慢性疾病的发生发展。过多的体内脂肪是 IL-6、TNF 和瘦素等炎性化合物的源泉，它们都在疾病进展过程中起重要作用。

许多研究清楚地表明，慢性疾病是由于进食营养缺乏的加工食品、未及时解决的各种压力、环境毒素、缺乏运动锻炼和睡眠不足引起的。当这些因素中的任何一个或全部与我们的基因不匹配时，就会导致疾病。本书介绍的经过实践检验的支持方案将帮助我们从健康危机中重建过来，避免出现并发症。

首先，我们需要评估自己的健康基本状况和生活习惯，以便了解自己的弱点在哪里，时间和精力要花在哪里？那么，要如何做？答案很容易：继续阅读。

第2章　健康评估

我们天生就应被视为理所当然的健康者。健康确实是一种抽象体，不是我们随时都可以购买、持有、佩戴、驾驶或品尝的东西。在健康受到威胁或被剥夺之前，人们不会在意它。大多数人不认为疾病会发生在他们身上，但是事实是确实可以，而且的确会发生。严重的疾病状态通常需要数年的时间才能出现，而在这期间造成这些疾病的内部环境一直在困扰着我们。一旦发生某个疾病内在的因素被积淀后，该疾病状态就会失控，健康状况就会快速下降，直到出现症状并最终得到疾病诊断为止。

本书中的信息是让我们做出最佳选择，因为我们自己要承担从疾病中恢复的责任。我意识到许多人正在寻找快速解决方案，他们服用西药片来维持目前的健康状况，而不是花大力气从疾病中重建并防止其复发（一个很好的选择）。也许我们选择了那条自己所熟知的道路，也许这是值得信赖的医生的建议，或者我们认为看护照顾自己很无聊，限制太多，或者太过于苛刻。无论出于何种原因，大多数选择快捷方式的结果都是更多的痛苦。真正健康的捷径是遵循为你特别量身定制的康复计划，遵循你自己独特的身体和疾病的独特状况而实施的计划。

重建自己很简单，但不是一夜间就能彻底改变。我们需要自律和内动力。请扪心自问：我有什么选择？如果不重建或者不进行康复，后果会是什么？为了恢复健康，我们必须采取重建行动，因为我们身体的内部状态非常复杂。

对于某些人来说，为满足短暂的愉悦而做出的有害习惯和不良选择会造成将来潜在的巨大危害和后果。我们大家都做到了一件事：一年一度例行去看医生，体检，当我们的检查"及格"时就松了一口气。这使得我们获得了继续沿着当前道路继续前行的许可，换句话说，就是"维持现状"。你也可能推理说："我一定是做得很好，不需要真正的改变自己，有些人的状况要比我差得多。"

通常，提示健康警报的诊断书仍不足以使我们的内心转换到远离不良习惯上来。即使被诊断出患有肺癌或膀胱癌、肺气肿或充血性心力衰竭，人们仍在继续吸烟。对他们来说，吸烟成瘾的压力和吸烟的美好"回报"远远超过了患有严重疾病或死亡威胁的现实。

那些喜欢食用加工的、营养素缺乏的或者含糖分高的食物的人也是同样如此。我的那些糖尿病患者中，他们当中的许多人有肥胖、脚部神经病变、皮肤变色或其他并发症，但似乎很难抛弃糖分。通常存在一些潜在的问题：如果人们内心的激情障碍根深蒂固的话，会持续自我毁灭，即使已经面对严重的健康问题。

与 T 恤衫不同，健康一旦"破旧"就无法替换，我们必须重建自己唯一的身体。除了维持健康之外，人们更倾向于仅在疾病发生时才愿意采取行动。一旦被诊断，人们才做出各种承诺和解决方案。那也很好，就那样做。提出解决的办法，并使自己恢复健康。世界著名的人生教练托尼·罗宾斯（Tony Robbins）表示："解决方案是只有专注在我们承诺的事情上"。现在是时候承诺通过可持续的计划使自己恢复健康了。

为了帮助制定计划，请务必亲自回答这些问题！请诚实地回答这些问题，因为这是我们的健康起点，可以帮助我们把精力放在需要的地方。

1. 你想要从哪些主要健康状况或健康问题中康复？

_____

_____

2. 你做过哪些西医临床医疗处理，并服用哪些西药？你是否已经或正在出现了来自于药物的副作用？它们具体是什么？你有什么感觉？

_____

_____

_____

3. 有关这些问题你咨询了哪些医疗保健从业人员，或者去了哪些诊所？他们告诉你目前的健康状况以及未来的期望是什么？

_____

_____

_____

4. 在被西医医生诊断之前，你的饮食习惯是什么？你每天吃多少面包、精制谷物、乳制品和精制白糖？你每天什么时候吃最丰盛的主餐？主餐的主要内容是什么？你多久吃一次包装类食品？

_____

_____

_____

5. 在被诊断之前，你进行了多少运动锻炼？具体做了什么？你如何评价自己的健身水平？你是否患有运动 ADD（一种运动注意缺陷症，无法专注于持久的运动和锻炼）？

---

6. 你承受多少压力？多长时间一次？你的紧张性刺激是来自于身体上的还是情绪上的？你承受压力有多久了？

---

7. 你抽烟吗？每天抽多少、抽了多少年？你抽烟的触发因素是什么？抽烟的同时是否喝酒？

---

8. 你每天／每周／每月喝多少酒？你有饮酒相关问题吗？有没有人告诉过你饮酒习惯不健康？酒精会妨碍到你的家庭生活或工作吗？

---

9. 你是否用过某些含有人造甜味剂的食品或饮料，比如天冬甜素和甜蜜素等，或者在咖啡或茶中添加上述人造甜味剂？你每天 / 每周能用多少人造甜味剂？

_____

_____

_____

_____

10. 你平均每晚睡几个小时？如果难以入睡，请描述一下尝试入睡时的感觉。如果你在深夜醒来，醒来时会有什么感觉？你是否用什么措施帮助你重新入睡？如果你白天困了，该怎么办或你采取哪些措施？如果你服用睡眠药，它是否起作用？第二天身体上和心理（精神）上的感觉如何？

_____

_____

_____

_____

11. 回忆过去，让时间倒流，那么你过去的哪些生活方式和习惯可能会影响到你目前的健康状况？

_____

_____

_____

_____

12. 你是否曾预料在今天会出现这类问题？为什么（是或不是）？

_____

_____

_____

_____

13. 当前的健康状况如何影响到你的家庭、工作和所参与的各种活动？

_____

_____

_____

_____

14. 你目前正在做什么事情来改善健康状况？需要帮助吗？

_____

_____

_____

_____

15. 以 1 到 10 为衡量尺度（以 10 为最高），对你从疾病或慢性健康问题中康复并防止再次复发的承诺进行评分。有什么事情 / 困难可以阻止你利用本书中的方案来康复 / 重建自己？

_____

_____

_____

_____

我们现在有一个选择：继续停留在以治标和留存生命为主的传统医疗保健系统中，或者选择整体健康和全新生活而重建身心，重塑一个全新的自己。

我，希望选择后者。

我希望专注于身体的恢复、重建、健康、强壮和苗条，并停止关注疾病或当前的身体成分构成。为了保持活力，请专注于采用新的生活习惯（也就是为你做的新支持方案），着眼于所要做的事情而不是要达到的目标。

本书是我们从疾病或慢性健康问题中康复并预防复发的路线图。作为疾病／健康教练，我将提供需要了解的有关病情的信息，以及个人康复计划中所需要采取的简单步骤，建立信心。现在是时候重新塑造自己，并且变得比以前更好，这不仅仅是为了生存，而且是要做生命健康的主宰者。

第二部分

是时候采取行动了

也许你战胜了某些疾病或其他一些长期健康问题之后，在你身体上留下挫伤和瘢痕，它会像永久性的荣誉勋章一样来显示出你的成功，那么精神瘢痕呢？回顾一下过往的所有经历，你可能很想知道现在需要做什么可以恢复健康并防止复发。

也许，作为西医治疗的一部分，当你走出医院或医生办公室时才突然意识到手里会拿着一袋药和有关警告和副作用的说明书。

也许，你刚刚结束了最后一天的化疗，与你的肿瘤治疗辅助小组道别之后站在门外，正在想："现在怎么办呢？"

也许，你在问自己："这是怎么发生的？我是如何偏离正常轨道的呢？"

也许，你希望能改变自己的所作所为，让时光倒流。也许你希望更加关注自己的饮食习惯、运动锻炼、压力管理以及每天吸入和摄入的毒素对身体的伤害。

现在是重建自己身体健康的时候了。不幸的是，大多数医生和患者咨询交流的时间非常有限，而且许多医生没有经过特别培训或配备必要的设备，无法为你提供所需的资源和帮助让你恢复健康。结果，就会远离自己应该有的康复轨迹。根据我的经验，内心想获得必要临床处理的患者，更愿意坚持治疗计划、康复措施和自我看护方案。

今天，你和我是合作伙伴关系，是一个团队。我有过痛苦的经历，但我通过抗争最终成为胜利者。我敢肯定，你我经历了相同或相似而又痛苦的临床治疗和情绪波动，作为临床医生和曾经的患者，我强烈建议如果能获得正确的支援（后援）和正确的康复计划（我把它称之为支持方案）的话，你会非常容易地度过危机并恢复你的健康状态。本书提供你所需要的支持方案，该方案会在急性期处理结束后帮助你重建自己，防止复发并持续保持健康。本书中的支持方案将融入到你的新的选择和习惯模式中，成为你的生活新标准和新的日常习惯。

机体重建不仅意味着要从被诊断出的疾病状况中康复，而且还要重建受到疾病虐待而破坏了的机体内环境。

如果遵循本书提供的支持方案，我们的基因与内环境之间的相互交流将得到重新校正，以建立起正常功能和健康状态。

本节中概述的支持方案也适用于那些在积极治疗目前有健康危机或者疾病的人，这除了帮助患者度过健康危机或疾病之外，还可以改善他们的整体健康状况和身体成分构成比例，消除多余的脂肪，使他们保持苗条，甚至让他们有机会改变得比以前更好。

健康重建五步法

我们从哪里开始干预？我们必须采取五项必要的、也是最基本的重建行动（我称为"**健康重建**"）来重塑自己并恢复健康。

一、健康重建行动方案第一步：为基因而选择食物

进食是人们生活中最大的恒定不变的因素，因此最有效的应对措施是确保我们能吃到最好的食物，以帮助我们保持健康状态。食物要被当作与基因对话并告诉基因该怎么做的信使，营养不良会告诉正常的基因去"制造"疾病。因此，为了向我们的基因发送正确的信息，我们必须从饮食中剔除高热量、缺乏营养素的食物，而要进食各种不同的营养丰富的美味的全食物（whole food）。其中包括健康的蛋白质、脂肪和各种颜色的植物性食品。第 3 章涵盖了健康重建第一步的具体内容，是本书中信息最密集的一章，因此，请花一些时间进行学习。我还概述了如何制定个人的饮食计划，一种针对特定需求和新陈代谢的饮食计划。

二、健康重建行动方案第二步：高强度间歇性运动锻炼（HIIT）

高强度间歇运动训练（HIIT）是一项先进行全力以赴的体力运动，然后是短暂的休息，如此反复循环，这是锻炼身体重建体力的最佳方法。HIIT 会引发有益遗传和生化反应的连锁反应，这些反应会调节血糖、燃烧脂肪、减少炎症和增强免疫功能。这样做会开始逆转疾病和恢复身体正常功能的过程。HIIT 比我们想象的要容易得多，并且比我们熟悉的传统锻炼方式所花的时间要少得多。

三、健康重建行动方案第三步：为我们的压力反应踩刹车

应激反应和相关的激素（皮质醇、肾上腺素和去甲肾上腺素）分泌释放会导致许多疾病，包括癌症、心脏病和自身免疫性疾病等。慢性的和不受控制的压力会

在体内引起有害的化学反应，从而激发并促进了疾病的形成，当体内的压力激素水平长期处于高水平时，它会抑制我们的免疫系统，降低抵抗细菌、病毒和慢性疾病的能力。控制紧张性刺激以及减轻长时间压力反应造成的伤害至关重要。我们还需要每天抽出一定的时间来隔绝外界的一切信息来源，静养！

四、健康重建行动方案第四步：重启体内生物钟（高质量睡眠）

我们需要足够的睡眠。睡眠是每天活动停止的时期，是意识的暂时中止。这期间体内是一种合成代谢的状态，睡眠期间神经系统、免疫系统和肌肉系统可以得到重建。睡眠是机体内部重建和恢复的复杂过程，对我们的健康和机体强健至关重要。睡眠不足与许多严重的慢性疾病有关，包括心脏病、癌症、糖尿病，睡眠不足会严重损害我们的免疫系统并且会产生炎症，是所有慢性健康问题和疾病的驱动力。

五、健康重建行动方案第五步：排除体内毒素

许多人会在不经意间暴露于毒素中，这些毒素会创造一个有利于癌症和其他慢性疾病发生发展的内部条件，疾病发生后要重建并让我们的身体康复，就需要停止吸烟，消除环境毒素，例如杀虫剂和家用化学药品，而且减少饮酒。"适度饮酒"这个词使用得太模糊了，对这个词的诠释太过于开放。我认为适度本身应该用克制这个词来表达。更清楚地说，"在重建自己的时候少饮酒。"

最后，请大家听我一句话，我彻底明白了一个事实：我们所有人都希望自己有轻松的生活，享受美味的食物，有喜欢的人陪伴，享受无尽的欢乐。坚信自己无法控制自己的生命和健康（或者虽可以控制，但"这将是一个无聊的征程"）是一个确定无疑的使疾病发生发展的方式。我希望你能够看到的好消息是：我们确实拥有掌控自己健康的权力和能力。在以下各章中，我将解释如何在开始个人重建时改变个人习惯并做出最佳选择。

第 3 章　健康重建第一步：
为基因而选择食物

什么是食物？它不仅提供产生能量所需的卡路里，还提供控制复杂的细胞、器官功能所需的维生素、矿物质和植物素（也叫植物化学物质），以及构建健康的骨骼、肌肉和其他人体组织所需的原材料。

但更重要的是食物也是信使。食物中的营养物质可以作为信号或命令，与我们的细胞对话交流，并调节身体所有的功能。营养丰富的全食物发出的信号会打开维持人体正常功能的基因，而加工食品发出的信号则作为警报会打开与疾病相关的基因。

宏量营养素和微量营养素

当我们想知道放到嘴巴里的东西是什么的时候，我们就要在食品店购买食物时做出更好的选择。从汉堡到混合蔬菜沙拉的所有食物均由三部分组成：宏量营养素、微量营养素和水，那么这些成分分别有什么作用？

———

宏量营养素：包括我们熟悉的三个成分：碳水化合物、蛋白质和脂肪。宏量营养素提供维持生命所需的能量（以卡路里或焦耳来计算）。没有宏量营养素，人们会饥饿、营养不良、甚至最终死亡。我们的身体需要能量才能正常运作，从呼吸到消化食物，再到运动和锻炼，从食物中获取的卡路里为身体各种功能提供了动力。碳水化合物、蛋白质和脂肪都能提供能量，但提供的数量不同：1 克碳水化合物提供 16.74 焦耳的能量，1 克蛋白质提供 16.74 焦耳的能量，而 1 克脂肪提供 37.67 焦耳的能量。除此之外，宏量营养素也起着第二个重要作用：它们有助于调节使我们肥胖的激素和消除脂肪的激素。

🎓 **Z 博士提示：**

你可以做算术。假设每份食物含 10 克碳水化合物，0 克蛋白质和 0 克脂肪，所以，它含有 167.4 焦耳（10 克 ×16.74 焦耳 / 克 =167.4 焦耳）**热量**。

现在我们来看看脂肪，如果某种食物含有 0 克碳水化合物，0 克蛋白质和 10 克脂肪，所以，它含有 376.7 焦耳（10 克 ×37.67 焦耳 / 克 =376.7 焦耳）**热量**。

微量营养素：是指维生素、矿物质和微量元素。它们不提供卡路里形式的能量，但它们却是人体生命所必需的物质。没有这些微量营养素，我们将会患营养缺乏性疾病。

水：是人体最大的构成成分，约占体重的 50% 至 70%。它具有许多重要功能，包括调节体温、充当营养素吸收的载体、维持血容量以及充当所有生化反应的介质。

什么是卡路里？它是表示能量的一个单位。在实验室环境中，卡路里是将 1 克水的温度提高 1 摄氏度所需的热量（现在国际标准度量衡单位中卡路里也简称为卡，可以用焦耳或千焦耳来表示，下同——译者注）。我们大多数人将卡路里视为可以使我们发胖的食品标签上的一个数字。虽然大家都明白进食过多的卡路里会使身体变胖，但大家更应该了解：尽管营养素丰富的食物与营养素不足的食物所产生的卡路里相同，但其营养效果截然不同，多摄取前者更容易改变身体成分，对身体更有益。

一、碳水化合物

碳水化合物是人体需要最多的宏量营养素，因为它们是体内最清洁的燃料。它为人体提供葡萄糖，是细胞的一种主要能源。碳水化合物也是大脑和神经系统、心脏和肌肉系统以及肾脏的能量来源，并保持肠道健康。未被利用的碳水化合物被储存在肝脏和肌肉中，当身体需要时提供能量。

碳水化合物可以分为简单的碳水化合物和复合的碳水化合物。

碳水化合物最常见的形式是淀粉、纤维和糖。这些碳水化合物可以归为两类：简单碳水化合物和复合碳水化合物。这种分类依据是其化学结构以及被人体消化吸收的速度而做出的。

区分简单碳水化合物和复合碳水化合物很重要。关于这两种碳水化合物的错误信息过多，是因为许多饮食相关的书籍都将它们视为一样的物质。

精制的简单碳水化合物会迅速被人体消化吸收，从而导致血糖迅速上升。由于这些简单碳水化合物缺乏维生素和矿物质，它通常没有真正的营养价值。简单碳水化合物和含有简单碳水化合物食品包括白糖、果糖（天然存在于水果中的糖）、蜂蜜、普通碳酸饮料、糖果以及诸如蛋糕、饼干和馅饼派等烘焙食品。

复合碳水化合物（也称为淀粉）会被人体缓慢消化和吸收，提高血糖的水平需要较长的时间。含有复合碳水化合物的食物通常富含维生素、矿物质和纤维素。常见的复合碳水化合物的食物包括糙米和糙米面食、刀切燕麦（将燕麦用刀切成

2~3块而得名——译者注）、地瓜、胡萝卜、南瓜、甜菜和豆类等。

现在，我们可能会猜出哪种类型的碳水化合物最适合我们的身体！

葡萄糖： 葡萄糖（人们平时所说的"血糖"就是血液中的葡萄糖水平）是体内能量的关键来源。葡萄糖属于简单碳水化合物，它以糖原的形式被储存在肝脏中并在肌肉中转化为能量。

我们平时消费的所有糖类和淀粉类食物中都含有葡萄糖，这包括果糖（存在于水果中的天然糖）、蔗糖（精制白糖）和乳糖（乳制品里的一种糖）。但是，人体会以不同方式使用这些不同类型的糖。

果糖： 果糖有两种分解方式。它要么变成葡萄糖以获取能量，要么转化为脂肪酸。这些脂肪酸再被转化为甘油三酯，并被运输到肌肉和脂肪细胞以产生脂肪。来自于水果、蔬菜和一些豆类等植物中的天然果糖是最好的果糖，因为植物除了果糖以外还含有纤维素。根据发表在《营养学杂志》上的研究，膳食纤维会降低人体吸收果糖的速度，这样可以防止血糖水平过高和过低，从而降低2型糖尿病的风险。它还将帮助我们防止脂肪堆积而导致肥胖。

蔗糖： 蔗糖是从甘蔗和甜菜中提取的，除其他来源外，最常见公认的来源是白糖，它被常用于烘烤食品或咖啡。在体内，蔗糖被分解为葡萄糖和果糖。葡萄糖被当作能量而利用，果糖转化为脂肪被储存。

乳糖： 乳糖是乳制品中的一种糖。在体内，它分解为葡萄糖和半乳糖。半乳糖将转化为葡萄糖并储存在肝脏。

之所以常听说乳糖，主要是因为乳糖不耐受症。乳

富含精制糖的饮食包括颗粒状（白）糖和高果糖玉米糖浆（HFCS），HFCS由玉米淀粉制成，这些糖会使我们发胖；淀粉中的大部分葡萄糖可以经过化学修饰以生成精制的果糖。请注意，我说的是"精致"不是指天然的，它不含纤维素。加工食品比如谷物、酸奶、汤、调味品、碳酸饮料、能量饮料、某些早餐、午餐肉以及几乎所有非食品类产品（non-food "food" products，指家庭中常用的止痛药和感冒药，纸制品，塑料袋，肥皂，垃圾袋，牙膏，洗剂，女性用品等等与生活有关的制品——译者注）中均使用HFCS。

糖不耐受症是由于消化乳糖所必需的酶缺乏，使人体难以消化利用乳制品而导致的一种常见病。乳糖会与肠道中的细菌发生反应，引起腹胀、疼痛和腹泻，这是乳糖不耐受症的常见症状。

如果对乳糖不耐受，那么身体会告诉我们自己不要喝牛奶或食用其他乳制品。这是为什么？牛奶是某些动物物种的婴儿食物来源。人类的婴儿应该喝人类母乳，小牛喝牛奶，猴子喝猴子的乳汁。对于大多数人来说，当婴儿断奶后过渡到固体食物并且不再喝乳汁时，身体就会停止产生乳糖酶（对于一小部分人口，由于基因改变，乳糖酶的活性持续到成年期，使他们成年后仍然可以消化乳汁）。如果我们进食乳制品后有反应，那就是因为我们的身体无法分解乳糖，实际上这种情况很常见。

柯克的故事

患者柯克在第一次和我见面讨论时，给了我一个装有检测结果的大文件夹。他的主诉是腹胀、腹痛和腹泻，每天 8 次。他害怕离开家，肠胃问题正在影响他的工作。他列出了一系列为了确定自己这个莫名其妙的健康问题而进行的检查报告：内窥镜检查、结肠镜检查、反复的血液检查、胃部钡餐检查、粪便检查以及最后的肠组织活检。他绝望地同意了所有这些测试，也仅仅是希望能找到可以解释他痛苦的原因。但是，所有测试结果都属于正常。

我问柯克他在吃什么东西，他停顿了一下说"没有医生问过我这个问题。"我的第一个想法是，见鬼！为什么不了解他的饮食情况呢（我没有恶意！）？**饮食和生活方式是逆转和预防疾病的最重要因素。**查阅了他看过的医生名单以及他们做过的检查，令我惊讶的是，没有人问过他的饮食如何这么简单的问题，柯克告诉我，他的典型饮食是早上以鸡蛋和水果为主，午餐为三明治和更多水果，晚餐为各种蛋白质和蔬菜。然后他停顿一下，并补充道："哦，是的，我睡前喝了 1 品脱的本和杰里（Ben and Jerry's）的冰淇淋。"（1 品脱约等于 473 毫升——译者注）

健康问题解决了：他仅有一个简单的健康问题，乳糖不耐受症。柯克同意剔除乳制品，我建议他服用消化酶来帮助消化，再加上多种益生菌，以健康的细菌重新占据他的肠道。我建议他改变饮食习惯，不仅包括健康的蛋白质和碳水化合物，还包括大量绿色高纤维蔬菜和豆类。吃这种食物有助于解决他乳制品导致的肠内长期炎症。短短几天内，他就再也没有胃肠病症了，不到三周，柯克告诉我说他精力很旺盛，并且已经很长时间都感觉良好。

纤维：我之前提到过纤维，但是纤维究竟是什么呢？纤维分为可溶性和不溶性，是人体无法消化的一种碳水化合物。可溶性纤维会吸收水分，在消化过程中变成凝胶状，从而减慢消化速度。不溶性纤维会增加粪便的体积，并帮助食物更快速地通过肠道。纤维穿过肠道时，有助于清除体内废物。我们可以将其想象为可在管道内工作的洗涤器。高纤维饮食有助于调节血脂和血糖水平，并减少炎症。高纤维食物包括水果、蔬菜和全谷物食品。

二、蛋白质

蛋白质是生命的基础。从出生到老年，蛋白质在人体的生长和发育各个阶段都是必需的。当细胞和组织受损时，蛋白质有助于细胞和组织的修复，蛋白质还有构建和维持肌肉、骨骼的结构和功能，合成激素并提高免疫系统功能抵抗感染。

蛋白质被消化后，分解为氨基酸，氨基酸分为必需氨基酸和非必需氨基酸。这听起来没有那样复杂：人体可以合成非必需氨基酸但无法产生必需氨基酸，因此总共有9种必需氨基酸必须从食物中获取，富含所有9种必需氨基酸的食物蛋白质被称为"完全蛋白质"，富含完全蛋白质的食物，包括牛肉、野牛肉、鹿肉、鸡肉、火鸡肉、鱼和其他海鲜以及鸡蛋等。

我们也许听说过高蛋白饮食，这种饮食反而会促进蛋白质的高消耗。结果，它们导致碳水化合物摄入的急剧减少，当饮食中的碳水化合物大量减少时，人体主要以燃烧脂肪获得能量而产生过多的酮体，人体进入称为酮症的状态。通常，我们从碳水化合物中获取能量，但是当机体无法从碳水化合物中获取能量时，脂肪会不断分解为酮，从而为我们提供能量。《美国临床营养杂志》上的一项研究报告，发现高蛋白质、低碳水化合物的饮食可以减少饥饿感，减少卡路里消耗并引起明显的体重减轻。摄入大量蛋白质会导致调节食欲的激素下降，因此，当我们吃较多的蛋白质时，我们的饥饿感就会减少，因此我们的饮食量也会下降。但是有一个问题，大多数高蛋白和低碳水化合物消耗的饮食可能会在将来引起潜在的健康问题。

大多数高蛋白、低碳水化合物饮食不能从水果和淀粉类蔬菜中摄入足量的碳水化合物。如果从饮食中剔除这些碳水化合物，我们可能会有 B 族维生素（包括叶酸）、维生素 C 和纤维摄入不足的风险，而这些营养素对于我们的身体至关重要。那些高蛋白饮食也会促使我们摄入更多的乳制品，这可能会增加患上心脏病、自身免疫性疾病和某些癌症的风险。此外，患有肾脏疾病的人可能难以排出蛋白质代谢的废物。是的，摄入更多蛋白质可以帮助我们减少脂肪，但是，我不同意剔除提供重要营养素的碳水化合物和其他食物。这里的诀窍是仅在短期内用高蛋白食物消除脂肪，然后可以通过进食各种食物包括蛋白质、脂肪和碳水化合物等来达到最终的目的。

那些提倡无肉、无脂肪饮食的人将会怎样呢？食用动物蛋白和各种脂肪会"杀死你"的理论与事实或常识都不符。人类已经存在了数百万年，根据《人类学年度评论》上发表的研究，食用动物性食品和脂肪能提供人类大脑进化所需的重要营养素和多种不饱和脂肪。《营养杂志》上发表的一项研究已经确认，人们在日常生活中获取动物源性食品是人类发展为现代人类最可能的原因。早期的人类吃水果、蔬菜和块茎，但同时他们也是食腐动物，吃那些被食肉动物所杀的动物尸体，除了动物的肌肉外，它们还吃动物的大脑和骨髓，这是其脂肪来源，用以产生能量。实际上，早期人类食用动物的大脑为其提供了一种称为二十二碳六烯酸（DHA）的 ω-3 脂肪酸，这对大脑和神经系统的发育至关重要。同时，通过食用精瘦肉而获得了大部分能量，还提供了脂溶性维生素，例如 A、D、E 和 K。动物的肌肉、器官和大脑也是铁、钙、钠、锌和 B 族维生素包括 B_1、烟酸、B_6、B_{12} 和叶酸等的集中来源。动物蛋白对于早期人类的身体发育和健康是必不可少的，对于今天的我们来说仍然如此。

我们常常听说红肉对健康有害，它会导致心脏病和结肠癌等疾病。稍后，我将剖析其中的缘由并会介绍已经被当前的研究所证实的事实：未经加工的红肉并不是结肠癌的病因。想想看：不是所有的红肉都是一样的。提供我们食用的是加工/工厂养殖的红肉，还是谷物喂养的红肉和草饲的红肉。显然，它们之间需要加以区分，这样我们就可以不会轻易把健康不良或疾病归咎于我们已经沿用了数百万年的东西。

一些健康的、精瘦的、被自由放养的动物性肌肉中富含 ω-3 脂肪酸等必需脂肪酸和丰富的营养素。但是，这些肉类也可能来自受虐待的，或工厂化养殖的牲畜，它们被注射了合成激素使其在产后很长一段时间内保持泌乳功能，注射了抗生素，并喂食比如玉米和大豆等非天然食物（对这些牲畜而言），而不是草。对于大多数人来说，不幸的是，我们的食品供应往往是由将这些"废物"投放到肉类的公司来控制。购买不含毒素的、自由放养的食草的有机肉类是确保健康蛋白质来源的最佳方法。

由于我们讨论的主题是肉类，因此我想提一下如何安全地准备肉类食物。烧烤是一种传统的烹饪肉类食物的方法，虽然没有什么能比烧烤草食肉类汉堡更好的食物，但高温烹饪肉类可能会危害健康。高温烹饪方法是可以杀死细菌和其他食源性病原体，但烧烤的高热会使肌肉熏黑或烧焦，使其中的蛋白质产生称为杂环胺的化合物而引发癌症（致癌）。为了防止这些"讨厌的"化合物产生，请以低火烧烤肉类食物，并经常翻转以避免燃烧和炭化。

幸运的是，大自然母亲在水果和蔬菜中为我们产生了花青素，这种化合物可中和杂环胺（花青素还赋予某些水果和蔬菜以紫色色调）。实际上，《毒理学杂志》报道，紫色甘薯和红色卷心菜中的花青素可以中和杂环胺以及它对肠道造成的破坏作用。有很多方法可以在食用烤肉过程中增加红色和紫色的水果和蔬菜，以抵消杂环胺产生及其破坏作用。查看第三部分配菜中的红色白菜、洋葱和橙子食谱，可以轻松烤制和烹调肉类食物，使它们不仅可以安全地食用，而且味道极佳。

并非所有蛋白质都是相同的。

我之前提到过蛋白质是如何在体内分解为氨基酸的。这些氨基酸最后将被分解为氮，这是正常细胞功能所必需的。氮平衡是指人体吸收的氮含量减去排泄或损失的氮含量的差值。理想情况下，我们希望吸收的氮含量等于损失或排出的氮含量。因为蛋白质是唯一能为我们提供氮的宏量营养素，所以，"氮的负平衡"可能是营养不良和饮食蛋白质不足的指征。在疾病恢复过程中或在消除体内脂肪并努力变得苗条时，希望保持正氮平衡，这意味着要吃含所有必需氨基酸的蛋白质食品。为了保持"正氮平衡"，我们需要摄取正确数量和类型的蛋白质来保证有足够氨基酸。如果我们忽略饮食中的氨基酸，那么我们的氮平衡就会为负值。

话虽这么说，但关于哪些食物能提供最完整的蛋白质以及体内氮平衡的问题还有很多困惑。豆类和其他植物性食品的蛋白质含量与动物性食品相同吗？植物蛋白被认为是不完整的蛋白质，因为与动物蛋白不同，它们不含所有的9种必需氨基酸。如果只进食植物性食物或不常吃肉，必须同时食用多种食物（例如大米或面食和豆类一起食用）以形成完整的蛋白质组合，否则无法满足我们的氮平衡需求。

蛋白粉是什么？

在慢性健康问题的康复或改善身体成分构成的过程中，通常会需要增加蛋白质的量。为了提高饮食中的蛋白质含量，我建议使用蛋白粉，这样更容易消化和快速吸收，从而加快康复的速度。我还建议在体育锻炼之后使用蛋白粉恢复正氮平衡，原因如下：在锻炼过程中肌肉超负荷运动时，它们会发生微小的肌肉撕裂，这是一种肌肉在承受压力时的正常反应。在体育锻炼过程中会消耗蛋白质或者氮。所以，过多的体育锻炼加上不足的蛋白质补充将导致负氮平衡和肌肉蛋白质的分解。

为了使这些肌肉修复或者生长，需要在肌肉中积累蛋白质或氮。体育锻炼后进食高品质的蛋白质食物并补充健康的蛋白质营养品，可以使我们及时达到正氮平衡，从而促进肌肉生长和适当的肌肉修复。

由于身体消化和吸收固体的食物需要较长的时间，所以，蛋白质营养品，比如奶昔，会为我们提供一种容易快速消化吸收利用的蛋白质。常用的蛋白粉包括乳清蛋白、大豆和酪蛋白。

乳清蛋白：是营养学上享有盛誉的产品，因为它提供了所有必需和非必需氨基酸，以及支链氨基酸（防止它对肌肉氧化和分解）。乳清来自乳制品，但不含乳制品中的乳糖或其他生物活性化合物。乳清蛋白有三种不同类型：分离的、水解和浓缩的。分离的乳清蛋白的蛋白质纯度约为90%~94%。乳清蛋白水解物是"预先消化的"乳清蛋白质，并且非常昂贵。浓缩乳清蛋白通常含有微量的乳糖。

鸡蛋清蛋白： 在乳清蛋白面世之前，鸡蛋清蛋白是最受欢迎的选择。像乳清蛋白一样，蛋清是维持或构建肌肉并从疾病中恢复的极佳蛋白质来源。鸡蛋清蛋白可以被人体迅速消化吸收。

分离大豆蛋白： 分离大豆蛋白来自大豆，并且是最受欢迎的由植物衍生的蛋白质补充品。其他来源包括大麻、豌豆和糙米。大豆中的蛋白质可以提供全部 9 种必需氨基酸，其消化所需的时间更长，吸收速度也比较慢。

酪蛋白： 和乳清蛋白一样，都来自乳制品，酪蛋白约占乳制品蛋白质的 80%。像大豆一样，它在消化系统中吸收速度比较慢。

蛋白质是通过其生物学价值来衡量其质量的，即蛋白质被吸收后保留在人体内并被组织利用的蛋白质的量。生物学价值越高，其蛋白质的生物利用度越高，高生物学价值反映在来自蛋白质的氨基酸含量。根据《体育科学与医学杂志》的报道，以上这四种流行的蛋白质的生物学价值分别为：

- 乳清 104
- 蛋清 100
- 大豆 74
- 酪蛋白 77

乳清蛋白和鸡蛋清蛋白具有最高的价值和最佳的生物利用度，可供肌肉利用。我们应该知道，所有蛋白质来源的水解产物几乎都不含乳糖，对乳糖不耐受症的人群不会造成任何问题。如果对乳清蛋白有不适反应（腹胀、恶心或其他胃肠道问题）的话，请考虑进行 IgE 食物过敏测试以了解为什么会有这些反应。鸡蛋清蛋白也可以在易感人群中引起过敏反应，要考虑通过食物过敏测试来帮助你找到答案。

作为医生和营养学家，我强烈建议避免食用大豆和酪蛋白，因为大豆和酪蛋白已被证明会引起健康问题。

乳品中的酪蛋白通过消化会释放出一些生物活性化合物，其中之一是生物活性肽 β-casomorphin7（BCM-7）。BCM-7 在体内的作用类似于吗啡，与 1 型糖尿病、缺血性心脏病和婴儿猝死综合征以及便秘、失眠、过敏和其他炎症有关。

未发酵的大豆常用于制作蛋白质粉、蛋白质条和代餐粉，不像我们所想像的那么健康。未发酵的大豆（未经过氯化镁浸泡或处理）极有可能是为抵抗农药而设计的转基因（GMO）大豆。转基因食物与不育症、低体重儿、先天缺陷、过敏和许多其他健康问题有关。未发酵的大豆还富含抗营养素物质，这些抗营养素物质与消化系统疾病、过敏、营养不良和免疫系统抑制有关。

我的建议是在体育锻炼后使用含乳清蛋白或鸡蛋清蛋白的奶昔，或在疾病康复时使用蛋白粉作为补充品，前提是不过敏。将蛋白质与水果和一勺或两勺绿色粉末混合，绿色粉末是一种复合的维生素，其中含有许多份的蔬菜和超级食物并呈水溶性。摄取这种蛋白粉的最佳时间是在运动锻炼后的 30 分钟内，这样身体会立即治愈肌肉中的轻微损伤。体育锻炼后立即为身体补充能量，这将帮助我们保持氮平衡并创建健康的身体构成成分。如果正在从慢性健康问题中康复，那么在饮食计划中添加蛋白奶昔，这是确保我们摄入足够的，容易消化的蛋白质。

三、脂肪

宏量营养素的第三类就是脂肪。脂肪为我们提供必需脂肪酸，并且必须从食物中摄取。生长和发育以及维持健康的细胞膜都需要脂肪，脂肪为体内各器官提供缓冲作用，帮助人体吸收脂溶性维生素 A、D、E 和 K 等。在室温下脂肪可以是固体或液体，固体脂肪包括动物脂肪、牛油果、坚果、坚果黄油和种子中的脂肪。液态脂肪包括鱼油、橄榄油、葡萄籽油、牛油果油、椰子油和酥油（澄清黄油）。请注意，椰子油和酥油在较低温度下可能会变为凝固态。

与许多食物一样，不同类型的脂肪之间也有重要区别。比如，橄榄油不同于黄油、人造黄油或部分氢化的植物油（在加工厂里生产的工业用脂肪）。工业脂肪和"假"脂肪对我们的健康有害。了解了为什么某些脂肪对我们有益而某些脂肪对我们有害的原因，不仅可以帮助我们减轻体重，还可以使我们更容易从健康危机中走出来。

脂肪可以分类为饱和脂肪和不饱和脂肪（稍后我们将讨论可怕的反式脂肪）。

饱和脂肪：是脂肪分子中的氢原子被"饱和"。大多数饱和脂肪在室温下为固体，而不饱和脂肪在室温下为液体。动物脂肪为饱和脂肪，它包括奶油、黄油、奶酪、酥油、猪油、鸡蛋和肉类脂肪。一些蔬菜类产品比如椰子油、棕榈仁油和巧克力，也含有饱和脂肪。

不饱和脂肪：具有较少的氢原子，并且可以进一步分为两类：单不饱和脂肪和多不饱和脂肪。单不饱和脂肪主要分布在坚果和坚果油、橄榄和橄榄油、葡萄籽油、牛油果和牛油果油以及燕麦中，多不饱和脂肪主要分布在坚果、种子、鱼（沙丁鱼、金枪鱼、野生鲑鱼）、橄榄油、海藻、绿叶蔬菜和藻类。它们含有 ω-3、ω-6 和 ω-9 脂肪酸。

反式脂肪：（反式脂肪酸）是一种不饱和脂肪，可以分为天然反式脂肪和人造反式脂肪。天然存在的反式脂肪存在于肉类和奶类等动物性食品中。当动物的胃中的细菌协助草料消化时，就会形成这些反式脂肪。研究发现，适量摄入天然反式脂肪似乎无害。共轭亚油酸（CLA）是一种健康的反式脂肪，一种流行的减肥补充品。研究显示：CLA 还有助于调节葡萄糖和胰岛素的功能。然而，食品工业中使用的人工反式脂肪（氢化脂肪）有毒性而且危险。它会出现在小食品、烘焙食品、油炸食品、快餐、菜籽油、起酥油、人造黄油、炸薯条、炸鸡、炸鸡块、薯条、炸玉米饼、甜甜圈、比萨面团、热巧克力混合物、沙拉酱、饼干、酥饼、糕点和商业用面包屑和油煎面包块等等。

那些"垃圾"食品公司都会部分地使用氢化脂肪，是因为氢化脂肪使食物不容易变质或变酸，这就意味着它们的保质期更长。但是，要知道食用保质期长的食物可能会缩短我们自己的"保质期"。

将液态植物油用化学反应的方式转化为反式脂肪的过程称为氢化或部分氢化。部分氢化植物油是人造黄油和蔬菜起酥油的主要成分。如果要将一瓶玉米油（一种不饱和液体脂肪）变成人造黄油（一种固体脂肪），就需要在液态的玉米油中添加氢原子进行氢化或对其进行"部分氢化"，可以使玉米油在室温下呈固体。为什么这样的氢化油不好？已有研究结果显示部分氢化的脂肪或反式脂肪会降低HDL（一种将脂肪从心脏运送出去的蛋白质），并增加 LDL（一种将脂肪输送到心脏的蛋白质），高 LDL 与心血管疾病的风险增加有关。氢化脂肪会增加脂蛋白a，脂蛋白 a 是一种心脏病标志物，可增加炎症和血液凝固，这两者都是心脏病发作和中风的危险因素。反式脂肪也会增加患癌症、阿尔茨海默病、肥胖和糖尿病的风险。

约翰的故事

约翰是一个48岁的男士，一生忙碌，事业艰巨，还养育着4个孩子。当他生意上成功并建立了一个家庭时，却忽略了自己的健康。约翰年轻时，他的母亲因心脏病突然去世。多年来，母亲的逝世一直困扰着他，他担心自己也会在年轻的时候突然心脏病发作。

从几年前开始，约翰进行体检以排除冠状动脉疾病。他进行了标准的血液检查、压力检查和钙含量检查。他的钙值、胆固醇水平和血糖都很高，他意识到自己正在逐渐发展为冠状动脉疾病，并且他也在努力阻止这种疾病的发展。约翰进行了研究学习，并接受了心脏病相关的教育以及阻止其发展所需的生活方式和饮食变化的教育。他的恐惧促使他尽其所能地改变饮食，他也开始寻找可以提供正确解决方案的人，同时也细心地关照自己，以期全面了解自己。

约翰因想得到进一步的营养知识和咨询而找到我。在分析了他以前的实验室检查报告之后，我们决定进行更进一步的检测，结果表明他有胰岛素抵抗和持续的高血糖。此外，他的胆固醇、低密度脂蛋白、载脂蛋白B、氧化的低密度脂蛋白和C反应蛋白（一种炎症标志物，CRP）都很高。

约翰还抱怨自己感觉身体乏力，并且讨厌他所"背负"过多的身体脂肪。在讨论他的饮食过程中，我注意到他喜欢吃加工过的、缺乏营养的食物，例如由精制白面粉制成的面食、乳制品以及过多的高热量含糖食品，而且，他没有进食足够的植物性食物来维持正常功能和减少炎症（冠状动脉疾病的元凶）。约翰立即开始致力于改善自己的状况，从他的饮食中剔除了精制谷物、乳制品和白糖。

在接下来的几周里，约翰感到从未有过的舒服，他体内脂肪百分比急剧下降，很快就可以看到了他在大学时期（也是他最后一次看到的）所欣赏的六块腹肌。后续的血液检查证实了约翰的饮食和生活方式的改变得到了回报。他的CRP也恢复到正常的水平，从5.4下降到0.6，他的氧化LDL也恢复了正常。

过去和现在：我们的食物发生了哪些变化

大量研究表明，不良的饮食（包括加工的、营养素不足的食品）即使不一定是主要因素，也是导致美国慢性疾病和相关死亡人数上升的常见因素。心脏病、癌症和 2 型糖尿病以及高血压、关节炎和自身免疫性疾病等都是食用了标准的美国食物（SAD）所导致的最终结果，比如加工的"肉类"、白糖、乳制品和精制谷物。

让我们把时间退回到过去，来看看现代饮食与我们史前祖先的饮食有何巨大不同。《欧洲临床营养学杂志》上的一项研究将我们祖先的饮食菜单描述为蔬菜、水果、草根、草药、昆虫、各种肉和鱼类。除了动物的器官和肌肉组织外，还吃骨髓、啃骨头。遥远的过去所消耗的食物都未经加工，直到发现了火以后才不生吃食物。这种所谓的原始饮食是营养素密集的饮食。

时代快速发展到 20 世纪初，当时工业化的食品加工得到长足发展，加工食品进入了我们的食品供应链。食品加工涉及谷物的大规模碾磨，糖的精细制作和罐头食品的加工，这些方法导致在食品加工过程中营养素大量流失。明白了这一点后，食品加工公司决定通过添加某些营养素来"丰富"和"强化"这些食品。最近，食品加工公司决定加入合成的化学物质，使食品有好的卖相，防止变质并使人们上瘾。这些人工制造的食用化学品的后果是引起人类的健康不良。请问，我们为什么要吃标签上标有"人工制造"字样的东西？

所有这些化合物与疾病有何种关系？简而言之，食用这些加工食品与我们的基因，与我们的 DNA 相悖。未经加工的完整食物（即我们的史前饮食）中的营养成分会将信息（由维生素、矿物质和植物化学物质组成）携带到我们的基因中，从而调节细胞、组织和器官的功能。没有这些信息，我们的细胞、组织和器官就会开始出现故障，这被称为亚临床营养缺乏症，发生在自觉症状出现之前。营养不足的时间越长，组织功能障碍就越严重。最终，细胞、组织和器官患病并开始衰竭。结果表现为心脏病、癌症、2型糖尿病、高血压、自身免疫性疾病、关节炎和／或肥胖症等慢性疾病。

近年来，广泛的研究集中在通过食用全食物及其所含的天然植物化学物质来控制和预防疾病。吃天然的全食物可以为我们提供所有的营养素，使我们能够无病生存，并且能够在不致残废和不会过早死亡的情况下慢慢衰老。那么，这种全食物是什么呢？请继续阅读。

水果和蔬菜在重建中的作用

对我们的健康而言，没有什么食物能比植物性食物更重要。多年以来，我们常常听说吃大量水果和蔬菜对身体是多么的重要，但是我们很可能没有听说过为什么如此重要。首先，水果和蔬菜的热卡和脂肪含量非常低，但富含抗氧化剂、酶、植物化合物和重要的维生素，包括维生素 A、C、K、E、B_1（硫胺素）、B_2（核黄素）、B_6（吡哆醇）、叶酸、泛酸和烟酸。水果和蔬菜中富含的矿物质包括钾、磷、镁、钙、钠、碘、铁、锌、铜、锰和硒等。这些维生素和矿物质参与复杂的细胞运行机制，通过这些复杂的运行机制，细胞、组织和器官产生能量、燃烧脂肪、排毒和愈合，以及维持 pH 值、电解质平衡、神经和肌肉功能、细胞修复以及适当的免疫功能。这里仅仅列出部分用途或作用而已。

接下来，我们重点讨论植物性食品中的一些维生素、矿物质和植物化合物，以及为什么食用它们可以帮助我们消除体内脂肪并让我们恢复健康、预防疾病的复发。

维生素与重建

维生素是无法在体内合成的有机化合物，必须通过饮食获取，它对于保持身体各种最佳的功能是必需的。维生素可以在体内代谢反应中充当辅酶，也是对抗自由基的有效抗氧化剂。它们可以分为水溶性维生素或脂溶性维生素。水溶性维生素溶于水且不能储存在体内，因此必须每天摄取，因为 B 族维生素和维生素 C 是水溶性的。相反，脂溶性维生素在被吸收到血液之前先要溶解在脂肪中，随后被储存在肝脏中。维生素 A、D、E 和 K 为脂溶性维生素。

让我们逐一了解每种维生素，并确认其在体内的作用以及为什么它对保持健康至关重要。

一、维生素 A

维生素 A 有三种形式：视黄醇、视黄醛和视黄酸，它主要存在于动物性食品中，包括肝脏和鱼类。β - 胡萝卜素是一种抗氧化剂，并可以转化为维生素 A，β - 胡萝卜素主要存在于植物性食品中，包括胡桃、南瓜、胡萝卜、卷心菜、南瓜、红辣椒、菠菜和甘薯等。维生素 A 对维持免疫功能和良好视力很重要。对于红细胞的产生，基因表达，骨骼健康，抑制癌症和正常的铁代谢也很重要。维生素 A 缺乏症会导致夜盲症，在这种情况下我们的眼睛无法适应昏暗的光线，皮肤厚而呈鳞状，还可能有不孕不育。

二、B 族维生素

B 族维生素帮助人体从食物中获取能量。B 族维生素会维持正常的食欲、良好的视力、健康的皮肤、神经功能的平稳运行和红细胞形成。B 族维生素含有 8 种：B_1（硫胺素）、B_2（核黄素）、B_3（烟酸）、B_5（泛酸）、B_6（吡哆醇）、叶酸、生物素和 B_{12}（钴胺素）。这 8 种维生素都参与能量的生产，但是，每种维生素都有自己独特的属性。

硫胺素（B₁）： 硫胺素可支持神经和包括心肌和骨骼肌在内的肌肉活动。硫胺素水平不足会导致肌肉乏力、针刺感和腿部麻木。

核黄素（B₂）： 这种维生素有助于保护身体免受氧化损伤，也是排毒所必需的营养素。核黄素（B₂）缺乏会导致皮肤瘙痒和口腔周围灼热炎症、对光敏感、周围神经病变、舌尖疼痛、偏头痛和脂溢性皮炎（皮肤发红，皮肤呈鳞片状）。

烟酸（B₃）： 烟酸可以帮助降低血脂和稳定血糖。烟酸缺乏症的典型病症被称为糙皮病，表现为皮炎、痴呆和痢疾（一种严重腹泻）。

泛酸（B₅）： 这种维生素可以帮助我们应对身体压力。如果感觉到疲劳、虚弱和／或抑郁，或患有失眠症，则可能患有 B₅ 缺乏症。

吡哆醇（B₆）： 吡哆醇对淀粉分解很重要，并防止血液中同型半胱氨酸（与动脉粥样硬化和冠状动脉疾病有关的化合物）的累积。B₆ 在预防贫血方面也起着重要的作用。

叶酸（folate）： 这里的叶酸（folate）是指食物性叶酸，它与合成的叶酸（folic acid）不同，合成的叶酸（folic acid）在自然界中不存在（最新的研究发现，如果摄入过多的合成叶酸，可能会引发健康风险，比如癌症和认知能力等，建议在需要的时候尽量选择食物性叶酸——译者注）。叶酸会支持健康的红细胞和保持最佳的神经功能，在怀孕期间服用，可预防先天性脊柱裂。叶酸水平降低会导致高半胱氨酸血症和严重的贫血。

生物素： 健康的头发和皮肤需要生物素。头发稀疏可能是由多种情况造成的，包括脱发（由多种代谢问题引起），睾丸激素和二氢睾丸激素（DHT）过多导致的男性型秃发以及甲状腺功能低下。如果这些原因还不能解释头发稀疏，请考虑生物素缺乏症。

钴胺素（B₁₂）： 钴胺素可帮助神经系统正常发育，并参与蛋白质、碳水化合物和脂肪的正常代谢和红细胞形成，它还可以减少同型半胱氨酸的累积。维生素 B₁₂ 与其他的 B 族维生素不同，为了能有效地被吸收，它需要一种称为内因子的蛋白质进入到小肠。与其他 B 族维生素存在于植物性食品中不同，维生素 B₁₂ 仅存在于动物性食品中，例如肝脏、肉类、肾脏、鱼、贝类和鸡蛋。纯素食者、素食主义者、老人、纯素食母亲所生的婴儿以及患有自身免疫性疾病（其免疫系统的目标是内因子）的人，会经常出现维生素 B₁₂ 缺乏症。维生素 B₁₂ 缺乏症会导致疲劳、贫血、神经损伤、四肢麻木和刺痛、痴呆和记忆力减退，综合这些症状被称为恶性贫血。

现在，我们对 B 族维生素及其功能、益处和缺乏症有了更多的了解，我们需要知道在哪里可以得到这些维生素。芦笋、牛油果、豆类、柿子椒、西蓝花、棕绿色的多叶蔬菜、茄子、青豆、小扁豆、蘑菇、南瓜、瑞士甜菜、西红柿、小麦胚芽和全谷类等都是 B 族维生素的良好来源。只有维生素 B_{12} 是例外，它仅仅存在于动物性食品中。

🎓 Z 博士提示：

危险的处理规程。如果你曾经或正在考虑要进行胃旁路术，请务必记住，胃旁路术会导致维生素 B_{12} 吸收不良。如果你不太了解胃旁路术的话，我来简单地介绍一下：在正常消化过程中，食物会从胃部进入小肠，在那里营养素被吸收，随着消化吸收的继续进行，被分解后的剩余食物残渣进入大肠，最终被当作废物排出体外。而胃旁路术从根本上改变了食物营养素的消化和吸收方式。

最常见的胃旁路术称为 Roux-en-Y 胃旁路术。通过手术将胃的下部"重新整合"为 Y 形：将胃切割为两部分：大的部分和小的部分（鸡蛋大小）。该较小部分的胃通过手术缝合形成一个小袋，并将其绕过胃上部直接连接到小肠的中部（空肠）。然后，将胃较大的部分与小肠断开。最终结果是胃变小很多，这样强迫你少吃东西，并减少饥饿感。

根据《外科年鉴》报道，在进行 Roux-en-Y 胃旁路术后，实际上几乎没有胃酸的分泌，而且导致与食物相结合的维生素 B_{12} 的消化和吸收不良。搭桥手术后，胃酸分泌接近消失是一个非常严重的问题。一方面，蛋白质消化是发生在胃中，没有胃酸蛋白质就不会有效地分解和吸收，就会导致蛋白质缺乏。没有蛋白质，人体及其所有错综复杂的各个系统就会开始衰竭。胃酸也是一种消毒剂，没有它，由食物或水污染的病原体（例如幽门螺杆菌）所引发肠道感染的风险会更高。未被发现的和未治疗的幽门螺杆菌感染与肠道的淋巴瘤（一种癌症类型）的风险高度相关。

此外，如果你一直不停地进食加工食品，那么缩小胃的手术也是临时办法。高热量的食物将持续改变脂肪存储方式，与你的胃大小无关。因此，如果我们选择饮食不当而失去营养素的有效摄入，或者因为侵入性手术的后续伤害，则会增加患上慢性疾病的风险。

切开胃部并重新整合的手术听起来并不像食品选择那样安全。胃旁路术是一项重大手术，会对健康造成长期影响。如果你知道有人正在考虑使用此种办法，请给他们看这本书，并鼓励他们随身阅读和使用本书提供的办法。我在这里提出的饮食建议的唯一的副反应就是使你身体健康。

贾米的故事

贾米是一位 21 岁的癌症幸存者，她被自己的身体构成成分比例不理想已经困扰多年。手术切除了脑瘤后，她接受了放射线检查以确认癌症是否已经消除。不幸的是，这些治疗引起了她的体内激素改变，也改变了她的新陈代谢，并导致体重急剧增加。多年来，她一直试图通过适当的食物和体育锻炼来控制体重，但这场"战斗"变得很残酷，一直没有理想的结果，最终贾米选择了胃搭桥手术，手术后不久，她开始遭受慢性头痛和疲劳的困扰，随着时间的流逝，疲劳与日俱增。手术后两年，她在妈妈的陪同下到我诊所讨论她目前存在的问题以及可能的治疗方案。贾米哭着说，她无法过正常的社会生活，也无法出去玩耍，因为每吃一口食物，就会出现（慢性）腹泻。除了这些症状使她更加痛苦之外，她还面临着病毒感染，这可能加剧了她的疲劳感。

在分析了她的血液检查报告后，我清楚地看到了手术导致的长期结果，贾米的身体无法吸收维生素 B_{12} 和铁，从而导致严重的贫血。她的血液检查结果显示红细胞计数降低，血红蛋白和血细胞比容降低，铁水平处于极低水平，由于胃酸分泌异常以及所吃食物的不当分解导致顽固的腹泻。所以，首要的康复计划是减轻腹泻，我建议她每餐都服用消化酶，结果第一次使用消化酶后腹泻就停止了。接下来的重点是帮助她消化和吸收维生素 B_{12} 和铁。她开始使用科学配制的含有铁和特殊的 B 族维生素的复合维生素，我鼓励她在吃肉的时候继续服用消化酶，以分解蛋白质并促进 B_{12} 的吸收利用。在接下来的病情回访中，她的最新的血液检查报告显示贫血状态有所改善，包括红细胞计数和血红蛋白、血细胞比容、铁和铁蛋白（铁存储）水平。

三、维生素 C

在所有对健康必不可缺少的维生素中，维生素 C（抗坏血酸）排在第一位。为什么？它不能在人体内合成，必须通过饮食获取，因此成为必不可少的基础营养素。它也是一种强大的抗氧化剂，通过合成胶原蛋白来建立和维持器官组织的健康。维生素 C 帮助维持牙齿和牙龈健康，促进抗体生成，也是铁吸收所必需的营养素，维生素 C 帮助机体排毒，增加 HDL 的合成，并且是排泄或排出重金属所必需。

尽管降低胆固醇的药物、放支架和心脏搭桥手术的数量在激增，但冠状动脉疾病仍然是全世界的头号杀手。正如我在第一章中所解释的那样，目前的研究表明，冠状动脉疾病不是胆固醇黏附并阻塞动脉的结果，而是动脉壁内的炎症性疾病。这种炎症使 LDL 和白细胞进入动脉壁，LDL 被氧化（被自由基破坏），最终，动脉壁内的损伤引起管壁内物质和碎片的喷发（向着动脉内开口），从而迅速切断心脏某个部位的血液供应并导致心脏病突然发作。

根据《布拉迪斯拉发医学杂志》上发表的研究，维生素 C 会保护 LDL 免受氧化。研究人员发现，维生素 C 含量高的男性中，冠状动脉疾病的发病率并不高。他们还发现，在西欧部分地区，由于维生素 C 摄入量增加会使心血管疾病死亡率迅速下降。相反，心血管疾病的死亡在已知缺乏维生素 C 的地区持续增长。

在《新英格兰医学杂志》上发表的一篇研究文章中显示，受试者每天摄入的维生素 C 超过 50 毫克的话，可以降低所有心血管疾病的死亡率。每天摄入超过 50 毫克是很容易的，例如，1 杯切碎的猕猴桃可提供 84 毫克，1 杯西蓝花汁则可提供 81 毫克的维生素 C。如果我们每天吃 4~5 份水果和蔬菜，就会提供足够的维生素 C 来预防各种心脏病。

癌症如何呢？对我而言癌症离我很近，所以我会谈谈维生素 C 预防癌症的好处。众所周知的事实是，在持续的环境压力下，机体内会产生自由基，这些自由基会破坏细胞内的 DNA，这可能会导致细胞内的最初突变，而最终导致癌症发生。维生素 C 是一种强大的抗氧化剂，可在体内分解生成过氧化氢，该过氧化氢是一种活性氧（自由基），可损害组织。正常细胞产生的酶会中和并消除过氧化氢，使其无害。但是，肿瘤细胞缺乏这些酶，并且去除过氧化氢的能力较弱，因此导致癌细胞的死亡。维生素 C 还可以抑制癌细胞的生长和抑制血管向较小的肿瘤的伸展（这一过程称为血管生成）。

关于饮食中维生素C的摄入量，美国国家癌症研究所建议每天食用五种植物性食品（包括蔬菜和水果），以降低口腔、咽部、胃、肺、结肠、胰腺和前列腺癌的风险。柑橘类水果（柠檬、酸橙、葡萄柚、橙子和橘子等）以及西蓝花、小圆白菜、菜花、奇异果、红色和绿色柿子椒、草莓和甘薯等都是维生素C的丰富来源。其他食物来源包括苹果、黑醋栗、卷心菜、哈密瓜、番石榴、芒果、芥末菜、木瓜、覆盆子，红色和绿色的辣椒以及菠菜。

四、维生素D：强劲的激素

你可能想知道为什么我不将维生素D包括在植物性食品的原始营养素清单里。首先，尽管它被称为维生素，但维生素D实际上是一种激素。与人体激素不同，维生素是通过饮食获得的，而激素是机体自己产生分泌的。维生素D有两种形式：D_2存在于真菌（如蘑菇）中，但在绿叶植物中未被发现。D_3是当我们的皮肤暴露在阳光的紫外线辐射下而产生的（第一部分第1章癌症部分有更多信息）。D_3也存在于鱼的油脂中，鱼肝油、鲱鱼、鲭鱼、鲑鱼、沙丁鱼、金枪鱼和蛋黄中。

儿童维生素D缺乏症的典型表现是佝偻病，而成人则引起骨质疏松症，两种情况都会导致骨骼软化。但是，几乎每一种主要的疾病和许多其他疾病都与维生素D含量降低有关，包括：

- 自身免疫性疾病
- 慢性疼痛
- 抑郁
- 心脏病

- 高血压
- 不孕症
- 骨质疏松
- 银屑病

维生素D如何产生的？当来自太阳的紫外线（特别是UVB）与皮肤接触时，它会触发皮肤产生一种叫做维生素D前体的化学物质，该化学物质首先转移到肝脏，然后转移到肾脏，成为维生素D的活性形式，称为骨化三醇。骨化三醇有助于肠道的钙吸收并维持骨骼形成所需的钙和磷酸盐水平。它增强肌肉力量，具有抗炎作用，并调节免疫系统。研究人员已发现骨化三醇还有助于控制细胞的生长，可以预防癌症。

当患者来找我解决尚未解决的健康问题时，经常会谈到一些共同的话题。一种是缺乏营养素的食物，另一种是体内维生素 D 含量低。维生素 D 含量低是人们对皮肤癌恐惧的一个主要原因，这驱使他们避免日光照射。然而，黑色素瘤（一种致命的皮肤癌）通常不发生在暴露于阳光下的身体部位。《皮肤癌杂志》发现，尽管户外工人的紫外线辐射量是室内工人的 3~10 倍，但户外工人的恶性黑色素瘤发病率却与室内工人相似或更低。人类已经在太阳下晒了几百万年，但我们仍然生活在各自的周围。

也许你已经听说维生素 D 对骨骼健康很重要，这是对的。维生素 D 是促使食物钙吸收的必需要素，食物中的钙使骨骼和牙齿保持健康。维生素 D 不仅负责钙的吸收，而且对于骨骼矿化也很重要，骨骼矿化就是向骨骼基质（骨骼内的结构）中添加钙使得骨骼坚硬耐用。如前所述，严重的维生素 D 缺乏会导致骨骼脱去矿物质和变形，导致儿童佝偻病和成人的骨质疏松症发生。

由于维生素 D 对骨骼健康至关重要，因此维生素 D 缺乏会导致骨质疏松症，这是一种在绝经后的女性和老年人中常见的而且容易致残的骨骼疾病。骨质疏松症患者的骨骼矿物质密度降低，骨骼框架结构破裂，留下空洞而虚弱的骨骼。骨质疏松症会增加长骨和髋骨骨折以及脊柱压缩性骨折的风险，导致弯腰的姿势看起来像驼背。脊柱压缩性骨折非常的痛苦，髋部骨折不仅无法固定，而且可能危及生命。与髋部骨折相关的风险是深部血栓形成，即在腿部的深静脉中形成血块的状态，可能会导致肺栓塞（肺部的主动脉被血栓阻塞），结果可能会导致猝死。还需要我解释一些更多的相关知识吗？

那么，维生素 D 与身体构成成分之间的关系如何？在《营养杂志》上发表的一篇文章表明，服用维生素 D 和钙补充剂有助于消除体内脂肪。该研究分为两组。第一组每天仅限制食物热量为 500 卡（2 092.75 焦耳）。第二组也将他们的食物卡路里摄入量限制到每天 500 卡，但每天补充维生素 D 和钙，两组均持续 12 周。在研究结束时，与仅接受卡路里限制饮食的实验组相比，补充维生素 D 和钙组的体脂肪量显著减少。

此外，大样本人群研究揭示了谷物 / 面包消费与维生素 D 含量低之间的关系。在《世界营养与营养学评论》发表的一篇名为"谷物：人类的双刃剑"的文章指出，全谷物产品会限制钙的摄入并改变维生素 D 的代谢，从而损害骨骼的新陈代谢。人群研究还显示，经常食用全麦面包的人们普遍缺乏维生素 D，这还没有考虑到我们所吃的大多数谷物都不是"全谷物"的事实（大多数所谓的"全麦"面粉都经过精制的加工），缺乏营养素。如果全谷类食品正在消耗我们的维生素 D，那么加工过的东西对我们的作用如何？

🎓 Z 博士提示：

关于维生素 D 的研究非常出色。《自然评论》杂志上的研究结果显示，骨化三醇（维生素 D 的活性形式）对癌症具有多种有益作用。显示它能抑制异常细胞生长并减少癌症的扩散，它会开启癌细胞中的自杀（程序死）程序。骨化三醇还显示有抑制血管生成的作用，从而使癌细胞和肿瘤失去养分。

大多数的研究报告指出，较高的血液维生素 D 含量与乳腺癌、结肠癌、卵巢癌、肾癌、胰腺癌、前列腺癌和其他癌症的发病率降低有关。发表在《流行病学年鉴》上的证据更令人惊讶，据预测，如果全年的血液维生素 D 的水平从 30ng/ml 提高到 40ng/ml 乃至 60ng/ml 的话，可以预防大约 58 000 例乳腺癌和 49 000 例乳腺癌新病例发生，并且可以降低 3/4 上述癌症的死亡率。还有一个前所未闻的好消息，如果将体内维生素 D 的含量提升超出"标准"的水平的话，可以使成千上万的人免于被诊断为癌症和接受癌症治疗所导致的情感和身体伤害，并可以挽救他们的生命。

在无数维生素 D 的好处中，还有一项是维生素 D 是免疫反应的强力操纵者。维生素 D 缺乏（血液中的含量低于 50ng/ml）与感染和自身免疫的敏感性增加相关。这是如何发生的？人体的许多组织，包括脑、肠、乳房、胰腺、骨髓、骨骼肌和免疫细胞都有维生素 D 受体（vitamin D receptor，VDR），这是一种感知维生素 D 的蛋白质。一旦 VDR 被维生素 D 激活，就会形成复合物，并进入细胞核及其 DNA。特定的基因被激活打开并产生具有人体不同功能的蛋白质。维生素 D 可以增强免疫系统，同时调节自身免疫性疾病所涉及的免疫系统。为了防止自身免疫反应，维生素 D 会抑制 T 细胞，这种 T 细胞被（错误）编程以后攻击人体自身的细胞和组织，因此引起自身免疫反应。体内低维生素 D 与自身免疫性疾病相关，包括桥本甲状腺炎、多发性硬化症、类风湿关节炎、糖尿病、炎性肠道疾病、干燥综合征和系统性红斑狼疮。

最后，研究还发现心血管疾病与低维生素 D 水平之间相关。根据《侵入性心脏病杂志》报道，维生素 D 含量较低的患者其发生两支或三支冠状动脉疾病和弥漫性冠状动脉疾病的几率较高。维生素 D 水平低的人还表现出内皮功能障碍，而这种内皮细胞排列会保护动脉，帮助调节血压，预防动脉粥样硬化和冠状动脉疾病。

五、维生素 E

维生素 E 是蔬菜中丰富的脂溶性维生素，它是一种抗氧化剂，有助于防止细胞受损，并在保护 LDL 免受自由基损害方面发挥着重要作用，维生素 E 可使免疫系统保持正常运转，并有助于减少细胞增殖。因为研究发现其对生殖健康很重要，因此维生素 E 被称为是生育维生素。维生素 E 缺乏症的特征是肌肉和神经系统疾病、白内障、溶血性贫血（红细胞被破坏）、生殖系统疾病（包括子宫壁变薄）、精子活力下降和流产。

维生素 E 主要来自于杏仁、芦笋、牛油果、甜菜、西蓝花、卷心菜、蒲公英、深绿叶蔬菜、榛子、南瓜、葵花籽、红薯、萝卜和健康的植物油（包括橄榄油和小麦胚芽油）。

六、维生素 K 与 K 凝集

维生素 K 是另一种脂溶性维生素。维生素 K 有两种形式：来自于绿色植物中的 K_1 和来自于肠道细菌中的 K_2。维生素 K 是健康骨骼所必需的。但是，维生素 K 在人体中的最主要作用是参与凝血过程。维生素 K_1 的最佳食物来源是深绿色的多叶蔬菜，例如卷心菜、生菜、菠菜和绿色萝卜缨子。维生素 K_2 的主要来源是由肠道细菌产生并由小肠远端吸收。维生素 K_2 具有两个关键作用：预防动脉粥样硬化和骨质疏松症。

🎓 Z博士提示：

维生素 K 缺乏是由饮食不佳和某些药物引起，如抗凝血药（香豆素/华法林）和广谱抗生素（阿莫西林、链霉素和四环素）。

微量元素（矿物质）与重建

微量元素是人体日常运行功能所必需的一类营养素。微量元素与维生素一起控制和调节着体内的多种反应。人体不能合成矿物质，因此，必须从植物性和动物性的食物中获取它们。植物从土壤中吸收微量元素，而我们从进食的植物食品中吸收了大多数的微量元素。动物也吃富含微量元素的植物，当进食动物性食品时，我们就会吸收这些来自于动物性食品中的微量元素。

一、钙

在血液凝固和营养物质通过细胞膜的转运中，钙起了很重要的作用。钙对骨骼和牙齿的形成与维持很重要。作为动态的"活"组织，骨骼同样在进行重塑和更新。骨细胞在不断形成和分解，这种骨骼健康至关重要的重塑取决于钙的摄入量。肌肉收缩和神经的信息传递也需要钙的参与。

钙缺乏症可能导致肌肉痉挛、神经衰弱、骨骼脱钙或骨质疏松。富含钙的食物包括豆类、西蓝花、小圆白菜、胡桃南瓜、深色绿叶蔬菜、卷心菜、菠菜、瑞士甜菜和萝卜叶，但是在大多数情况下，食用的任何植物性食物都可以提供一定量的钙。含钙的水果有黑莓、黑醋栗、枣、葡萄柚、橙子和石榴。钙还存在于蛋、鲈鱼、鳕鱼和沙丁鱼中。

大家一定惊讶的是在这里并没有看到牛奶，对不对？有关钙和牛奶的更多信息，请参阅第二部分第 3 章三种食物杀手部分）。

二、铜

铜在体内的含量很少。铜对于铁的吸收和储存以及红细胞的形成至关重要，帮助调节血糖和免疫功能。如果铜缺乏，可能导致贫血、白细胞计数低、骨骼丢失矿物质、伤口愈合不良和肌肉无力。

富含铜的食物包括朝鲜蓟、牛油果、豆类、牛肉、黑莓、枣、猕猴桃、芒果、坚果、防风草、豌豆、土豆、南瓜、鲑鱼、沙丁鱼、葵花籽、地瓜、瑞士甜菜和鸡肉。

🎓 Z 博士提示：

铜缺乏可能是充血性心力衰竭和心脏扩大的原因。《欧洲心脏杂志》上的一项研究发现，患有慢性心力衰竭和缺血性心脏病的人服用铜补充剂后心脏功能得到改善。除这项研究外，多项动物研究还表明，动物体内的铜缺乏会引起心脏扩大和心力衰竭，而补充铜可逆转这种现象。

三、碘：甲状腺素 - 碘 - 类固醇（TH-I-ROID）营养素

碘是一种富含于海藻和其他可食用海洋植物中的微量元素，有助于调节能量产生，促进皮肤、指甲和牙齿的健康。碘的最大作用是支持甲状腺的正常功能。甲状腺利用碘合成 T_3 和 T_4，后者是对健康的身体构成成分非常重要的激素。碘缺乏会导致甲状腺功能减退，也会增加某些癌症的发病率，包括甲状腺癌、乳腺癌和前列腺癌。具有讽刺意味的是，食品公司知道加工食品没有营养价值，因此他们将碘添加到食盐中，问题是大多数加碘盐本身已经加工过，并去除了天然盐中发现的八十多种矿物质（微量元素），单纯加碘的意义有点耐人寻味。

溴化物是烘焙食品（面包、蛋糕、松饼、百吉饼等）所使用的加工面粉中的一种化合物，它能替换碘，因此少吃这些食物非常重要。

四、铁

铁是形成血红蛋白所必需的微量元素，血红蛋白是一种血液中的蛋白质，可

将氧气输送至全身的组织和器官，并将二氧化碳带回肺部以便排出。肌红蛋白的形成也需要铁的参与，前者将氧输送到肌肉并产生能量。铁参与神经递质的合成和免疫系统的健康。

铁有两种形式：血红素铁和非血红素铁。血红素铁存在于蛤、鱼、肉、牡蛎和家禽中，并可以被人体有效地吸收利用。非血红素铁存在于水果、蔬菜、豆类和谷物中。幸运的是，植物性食物还提供维生素 C，从而帮助这些食物中铁的吸收。

铁缺乏症是最常见的微量元素缺乏症，据 CDC 报告，这是在美国发生贫血的主要原因。铁缺乏症是由于铁的需求量增加，食物中铁的吸收不良或饮食中缺乏铁引起的。某些食物会影响铁的吸收，比如谷物、某些豆类、花生、茶、咖啡和发酵的大豆产品都含有肌醇六磷酸盐，这些植物化合物会阻止铁的吸收。婴儿、孕妇和少女患铁缺乏症的风险最大，婴儿和年轻人铁的需要量更大，因为他们生长速度快。月经量增加，由于失血增加了对铁的需求量。由于胎儿生长的需求，怀孕期间铁的需求量也会增加。素食主义者有缺铁的风险，是因为他们的饮食中不含血红素铁。那些患有内出血性疾病的患者，包括胃溃疡、结肠癌和溃疡性结肠炎，患缺铁性贫血的风险性极高。

缺铁的影响可能包括行为异常、心理认知受损、免疫功能受损、疲劳、虚弱、体温调节问题和口角炎（口角处的皮肤裂痕或皲裂）。那些长期缺铁的人还会出现指甲变脆和汤匙状指甲的情况。

铁的流失通常可以通过均衡饮食来解决，这种饮食应包括多种全食物。铁缺乏症不严重的话不建议使用铁补充剂，否则可能会导致氧化应激，甚至会导致许多人引发便秘，因此，应先尝试通过饮食改变来解决铁缺乏症，**必要时再咨询合格的医疗保健从业人员来决定是否采用含铁的营养补充剂。**

五、镁

机体体内许多的生化反应都需要镁的参与。它有助于维持和放松肌肉和神经、支持免疫系统、并保持骨骼强健。从我们吃的食物中产生能量就需要镁的参与，镁可以帮助调节血糖，维持正常血压并保持心律稳定。镁还可以作为温和的镇静剂，来确保我们每天能睡个好觉。

富含镁的食物包括杏仁、朝鲜蓟、牛油果、香蕉、豆类、牛肉、甜菜、黑莓、巴西坚果、胡桃南瓜、腰果、鱼、榛子、猕猴桃、豌豆、山核桃、开心果、南瓜种子、藜麦、覆盆子、虾、菠菜、螺旋藻、核桃和小麦胚芽。

像其他微量元素缺乏一样，镁缺乏症的主要原因是缺乏营养素的饮食。而且，胃肠道疾病（例如克罗恩病）会限制机体吸收镁的能力，慢性腹泻也会导致镁缺乏。

看到下面这个信息你可能会感到震惊，但是酒精（没错，是乙醇）会消耗体内的镁。根据发表在《美国营养学院学报》上的一项研究，饮酒会像"镁利尿剂"一样，导致尿液中镁的损失"急剧"增加。长期饮酒还会耗尽机体内对镁的储存能力以及影响到镁的吸收速率。此外，酒精会导致维生素 D 缺乏，进而降低体内镁含量。化疗药物、利尿剂、抗生素、身体压力和过度运动也可能导致体内镁的流失。

当镁含量足够低时，不适的症状就会出现。你可能听说过低镁血症的症状是心律不齐、肌肉抽筋和不安腿综合征，但是你听说过焦虑过度和入睡困难与镁有关系吗？大脑和神经系统的正常运作需要足够的镁，电解质平衡也需要它，而电解质平衡会影响神经系统的功能。

罗恩的故事

罗恩主诉他患有不安腿综合征（一种以腿部不适感和突然腿部不自主活动为特征的疾病），这些症状通常在晚上休息或临入睡时发生。通过交流我很快了解到罗恩在晚上喜欢喝酒，并且食用了太多营养素缺乏的食物。在评估了他的血液检查，并进行了生物电阻抗测试评估体内脂肪和新陈代谢之后，我建议他实施了一项饮食计划。帮助他治疗他的不安腿综合征，我要求他（开处方）睡前几个小时服用甘氨酸镁，并且罗恩还答应减少夜间饮酒。结果，几天之内他腿上的症状消失了，他告诉我说，现在睡眠是他有记忆以来最好的。

六、锰

微量元素锰参与体内代谢控制、能量产生和甲状腺激素功能的酶促反应。对禁食期间（期间一点不吃食物）的血糖调节也很重要。锰缺乏比较罕见。锰富含于凤尾鱼、芦笋、牛油果、香蕉、豆类、黑莓、蓝莓、小红莓、鸡蛋、葡萄柚、鲱鱼、卷心菜、坚果、菠萝、覆盆子、糙米、沙丁鱼、螺旋藻、南瓜、草莓和红薯等。

临床注意事项：只有在我完全了解患者的病情并且知道他或她正在服用的药物后，我才开处方（这位患者的处方是甘氨酸镁）。在考虑是否应补充镁制剂或任何其他营养素时，一定要知道患者正在力求解决的病症或健康问题是什么，并确定该营养补充品是否会有作用。

其次，处方药和营养保健品（膳食补充剂）之间相互作用有无数的可能性，当服用浓缩的单一营养素补充剂或含有多种营养素的补充剂之前，我建议咨询经验丰富的营养保健专业人士，以确保不会有药物与营养素之间相互作用所带来的任何风险。

七、磷

磷是仅次于钙的第二大人体矿物质。骨骼中大约含有 85% 的磷，除了构成牙齿和骨骼的结构成分外，磷对于维持健康的细胞膜以及新陈代谢所需的高能化合物也很重要。

许多食物富含磷，并且容易吸收。因此，极不可能缺乏。但是，有酗酒风险的人和滥用含镁和铝抗酸剂的酗酒者，可能会导致磷吸收不良并增加尿中磷的流失。

磷富含于朝鲜蓟、牛油果、大多数豆类、黑加仑子、布鲁塞尔芽菜、鸡蛋、鱼、猕猴桃、肉、坚果（包括巴西坚果和腰果）、欧洲防风草、豌豆、家禽、南瓜种子、向日葵种子和甘薯等。

八、钾

钾是人体中第三大丰富的矿物质（微量元素）。它是神经传导、肌肉收缩和正常的心脏功能所必需的。钾与钠和氯化物相互作用，可以调控体液、pH 值和电解质平衡。

钾含量较高的食物包括杏仁、牛油果、竹笋、香蕉、大多数豆类、牛肉、白菜、小圆白菜、胡萝卜、樱桃、鸡肉、蛤、椰子、红枣、鱼（尤其是鲑鱼）、葡萄果、猕猴桃、刀切燕麦、木瓜、欧洲防风草、南瓜种子、沙丁鱼、菠菜、向日葵种子、地瓜、瑞士甜菜、西红柿和鸡肉等。

临床上，我看到许多耐力型运动员由于出汗过多而出现缺钾或低钾血症，他们会常常抱怨肌肉痉挛、心律不齐、疲劳和虚弱。这不仅是由于钾的直接流失，而且还由于肌肉中钾的消耗过多。钾与肌糖原一起储存在肌肉，所以在进行锻炼运动时随着肌糖原的消耗钾也随之流失。

体内高水平的压力荷尔蒙、利尿剂和营养不良也会引起低钾血症。当钾缺乏时，会导致心力衰竭、肌肉无力、瘫痪（在极端缺钾情况下）、肾功能不全和血糖升高等。

如果每天运动，不仅应整天喝水，而且应在运动期间和运动后立即喝水，以补充运动所损失的电解质。我已在第三部分零食中介绍了一份美味的、经济实惠的自制电解质配方，用于调制自己喜欢的运动饮料。我建议使用它来补充液体和电解质的丢失，而不要在装满含高果糖玉米糖浆的运动饮料上浪费金钱。

九、硒

硒具有两个重要功能。合成强大的抗氧化剂，并被称为硒蛋白，后者具有使自由基无害化的能力。更重要的是，硒蛋白会吞噬伤害 LDL 的自由基。同时，由于硒有调节甲状腺激素的作用，它对于人体正常的生长和代谢是必需的。

硒的主要食物来源是海鲜和动物内脏。其他来源包括鸡蛋、谷物、肉类和家禽。但在芦笋、香蕉、豆类、巴西坚果（植物类食物中硒含量为最高）、卷心菜、腰果、椰子、欧洲防风草、黑眼豌豆、长粒糙米和菠菜中的硒含量较低。

十、钠

钠一直背有一个坏名声。但适量的钠是平衡体液和电解质、调节血容量和 pH 值所必需的。钠与钾还一起参与神经冲动传递并调节肌肉功能。但是，正如我们大

临床注意事项： 甲状腺的功能是摄取碘和酪氨酸，并合成甲状腺激素：甲状腺素（T_4）和三碘甲状腺素（T_3）。T_4 和 T_3 被分泌释放到血液中并运送到所有的人体组织中，作用于几乎所有的细胞。它们的作用是增强新陈代谢，帮助控制所有细胞的正常发育，并调控宏量营养素（指蛋白质、脂肪和碳水化合物——译者注）的代谢。循环中的 T_4 在肝脏通过酶促反应转化为 T_3，整个酶促反应依赖于锌、硒、镁、维生素 B_6、维生素 B_{12}、半胱氨酸、谷氨酰胺和甘氨酸。如果你有甲状腺功能障碍的症状表现，但是血液检查结果"看起来很好"的话，请检查血液的游离 T_4 和游离 T_3 的水平。如果游离 T_4 正常且游离 T_3 低，则可能是由于上述营养素缺乏而导致 T_4 和 T_3 转化出了问题。

家所知，美国人吃太多的氯化钠（食盐）。

食盐的每日需要量为 2 400 毫克，约合 1 茶匙。美国心脏协会建议每天钠的摄入量不要超过 1 500 毫克，这主要是担心饮食中高含量的钠会导致血容量增加和高血压，从而导致心脏疾病。

如果是对食盐敏感的体质，那么降低钠的摄入量不仅仅是将不动自己家的食盐瓶子，还要在选择购买食物时非常小心地查看食品营养标签盐的含量，或每天主要在家自己烹调食物，否则可能会摄入过多的食盐，因为我们摄入的大部分食盐都含在那些加工食品和快餐食品中。让我们看一下一些食物的钠（食盐）含量。

麦当劳的巨无霸，钠含量高达 970 毫克，双芝士汉堡的钠含量为 1 050 毫克，而特级脆皮鸡肉俱乐部的三明治则以 1 410 毫克位居榜首。

在副食熟食店柜台，每 2 盎司（62.2 克，约 4 片）熟食式熏火腿约含 660 毫克钠；2 盎司（62.2 克）普通火腿含 590 毫克；四个薄的熟食鸡胸肉片（约 4 盎司，124.4 克）含 600 毫克。我们再讨论一下午餐，一种给儿童提供的流行包装的"类食物"（food-like）产品叫午餐食品，由奥斯卡·梅耶食品公司制造，塑料包装的鸡肉加干酪午餐食品，每份含 1 100 毫克的钠。而 4~8 岁儿童推荐的钠每日摄入量为 1 200 毫克。

不要食用热狗，要知道一个白面粉面包加上普通热狗含有 717 毫克的钠，再加入辣椒和奶酪的话，钠含量将达到 1 264 毫克。

一个星期六的下午外面下着雨，坐在电影院里，一边吃着一大袋爆米花一边欣赏着一部心旷神怡的电影，还有什么比这更惬意的？一般讲高温空气爆米花是一种相对无害的零食，但电影院的爆米花就像一只披着羊皮的狼。一大袋子的爆米花含 1 500 毫克的钠，而且不包含喷在它们上面的黄色的"黄油"。

钠还隐藏在腌制肉（如香肠和培根）、面包和其他烘焙食品，可以微波加热的食品以及中餐馆和其他外卖餐厅的许多食物中。添加到菜肴中的钠以各种形式出现，例如亚硝酸钠、糖精（含有钠的糖精——译者注）、苯甲酸钠和谷氨酸钠（称 MSG 或游离谷氨酸）。

那么，用于调味食物和烹饪用食盐又会怎样？食盐是由钠（Na）和氯化物（Cl）组成的结晶状矿物质，两者都是人类生命所必需的。这些元素有助于大脑和神经细胞发送电脉冲、吸收和运输营养素、维持血压以及体液平衡。西方饮食中大多数盐分中的钠都存在于加工食品和快餐食品中。加工食品中的钠含量会引起许多健康问题，包括高血压。这就是说，如果我们吃的是营养丰富的全食物，则无需担心在餐食中添加的为了美味的那些天然食盐。

有多种食盐可供我们选择，包括犹太洁食盐、粉红色的喜马拉雅盐、海盐、加碘海盐和普通加碘食盐，每种食盐都具有独特的组成和风味。在本书的食谱中，我推荐使用海盐和粉红色的喜马拉雅食盐作为其天然矿物质来源（因为它们使不同的食物有咸淡的味道）。在食谱中选择你喜欢的盐。

🎓 Z博士提示：

味精是由谷氨酸制成的白色粉末，天然存在于海藻、甜菜、蔬菜和含麸质的谷物中。味精的钠将谷氨酸转化为盐，味精可增强食品的风味，可将其添加到蔬菜和加工的肉汤罐头、中餐和其他外卖食品、调味料、垃圾食品和零食（比如多力多滋、奇多和其他用奶酪粉制成的零食）、热狗、熏肉、罐装磨碎的帕尔玛干酪和酱油里。粉状香料混合物、粉状速溶汤包和干调味料混合物中也含有味精。

味精用于许多食品中，但它可以引起广泛的副作用，包括偏头痛、哮喘、皮疹、荨麻疹、呕吐、心律不齐、抑郁、皮肤潮红、麻木和刺痛、恶心和虚弱。为了弄清原因，我找到一本由罗素·布莱克洛克（Russell L.Blaylock）博士编写的《兴奋毒素：死亡的味道》。在该书中，Blaylock博士探讨了味精以及零卡路里的甜味剂（如天冬甜素）（它是一种来自天冬氨酸和苯丙氨酸的衍生物，很甜并没有热量——译者注）的危害。他引用了数百项科学研究成果，揭示了味精对大脑和神经系统的有害影响。

谷氨酸基本上是一种天然氨基酸，其作用是作为神经递质刺激大脑和神经系统。在正常水平上，这对于记忆、学习和肌肉紧张度非常重要。但是，过量的谷氨酸会过度刺激神经系统，导致神经细胞死亡。味精之所以被称为兴奋毒素是由于其在神经系统中潜在的伤害作用而得名（兴奋毒素是可以过度刺激神经元兴奋直至精疲力尽并最终导致神经细胞死亡的化合物）。

如果味精可能会损害神经系统，那么会影响身体构成成分吗？发表在《肥胖》杂志上的一项研究将味精与超重和肥胖联系起来。超过750名，年龄在 40~59 岁之间的中国男性和女性参与了这项研究。在家里做饭的家庭中，约有 82% 的人在食物中使用了味精，又将该小组分为 3 组。调整了卡路里摄入和体育锻炼后，使用味精最多的人超重的可能性是其他人的 3 倍。这项研究结果表明味精会破坏大脑的食欲控制机制，并影响我们的脂肪代谢。

十一、锌

这种金属离子在人体的许多关键功能中都起着非常重要的作用，包括碳水化合物和蛋白质代谢、解酒精毒、伤口愈合、视力、生长、平衡血糖、嗅觉和味觉保持、DNA 修复、免疫功能和抵御自由基伤害。

由于细胞的快速分裂，锌在怀孕期间对于胎儿的生长和发育尤为重要。婴儿、儿童和青少年的成长也需要它，并且可以帮助减轻女孩的经前期综合征的症状。锌在男性和女性的生育能力中也起着至关重要的作用，锌会维持男性的精子数量、前列腺活力和睾丸激素水平。发表在《亚洲男科学杂志》上的一项研究发现，锌含量与精子发育和精子数量直接相关。还发现锌缺乏会导致性腺功能障碍以及睾丸激素水平降低。在女性中，锌在性发育、月经周期以及健康卵泡形成和排卵过程中发挥作用。怀孕期间锌缺乏会导致流产和胎儿发育异常。

免疫系统功能依赖锌。当锌缺乏时，淋巴细胞（一种白细胞）抵抗感染和肿瘤细胞的能力减弱。富含锌的食物包括芦笋、牛油果、大多数豆类、牛肉、黑莓、卷心菜、腰果、鸡肉、鸡蛋、鱼、燕麦、豌豆、石榴、南瓜籽、覆盆子、糙米、海鲜（尤其是牡蛎）、螺旋藻、葵花子、瑞士甜菜、鸡肉和小麦胚芽等。

植物营养素：食物色彩与重建

水果和蔬菜是我们可以吃的营养素最丰富的食物。它们热量低、水分和纤维含量高，可以满足食欲并改善血糖和肠道的健康。除了水果和蔬菜中丰富的维生素和矿物质外，它们还含有植物化合物。植物化合物是植物中的一大类化学物质，不属于维生素或矿物质。一些植物化合物可赋予水果和蔬菜以不同的颜色，而另一些则具有独特的味道和气味。我们可能熟悉深红色番茄中的番茄红素，或使蓝莓具有深紫色的花色苷。大蒜中有一种含硫的化合物叫大蒜素，具有刺激性的气味，就像茶叶中的儿茶素引起微苦的味道一样。

植物含有成千上万种的化合物，以保护植物的生存环境。科学研究表明，当我们食用这些植物时，植物化合物与维生素、矿物质和纤维有协同作用，可以保护我们免受疾病侵害并在一些情况下预防疾病。

一、红色水果和蔬菜

在红色的水果和蔬菜中发现的植物化合物包括一组有价值的化合物，比如槲皮素、鞣花酸、橙皮苷、番茄红素和花色苷。番茄红素和花色苷是强大的红色色素抗氧化剂。这些营养素可降低患癌症的风险、阻止肿瘤的生长、降低血压、清除自由基、降低LDL含量以及减少关节炎。

番茄红素存在于西红柿和许多其他植物性食品中，有助于预防动脉粥样硬化和冠状动脉疾病。实际上，发表在《美国临床营养学杂志》上的数据表明，番茄红素可以保护低密度脂蛋白（LDL）免受自由基的破坏，从而减少对动脉的伤害。研究还发现，血清番茄红素浓度低的人其冠状动脉管壁较厚，这与动脉粥样硬化和冠状动脉疾病有关。

植物化合物槲皮素会抑制结肠癌的生长。发表在《国际癌症杂志》上的一项研究表明，使用很少量的槲皮素会阻止结肠癌细胞的生长。发表在《癌症研究》上的一项研究结果表明，槲皮素还可以有效地诱导白血病和淋巴瘤细胞凋亡（细胞自杀）。

水果和蔬菜中的花青素有助于防止动脉硬化、降低血压、减轻炎症和预防癌症，鞣花酸可以中和加工肉类和烟草烟雾中的毒素来预防癌症。

所有这些化合物主要存在于红苹果、甜菜、樱桃、黑醋栗、红葡萄、番石榴、芸豆、红洋葱、红甜椒、萝卜、覆盆子、大黄、草莓、西红柿和西瓜等。

二、蓝色、紫色的水果和蔬菜

蓝色和紫色的水果和蔬菜内含有花青素、鞣花酸、白藜芦醇、类黄酮、槲皮素、叶黄素、单宁和玉米黄质，可以使这些植物性食品具有最高的抗氧化作用。这些营养素可降低 LDL 含量、改善免疫功能、支持消化、改善矿物质吸收并减少炎症、肿瘤生长和发生冠心病的风险。

富含花青素的浆果特别引人注目。过去几十年的研究表明，花色苷对包括癌症在内的许多疾病具有治疗作用。在一项研究中，由 6 种浆果（野生蓝莓、越橘、蔓越莓、接骨木浆果、覆盆子和草莓）组成的提取物具有确定的抗氧化功效和抗血管生成特性（如前所述，血管生成是癌细胞创建新血管为肿瘤自身提供血液和营养）。上述 6 种浆果提取物会抑制肿瘤的血管生成。

此外，花青素可保护细胞免受氧化应激反应、改善记忆力并降低罹患癌症的风险。这些化合物富含于蓝色、紫色和黑色的水果和蔬菜中，包括黑豆、黑莓、黑加仑子、蓝莓、紫卷心菜、茄子、接骨木浆果、无花果、紫葡萄、紫薯、李子和葡萄干等。

🎓 Z 博士提示：

有关花青素对抗慢性疾病的相关研究正在持续进行。有关深蓝色、紫色水果和浆果中的花色苷对心血管疾病发病机制的影响，许多研究得出相同的结论，其中两项研究在此值得一提。一氧化氮是由内皮（动脉内膜）细胞产生的信号分子，一氧化氮可放松动脉内的肌肉，从而引起动脉扩张，改善血流和降低血压。发表在《营养学进展》上的许多数据表明，浆果中的花色苷可以改善一氧化氮的释放并保护内皮细胞免受伤害。它还指出，花色苷可以终止引起冠状动脉疾病发生发展的炎症反应。

发表在《血管学》杂志上的另一项研究结果显示，营养补充剂 OPC-3 中所含的花色苷能改善血液循环，降低心血管疾病的危险因素。一项随机、双盲、安慰剂对照研究结果提示，对照组接受了 2 个月的 OPC-3，其中包含葡萄籽、越橘、柑橘、松树皮和红酒的提取物。安慰剂组接受了果糖、苹果纤维和食用染料的混合物。服用 OPC-3 实验组的血压有所改善，更令人印象深刻的是，炎症标志物 C 反应蛋白（CRP）的水平显著下降。CRP 是心血管疾病风险的主要预测指标。

三、橙色、黄色水果和蔬菜

橙色和黄色植物性食品富含 β - 胡萝卜素、类黄酮、番茄红素、玉米黄质和叶黄素。β - 胡萝卜素是一种强力的红橙色的抗氧化剂，它可以转化为维生素 A。它还有助于保护皮肤，维持免疫系统平衡并减少失明和中风的风险。

除了保护我们的皮肤和眼睛之外，β - 胡萝卜素和番茄红素还大大降低罹患癌症和心脏病的风险，而叶黄素和玉米黄质则可降低眼睛疾病的风险。一项发表在《眼科学档案》上的研究，4 519 名年龄在 60~80 岁之间的参与者进行了人群特征统计学，生活方式和医学特征的研究，结果显示那些饮食中叶黄素和玉米黄质摄入量高的人群不太可能出现与年龄有关的黄斑变性。研究还表明，这些类胡萝卜素还可以帮助排毒药物和外来化学物质的不利影响。从饮食中省掉富含类胡萝卜素的蔬菜可能会削弱我们的免疫系统功能。

橙色和黄色食物包括杏子、胡桃南瓜、哈密瓜、胡萝卜、葡萄柚、南瓜、柠檬、芒果、油桃、菠萝、黄色甜椒、橙色甜椒、桃、西葫芦、地瓜和橘子等。

四、绿色的水果和蔬菜

绿叶蔬菜是叶酸（B 族维生素）、钾、维生素 K、维生素 C 和 ω-3 脂肪酸的极好来源。绿颜色蔬菜通过一种叫做叶绿素的植物化合物形成了不同程度的绿色色调。除叶绿素外，绿颜色食品（特别是十字花科蔬菜）还含有一类称为硫代葡萄糖苷的植物化合物，这些化合物是含硫化合物，可引起某些蔬菜的辛辣和苦味。

十字花科植物，例如西蓝花、小圆白菜、卷心菜、

警示，葡萄柚中含有呋喃香豆素，它们可以阻止某些药物在体内分解，包括心脏药物、降低胆固醇的药物和癌症化疗药物，这可能导致致命的毒性。如果服用这些药物请咨询医生，如果吃葡萄柚特别是喝葡萄柚汁，是否可能会发生药物相互作用。

菜花等等被认为有助于预防眼睛的黄斑变性和白内障的形成，更重要的是它们有抗癌作用。现在有证据表明十字花科蔬菜中的化合物可以通过降低雌激素的效能来阻止乳腺癌的生长。十字花科蔬菜还含有一种称为吲哚-3-甲醇（I3C）的化学物质，它可以改变雌激素的代谢，从而保护妇女免受乳腺癌的侵害。发表在《癌症研究》和《生物化学杂志》上的研究表明，I3C支持协助2-羟基雌酮，抑制了雌激素依赖性和雌激素非依赖性乳腺癌细胞系的生长，从而阻止了乳腺癌的生长。科学家还发现，I3C通过使16-α-羟基雌酮失活来关闭乳腺癌的生长和扩散，抑制16-α-羟基雌酮引发乳腺癌细胞的生长（有关2-和16-α-羟基雌酮的更多信息，请参见第一部分第1章体脂过多与肥胖部分）。

十字花科植物也是强有力的排毒剂，能够对抗和中和致癌物。这些强大的蔬菜有助于清除体内的有毒化合物，不管这些化合物是来自垃圾食品还是来自环境。

绿色的水果和蔬菜包括青苹果、朝鲜蓟、芝麻菜、芦笋、牛油果、白菜、西蓝花、小圆白菜、芹菜、细香葱、黄瓜、葡萄、青椒、绿叶蔬菜、蜜瓜、卷心菜、奇异果、韭菜、生菜、酸橙、香芹、豌豆、菠菜和西葫芦等。

五、白色和棕褐色的水果和蔬菜

白色水果和蔬菜被一种称为蒽黄素的化学物质着色。这些蔬菜和水果还含有重要的植物化学物质，例如大蒜素（在大蒜中发现）、有机硫化合物、果聚糖、类黄酮、槲皮素（在洋葱中发现）和 β-葡聚糖（在蘑菇中发现）。这些营养素可刺激免疫系统、降低某些癌症的风险。

大蒜和洋葱属于葱属，后者还包括韭菜、细香葱和大葱。除了阻止吸血蝙蝠外，大蒜在世界范围内已被广泛用于烹饪和医学领域。大蒜含有植物化合物的混合物，还提供维生素 C 和 B_6。大蒜中的硫化合物不仅赋予其独特的气味，而且被认为可以预防心脏病和癌症。此外，大蒜还含有皂苷，皂苷已被证明具有抗细菌、酵母、寄生虫、真菌和病毒引起的炎症和直接抗菌作用。

我们是否想过为什么切洋葱时会流眼泪？当切洋葱时，它会释放出一种酶，催化产生亚硫酸（而非硫酸），后者进一步被转化为顺丙烷 S-氧化物，该化合物可引起我们流泪。洋葱还含有硫化合物、皂苷、果聚糖和两种主要的类黄酮：槲皮素和山奈酚。两者都是很强的抗氧化剂，对免疫功能和健康的基因表达尤为重要。

果聚糖是洋葱的不可消化的部分，有助于保持肠道内有益细菌的生长。

大家对生姜有多少了解？生姜是一种根茎（埋在土里的茎块），因其辛辣而强烈的味道以及其药用特性而闻名。它最常见的用途是舒缓胃部不适。姜中的酚和油可以缓解胃酸反流，也可以缓解晕车等许多症状。这种白色根茎中发现的营养成分可以缓解关节炎、肌肉酸痛和月经带来的疼痛。

蘑菇类，例如灵芝、舞茸、香菇和白蘑菇，是许多通过增强免疫功能来抑制肿瘤生长的功能性食品。一项临床研究报告指出，蘑菇中有一种叫做 β - 葡聚糖的长链碳水化合物会刺激产生可以杀死癌症细胞的白细胞，后者叫自然杀伤细胞。杀伤癌细胞的反应会持续多长时间？他们发现在肺癌，乳腺癌和肝癌患者中自然杀伤细胞的活性会超过一年。竟如此惊人！

白蘑菇中的植物化合物会阻断细胞生长所需的酶来抑制乳腺癌细胞的生长。蘑菇除了含有强有力的植物化学物质外，还是非血红素铁、磷、钾、B 族维生素、铜和锌的极好来源。蘑菇还为免疫系统受损或癌症，尤其是激素敏感性癌症的患者提供免疫支持。

白色和棕褐色的水果和蔬菜包括香蕉、菜花、鹰嘴豆、黄瓜、无花果、大蒜、姜、北大豆、菊芋、韭菜、小扁豆、蘑菇、洋葱、欧洲防风草、斑豆、青葱、萝卜、白玉米、白桃和白土豆等。

🎓 Z博士提示：

乳腺癌细胞产生一种称为芳香化酶的酶，该酶会提高雌激素水平，后者促使癌细胞增殖和扩散。发表在《营养学杂志》上的一项研究表明，白蘑菇的植物化合物阻止芳香化酶的产生，从而降低了癌细胞的生长和扩散。

如上所述，水果和蔬菜是我们可以吃到的最有营养的食物。它们富含维生素、矿物质、抗氧化剂、植物化合物和其他促进最佳健康独特的化合物。通过进食各种颜色不同的水果和蔬菜，可以确保我们获得多种植物性营养素。如果我们要从健康危机中恢复过来和 / 或采取措施预防疾病的复发，预防慢性疾病并想变得更苗条、更强健，建议我们每天进食 5~6 份蔬菜和低糖水果。在设计食谱时，请确保在膳食中包括大量蔬菜和水果，当然也可以作为零食而食用。

确保健康的身体构成成分的三个"Z规则"

这是一个简单的方案，它打破了过去那种繁杂的规则且更有效，尤其对于那些尝试过十几种不同饮食都不起作用的人们来说更为重要。在本书中，我将简化所有的方法和措施。

我认为人们变胖或努力减肥而无效的主要原因有三个。首先，他们吃高热量、缺乏营养素的垃圾食品。第二，他们的晚餐太丰富，量太多。第三，他们没有进行正确的燃烧脂肪的运动锻炼。所以我有三个针对性的规则，是的：只有三个。但是，尽管只有少数几条，但这些指导原则将使我们的身体组成成分发生改变。

1. 每天大约吃5~6次高营养素、低热量的食物。

2. 晚6~7点后，应少吃或不吃碳水化合物（尤其是精制碳水化合物）或过量的动物蛋白。

3. 进行高强度间歇训练（HIIT）。

这不是那么难，对吗？不必计算卡路里。我已经在食谱部分为你完成了这部分操作，你不必减少所吃食物的数量。该计划中的工具将帮助你根据身体的最佳运作方式选择饮食。这才是真正减轻体重的方法。让我们先了解一下前两个规则，并确切地了解它们对我们的意义何在（第3条将在第4章中介绍）。

一、Z规则1：每一天都要吃高营养、低热量的食物，至少要吃5~6次

那么，加工的无热量的食品对我们有多大的危害？让我先来数一数看。你是否患有心脏病、癌症、糖尿病、肥胖症、自身免疫性疾病、消化问题、情绪失调、疲劳、失眠、睡眠呼吸暂停、愈合不良、激素失衡、性欲低下、皮肤问题或关节炎？你是否患有痴呆症、阿尔茨海默病、多动症、骨质疏松症、免疫功能下降或慢性感冒和过敏症？

如果是这样，那你就可能患有加工食品性疾病，简称PFD。这是由吃了太多

高度加工的、精制的、高热量的、低营养素的食物引起的。

我们可能还记得美国政府以美国公民健康的名义对大烟草（Big Tobacco）公司发动的法律战争（大烟草 Big Tobacco 是一个名称，用来指"全球五大"最大的烟草业公司，这些公司是菲利普·莫里斯国际公司、英美烟草公司、帝国烟草公司、日本烟草国际公司和中国烟草公司。20 世纪 60 年代到 70 年代，人们几乎不认为香烟有害。烟草公司借机赞助了游戏节目和卡通片，香烟广告则得到了医生、牙医和名人的认可，想从中获利。1999 年 9 月 22 日，美国司法部以烟草公司欺骗公众为理由，向主要的卷烟制造商和两个行业附属组织提起了诉讼，并要求罚款 2 800 亿美元。烟草公司的行为得到大幅度抑制。——译者注）。今天类似的战争仍在进行之中，只是战争的主题换作争夺我们每天在任何一家超级市场都可以买得到的各种食物。作为一个非常熟悉营养的人，我不鼓励给那些加工食品和垃圾食品行业"免费通行证"去生产食品、做广告和分发合成的"非食品"。越来越多的临床研究表明，这些食物大多数（不一定是全部）是慢性疾病的根本原因，比如从糖尿病到心脏病再到癌症等等。同时，那些生产全食物的小型农场的经营成本可能会超过其所赚到的利润，所以，他们在市场竞争中而无法得到一席之地。孟山都（Monsanto）和珀杜农场（Perdue Farms）等大型农业综合企业利用其在市场上的实力和巨额利润来确保自己的头把交椅，从而挤压了小型农场。如果我们继续购买加工食品，等于我们集体交纳数十亿美元到一个对我们并不在乎的行业中。

因此，加工后的含糖和含脂肪量高的"非食品"该淘汰了，同样，"节食"并限制卡路里以减轻体重也不会使人更健康。为什么？当限制卡路里过多时，我们的食欲会增加，而饱腹感的感知能力会下降。这不仅产生对食物的渴望，而且还会引发暴饮暴食高热量，低营养的食品。这是因为身体进入饥饿状态以后，身体不使用我们本来积累在体内的脂肪，而是通过分解肌肉获取能量，并将脂肪作为紧急能量来源而保存，以应对饥饿的再次发生。这是一个不健康的循环，限制卡路里摄入的时间越长，这种情况会变得越严重。

发表在《营养与代谢》杂志上的研究报告结果显示，仅限制卡路里摄入（不进行运动锻炼）并不是改善人体构成成分可持续的和长期的解决方案。超过一半（50%）的人因单纯限制卡路里减肥（减少肥胖）之后再次反弹（再次肥胖），他们还容易生病，因为限制卡路里也意味着同时限制了营养素的摄入。一项为期 3 年对

16 000 名美国人进行的饮食习惯行为研究发现，许多人缺乏营养素，包括维生素 B₆、叶酸和硫胺素以及钙和镁。在发表于《美国医学协会杂志》上的科学综述中，研究人员发现"摄入几种维生素与慢性疾病有关，包括冠心病、癌症和骨质疏松症。"他们所指的特定维生素是维生素 B₆、B₁₂ 和叶酸，以及维生素 A、C、D、E 和 K。

作为对照研究，研究人员发现，高营养、低卡路里、低碳水化合物、高蛋白质和少量脂肪的饮食，可以改善体内脂肪百分比和肌肉质量（身体构成成分比例得到改善），并降低了患慢性疾病的风险。意识到食物是身体的信息、健康的食物会调节身体的功能，细胞的功能和基因的表达。食用非加工的、高营养的饮食，我们的身体可以停止合成脂肪，也可以预防和逆转疾病。决定我们命运的是我们的饮食习惯而不是基因本身。

二、Z 规则 2：晚 6~7 点后，应少吃或不吃碳水化合物（尤其是精制碳水化合物）或过量的动物蛋白。

我可能听到抱怨了。"嗯？我做不到。那是不可能的。我要 7 点才回家。我应该吃什么？"或"那是我家人吃晚饭的时候。"或"我下班晚了，所以我吃晚了。"好的，我知道这些话听起来很刺耳，但是这条规则是减掉脂肪的最重要因素。

在我们当下的快节奏社会中，一整天只吃小量的、营养素丰富食物的观念已被唾弃。尽管人们习惯了每天吃 3 顿饭，但大多数人不吃早餐，而晚餐是最丰盛的一顿饭。以下就是这种行为的结局，我们的身体需要一定量的食物和热量才能正常运作，但时间决定一切，是关键的因素，假设我们需要 1 500 卡（6 278.25 焦耳）的热量来维持一整天的生命活动，如果我们把大部分的卡路里都集中到晚餐里，结果会怎样呢？这些未使用的（多余的）卡路里将被转化为脂肪存储起来。从进化论上讲，我们本应一整天经常吃多个小餐，这包括早餐，所以不要跳过它！

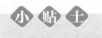

小贴士

吃高蛋白而不是高碳水化合物的早餐。

根据发表在《美国临床营养学杂志》上的研究，省略早餐会影响血脂（甘油三酯，HDL 和 LDL）并导致体重增加。以"节食"或太忙为理由而不吃早餐，这种行为本身会向我们的身体发送错误信号导致发胖。早上睡醒后及时吃早餐。

减少体脂的关键不仅在于燃烧或剔除它，而且还要让机体停止制造它，而食物是控制开关：它为机体提供能量并帮助调节体内的激素。为了改善身体构成成分，我们需要了解如何控制这些激素。某些激素会储存脂肪，而另一些会燃烧脂肪。储存脂肪的激素包括胰岛素、雌激素和皮质醇。燃烧脂肪的激素包括胰高血糖素、人体生长激素（HGH）、睾丸激素、甲状腺激素 T_3 和去甲肾上腺素。这些激素的释放是由我们所吃的食物类型、进行的运动以及承受的压力所触发和调节。让我们来讨论一下与存储或燃烧脂肪有关的 3 种关键激素：胰岛素、胰高血糖素和皮质醇。接下来，我们将讨论雌激素与体内脂肪之间的关系。

里奇的故事

里奇从事建筑工程，主要涉及石材和砖石工程。他从黎明起床，一直工作到黄昏，在他的日常工作中，他必须管理全面工作并监督其他员工，以确保他们做得更好。他来找我是因为他很难控制自己的体重，由于工作时间过长，而且每天要开车上下班，他在一天中最该吃饭的时刻却很难吃到健康的食物，有时不吃早餐，整天吃很多袋装的坚果，到处都是装坚果的袋子，在午餐时进食高热量的食物，然后在睡觉前又"消灭"许多食物。在深夜进食大量的蛋白质和碳水化合物会导致他在睡眠过程中释放出大量的胰岛素，导致了大量的体内脂肪堆积。

我给他制定一个康复计划后，他很高兴地做出一些改变。他开始吃健康的早餐，其中包括鸡蛋、蔬菜、红薯和水果，他整天都在分次吃自己带去的食物，最大的变化是在晚上，结束了一天的漫长的工作之后回到家，他减少了碳水化合物和蛋白质的摄入量。几周后，他的腹部脂肪"丢掉"了，他有更多的精力来满足他一天的工作需求，还有足够的精力回到体育馆进行体育锻炼。

胰岛素：胰岛素会根据血糖水平变化释放到血液中。当我们进食碳水化合物时，我们的血糖上升，刺激胰腺合成胰岛素，胰岛素会促使糖分从血液转移到肝脏和肌肉中并将其转化为糖原而存储。糖原是人体的能量来源，一旦肝脏和肌肉中充满了糖原，其余的血糖就会以脂肪的形式储存。因此，血糖升高会导致胰岛素升高，从而提高储存脂肪的潜力。所以，胰岛素是储存脂肪的激素。

以下是胰岛素的一些功能：

- 胰岛素降低血糖。
- 胰岛素将糖转运到肝脏、肌肉和脂肪以便储存能量。
- 胰岛素将糖和蛋白质转化为脂肪。

胰高血糖素： 与胰岛素相反，胰高血糖素会在血糖偏低时以及食用蛋白质后释放出来。吃蛋白质会刺激胰高血糖素的释放，这会导致脂肪细胞释放脂肪以用作能量需求。通过进食足够量的蛋白质，可以帮助我们在白天和晚上调节胰高血糖素水平，最终使我们体内脂肪被消除。更有利的事情是，在我们不消化食物期间（例如睡觉时），我们的身体会关闭胰岛素释放并分泌胰高血糖素，后者使我们在睡眠期间燃烧脂肪。这会导致我们储存于腹部周围的脂肪被用作燃料而燃烧掉。胰高血糖素是燃烧脂肪的激素。

以下是胰高血糖素的一些功能：

- 血糖降低时，胰高血糖素会升高血糖。
- 胰高血糖素会刺激脂肪释放，以备燃烧而获取能量。

弗兰克的故事

弗兰克担心他的高胆固醇和低密度脂蛋白水平。他对自己的体重过重和低能量感到沮丧。我评估了他的血液检查报告和生活方式之后，发现他目前的饮食习惯使他感到身体不适和肥胖。他必须进行一些改变。

首先，减除了精制碳水化合物食品，包括白面包、意大利面条和白米饭。这些碳水化合物会导致异常高的血糖和胰岛素水平，由于热量摄入过多，胰岛素会将多余的血糖转化为脂肪储存。其次，在他每天的饮食中添加3~4份瘦肉和鱼类蛋白质。每餐中，他都用甘薯、有机大米、胡萝卜和甜菜取代以前精致的简单碳水化合物。每餐还进食深颜色的绿叶蔬菜。通过剔除简单的碳水化合物并增加瘦肉摄入量，他的血糖和胰岛素水平在降低，胰高血糖素水平在提高。

为了进一步刺激胰高血糖素的产生，弗兰克每周开始了 3~4 次高强度运动锻炼。在经过了这些简单的干预步骤之后，他自豪地告诉我："我减掉了13.6 千克，体内的脂肪也减掉了一半，并且胆固醇和血压水平也降低了。我有更多的精力去做工作以外的事情了。"

单个食物和混合食物会影响胰岛素和胰高血糖素水平。如果每天需要 1 500 卡（6 278.25 焦耳）的热量，并且是在白天而不是晚上吃进去这些卡路里，这样的话，我们将会在睡眠的时候，打开燃烧脂肪的开关（胰高血糖素）将体内的脂肪燃烧掉。如果晚上吃很多卡路里，则胰岛素将在我们睡觉时候将那些未利用的卡路里转化为脂肪储存。你觉得会发生什么？

听说过相扑选手的饮食吗？（这不是开玩笑）。为了使相扑选手获得最大的体脂肪，他们每天需要消耗大约 20 000 卡（83.71 千焦耳）热量的食物。这些卡路里将分配为两餐饮食，之后就是睡眠时间。他们不吃早餐，在他们的"怪兽般"大餐中还要喝很多的啤酒（目的是增加卡路里）。睡眠期间使身体将这些巨大的热量存储为脂肪，这将是巨大量的脂肪。可悲的是，由于这些摔跤手不健康的生活方式以及随之而来的疾病（心脏疾病、高血压和糖尿病），他们的预期寿命只有60~65 岁。

标准的美国饮食（standard American diet，SAD）与相扑选手的饮食相比并没有太大的区别，尽管我不知道是否有人进食 10 000 卡（41.86 千焦耳）的饭菜。但是，许多人不吃早餐，随后却又进食几顿大餐，最大的一顿就是晚餐而且几乎靠近就寝时间。晚餐通常是高碳水化合物、低蛋白质的食物，这种饮食组合使我们像相扑选手一样在睡眠期间大量储存脂肪。尽管这并不是我们所想要尝试的方法。

为了减肥，我们需要在太阳出来的时候吃掉大部分食物（早餐），而在月亮出来的时候进食很少甚至不进食任何食物（晚餐）。如果在晚上吃晚餐，请选择不产生胰岛素的食物，例如蔬菜和非淀粉类蔬菜（请参阅本章末的列表）。晚餐应包括大量低热卡的蔬菜，其中仅可能包含一小块蛋白质（3 盎司，约 93.3 克），以及一些橄榄油和醋。品尝一些非乳制品类的蔬菜汤、一小块比目鱼或鳕鱼和混合蔬菜沙拉。我们会发现无数的食物可用来制作低热量、无胰岛素的食物。在本章的后面，我们将学习如何根据个体的热量需求制定一份特定的适合于特定个体的饮食计划。

在糖尿病患者想放弃注射胰岛素之前，我想对他们说一句话：要控制胰岛素抵抗和糖尿病，请每次进餐时把少量的复杂碳水化合物与蛋白质混合在一起，这将导致血糖缓慢上升，进而胰岛素也缓慢上升。扭转血糖飙升的关键是停止食用简单碳水化合物，这些简单碳水化合物会使我们的身体血管充满血糖。进食大量绿色蔬菜外加瘦肉蛋白和一些少量缓慢燃烧的碳水化合物，例如红薯、南瓜和甜菜等是调节血糖的最佳方法。

皮质醇：皮质醇是一种压力激素。在紧张的时候，大脑告诉肾上腺（位于肾脏上方的腺体）分泌皮质醇。这种激素可以阻止炎症，并有助于调节过敏反应。那么这与减肥有什么关系呢？当我们过度限制卡路里时（例如不吃早餐和／或在晚餐时吃一顿大餐），血糖水平就会下降，皮质醇开始释放到体内，以帮助控制这种血糖的丢失。当血糖过低时，皮质醇会分解肌肉，为大脑和神经系统合成糖，以提供能量。一旦激发这种激素合成分泌时，所产生的结果往往与我们减掉脂肪的愿望恰恰相反。

在紧张的时刻，皮质醇可以帮助身体应对压力，这是正常现象。但是，长期的慢性压力，使皮质醇长时间的释放，后者会导致睡眠问题、焦虑、肌肉消瘦、免疫抑制和腹部脂肪增加。根据《肥胖症综述》的解说，"慢性压力会抑制生长激素、睾丸激素和 17β-雌二醇（雌激素）的分泌，所有这些都会抵消皮质醇的作用，最终结果是导致内脏脂肪的积累。"在《心身医学》杂志的一篇文章中，研究人员发现高皮质醇水平会导致血液循环中的脂肪沉积在腹部深处脏器周围形成内脏脂肪。内脏脂肪是与糖尿病、心脏病和癌症紧密相关的"危险"脂肪。

雌激素和身体脂肪：雌激素是一种储存脂肪的激素，是女性的主要性激素。它赋予女性第二性征和促进生殖器官的发育。绝经期期间和绝经期之后，雌激素水平下降，这会导致脂肪存储在腹部、大腿、臀部及其周围。但是，雌激素和体脂之间的关系是一把双刃剑。如果绝经后雌激素水平下降，则脂肪可能会储存在下半身。当体内脂肪过多时，女性和男性体内的雌激素水平都会升高。脂肪组织含有一种酶称为芳香化酶，该酶可将睾丸激素等激素转化为雌激素。当我们体内的脂肪增加时，芳香酶活性也会增加，从而使血液循环雌激素水平也会增加。女性体内高雌激素水平会引起子宫肌瘤、乳腺癌和不孕症。在男性中，高雌激素水平可能会导致性无能、前列腺肥大和前列腺癌；无论男性和女性，过量的雌激素都可能导致甲状腺功能障碍、高血压和体内更多脂肪存储。好消息是，进食各种全食物并进行高强度运动锻炼有助于对抗脂肪存储对机体的影响，从而保持正常的芳香化酶和雌激素水平。

三种食物杀手

如果营养丰富的食物能预防疾病并帮助减掉脂肪，那么有没有哪些食物会让我们生病并增加体脂肪呢？答案是：确实有的。让我们来了解一下我们每天消耗的一些食物来源，我们许多人即使从小就开始食用食物，但他们并没有真正考虑过他所食用的食物是否有益或有害。科学证据显示，有些食物会使我们既容易发胖又容易患病。听到这些食物的名称可能会让我们感到惊讶，但是你知道他们在说什么：真相会让你自由自在，使你对自己的整体感觉要好很多。

通过多年的科学研究，我已经了解到饮食中三种基本食物来源的一些令人震惊的事实：用于制作面包和烘焙食品的精制面粉和谷物、乳制品和精制糖。是的，就是这最糟糕的三种食物即精制谷物、乳制品和糖，我称之为"三大杀手"。这听起来是否太离谱了？让我们来仔细看看那些向我们展示的临床检查结果报告。

一、精制谷物

我们一直被认为谷物（包括小麦、玉米、大米、大麦、高粱、燕麦、黑麦和小米）是一种健康的食物来源，可提供维生素、矿物质，尤其是纤维，我们不要忘记谷物也含有少量的脂肪。科学研究和历史研究的结果表明，人类并非总是食用谷物，当然也不会总是食用精制的谷物食品。

在农业革命之前（大约一万年前），人类是狩猎采集者，我们前辈的食物来源主要是野生的动物肉食、野生的水果和野生的蔬菜。他们很少吃谷物，因为大多数谷物必须通过耕种来种植。在过去的两百万年中，我们的遗传构成受到食物来源的影响，即经常食用的食物并不包含谷物。根据 Loren Cordain 博士的题为"谷物：人类的双刃剑"文章中所指出的，大约在一万年前，人类开始在饮食中添加谷物，这代表我们的人类基因很难适应添加谷物这个生活方式的改变。他还指出，现代饮食中添加谷物是当今许多最常见的慢性疾病的原因。我们可能会说："那又如何？"圣经中也提到了谷物，那么谷物到底有多糟糕呢？

首先，未经加工的全谷物并不含有维生素 A、β-胡萝卜素、维生素 B_{12}、维生素 C 和维生素 D 等重要营养素。此外，为了制作面包和其他烘焙食品，必须对谷物进行加工，这使谷物中自然合成的营养素流失增加。这也意味着必须强化面包和加工的面粉，在加工过程中把损失的一些营养素添加回去，以增加谷物食品的营养价值。最后，当人们吃面包和精制谷物时，往往少吃肉、水果和蔬菜，导致更多的营养素缺乏症，威胁到我们的身体健康。

现实情况是，精制谷物，乃至全谷物都含有植酸，这是一种抗营养素物质，它可以阻止锌、铁、铜、钙、镁和磷等营养物质的吸收。根据世界卫生组织的研究，谷物中的肌醇六磷酸已被确定为缺铁性贫血的主要原因。除了阻止营养素吸收外，精制谷物（例如用于制作面包和面食的谷物）在体内还被分解为葡萄糖，从而引发胰岛素激增。胰岛素可以帮助人体将葡萄糖用作燃料，但是过量的葡萄糖都将转化为脂肪储存。

苏珊的故事

苏珊来找我是由于她感到疲倦，进食后出现严重的胃痛，全身疼痛和肌肉酸痛以及整体的不适感，她还患有慢性颈部疼痛。就像我帮到的大多数患者一样，我努力帮她找到健康问题的根源，以便找到最有效的治疗方法。我对苏珊（Susan）的初步诊断是：她患有食物过敏，肠道感染或对麸质过敏。

因为血液测试是最合乎逻辑的起点，所以我对她进行了麸质敏感性的测试，测试结果呈阳性。因为这是一个严重的问题，所以我建议苏珊从她的饮食中剔除所有含麸质的谷物，包括小麦、大麦、黑麦、小麦和黑小麦，以及用这些谷物制成的所有食品。几天之后，苏珊的胃开始好转，疲劳减轻了。现在，她更加了解影响她健康的问题：麸质，并可以选择对自己的健康无害的食物了。

谷物还含有麸质蛋白。麸质可以使比萨饼和面包面团变得具有柔韧性和弹性，并给那些烘焙食品带来令人愉悦的质感。但是，一旦进入人体内，其效果就可能会变差。在一些遗传易感人群中，麸质蛋白可以引发肠道的严重免疫反应，从而使肠道周围的白细胞破坏肠壁的绒毛，这就形成了被称为乳糜泻的疾病。《世界胃肠病学组织实践指南》指出，健康人群中的乳糜泻患病率为1%，大多数人在出现症状之前并不知道自己对麸质蛋白有过敏反应，但此时麸质蛋白对肠道的伤害已经造成。

对于患有乳糜泻的患者，隐藏的危险并不是肠道损害，而是可能由麸质反应引发的威胁生命的疾病，这些疾病包括自身免疫性疾病，例如皮炎、1型糖尿病、桥本甲状腺炎、类风湿关节炎、肾脏疾病以及多发性硬化症等。现在已知对麸质蛋白有反应的患者可以引起不同类型的癌症，包括恶性淋巴瘤（非霍奇金淋巴瘤和T细胞淋巴瘤）、小肠癌、大肠癌和口咽肿瘤。在第1章疾病剖析的"肠漏综合征与紧密连接"中介绍了这种疾病的机制。有关乳糜泻的更多信息，请参见第1章自身免疫性疾病部分。

临床注意事项：乳糜泻的唯一确定性指标是IgA组织转谷氨酰胺酶或IgA肌内膜抗体升高和小肠活检以确认绒毛的损伤。有关更多信息，请参见第8章，检测疾病的状态。

无麸质蛋白的陷阱

现在人们对麸质蛋白的危害已经众所周知，以致于许多烹调食物的书籍都会声明说这个食谱不含麸质蛋白那个食谱也不含麸质蛋白。但事实上研究人员和消费者都已经意识到许多食物都含有麸质，并因此会引起健康问题。出于这种趋势，食品公司开始跳入使用无（麸质蛋白）麸质食品的大潮中。

食品公司利用光鲜而动人的营销手段来掠夺我们，他们在利用最新的食品潮流并利用我们的健康问题，让我们购买他们的产品，"无麸质"是当前食品的主要营销策略。是的，如果你对麸质敏感，则必须避免使用，但要提防程式驱动的营销策略。不要仅仅因为食品包装说明有"无麸质"就购买该食品，而要仔细阅读标签。食品公司会添加一些食品添加剂，包括大豆卵磷脂和其他使食品具有耐嚼性和黏性的乳化剂，以模仿出麸质蛋白产生出来的质感。这些公司还会添加很多精制糖和脂肪，如果这些糖和脂肪食用过多则会危害身体健康。

谷物可分为精制谷物或全谷物。谷物精制后，通过筛分或研磨将每粒种子的麸皮和胚芽机械剥离，仅留下胚乳。麸皮在自然状态下是种子的保护性外层，其含有纤维。胚芽是种子发芽的部分，它含有维生素和矿物质。胚乳是种子的淀粉部分，可以被研磨成面粉。

然后将磨碎的谷物漂白并添加化学成分溴，这会增强溴化面粉制成面团的柔韧性。最后，将 B 族维生素和铁添加到面粉中，以部分补充在精炼过程中剔除出去的营养成分。即使如此，精制面粉和谷物仍缺乏营养素和纤维。精制面粉和谷物的实例包括白（通用）面粉、白米、全麦面粉、玉米面、小麦奶油、大米奶油。

精制谷物具有危害性，原因有以下几点：

- 不含纤维。
- 含大量的淀粉，导致血糖快速升高。
- 精制过程中添加化学物质。

- 精制过程中丢失许多营养素。

- 漂白使其颜色变白，或者添加人工调味剂和颜色以使其更漂亮和口感更好。

相比之下，全谷物是完整的种子，仍然含有麸皮和胚芽。由于全谷物没有经过精炼过程营养素基本上不被破坏，因此，与精制谷物和面粉相比，全谷物是更健康的选择。

我已经意识到很难从饮食中排除所有谷物，我也不会要求这样做。根据我阅读到的知识和观察，我发现糙米、野生米①和黑米；无麸质刀切燕麦；小米和藜麦的问题最少。这些谷物的制备涉及浸泡和煮沸，有助于分解肌醇六磷酸和其他可阻止营养吸收的化学物质。即使这样，还是要少吃谷物。在第三部分中，我将介绍一些超级美味的食谱，其中包括糙米、糙米面食、糙米饼干、藜麦和刀切燕麦。

但是，根据当前的研究，我建议不要食用精制面粉或精制谷物或含有这些面粉或谷物的食品（好吧，也许偶尔吃一块饼干，或者在生日那天吃一块生日蛋糕，都不要太担心。偶尔吃垃圾食品与将其作为日常饮食每天或每周进食是不同的）。当然，如果有自身免疫问题，或者在吃谷物时遇到有消化问题，请绝对远离含有麸质的精制和全谷物。

🎓 **Z博士提示：**

> 麸质已严重破坏了数百万人的健康，也是目前已知研究最多的可引起自身免疫性疾病的蛋白质。然而，它并不是唯一与自身免疫性疾病相关的蛋白质。如果饮食已剔除麸质，而自身免疫性疾病状况没有改善或仅略有改善，那么可能是其他蛋白质引起与麸质相同的免疫反应，这种现象称为交叉反应。在《食品与营养科学》上发布的数据显示，牛奶中发现的蛋白质（包括噬酪蛋白、乳清蛋白和酪蛋白）、牛奶巧克力、酵母、燕麦、玉米、小米、速溶咖啡和大米都可能与麸质发生交叉反应。如果有自身免疫功能障碍或其他一些免疫问题，最好也剔除这些可能引起交叉反应的食物。

---

① 野生米：也称为加拿大稻米、印度稻米或水燕麦，它主要生长在小湖和水流缓慢的浅水中。其外皮有嚼劲，内层谷物柔嫩，略带植物味。

二、乳制品

长期以来，人们一直认为牛奶是骨骼中钙的最佳来源。有一则广告曾经说过"对身体有益"，我们在学校的午餐中可以喝到它，我们可以将饼干浸入其中，甚至添加糖和食用色素以创造出新的风味食品。像超人一样，这类食品已经成为美国文化的主食，而这种标志性的食品来源就是：牛奶。

母乳具有一些非常好的特性。在添加固体食物之前，母乳是发育中新生儿的主要食物来源，除基本营养素外，母乳还包含生长因子、抗菌素（消灭病毒和细菌）、细胞因子和激素。但是在婴儿期之后，我们喝的牛奶不是人类母乳，而是喝其他种类动物的乳汁，这是不正常的。我们人类是唯一在断奶后喝牛奶的哺乳动物，而不是我们人类的乳汁。

以下是我们不应该喝牛奶的一些理由。牛奶中蛋白质的含量大约是人母乳中蛋白质的 3 倍，牛奶中的蛋白质成分可适合于重达 1 320 磅（598.8 千克）的"小牛"，我不知道是否有 1 320 磅（598.8 千克）重的人类。牛乳和人母乳都含有酪蛋白和乳清蛋白，但是牛奶中酪蛋白与乳清的比例通常为 80∶20，而人母乳中的比例约为 40∶60。牛奶中酪蛋白含量高与人类的许多健康问题有关，特别是过敏和 1 型糖尿病。

越来越多的研究得出相同的结论：牛奶对身体有害。根据发表在《医学假说》《美国临床营养学杂志》《癌症流行病学》和《生物标记与预防》杂志上的研究报告结果，乳制品与乳腺癌、结肠直肠癌和前列腺癌联系在一起。美国儿科学会现在建议，婴儿在出生后的第一年不要喝牛奶。研究发现，给婴儿喝牛奶可能会导致免疫系统攻击人体，从而造成 1 型糖尿病等疾病。

如果仍然不能说服你自己，请再这样考虑：大多数牛奶都含有微量的激素和抗生素。你是否知道牛奶甚至有机牛奶都含有白细胞（脓液）？当母牛的乳房因接触挤奶机和人的手而受到感染时，白细胞则涌入乳房以抵抗感染。这些白细胞污染我们喝的牛奶。真的是这样的！乳制品行业监视牛奶中的白细胞数量，但称其为"体细胞计数"（并非称为脓细胞计数。白细胞吞噬了被感染的细菌以后就会变成脓细胞——译者注），这是对奶牛感染水平的一种评估标准。

布雷特的故事

年轻的公司职员布雷特其结肠有炎症，被诊断为结肠炎，并且他常常会出现疼痛伴虚弱，便血和疲劳感。他害怕离开家，并且总是靠近洗手间以应付紧急情况出现，他最大的伤痛就是无法坐在体育场观看他最喜欢的棒球队或橄榄球队的比赛。家庭医生没有提供任何解决的方案，只能给予类固醇和超强的抗炎症药物来缓解症状，这些药物的副作用使他感到疲倦。经过我的首次咨询之后，他立即从饮食中剔除了含有麸质的谷物以及所有乳制品，包括牛奶和奶酪。他不是很喜欢蔬菜，但他同意每天吃4~5份蔬菜，为了缓解肠道中的炎症，我推荐他服用氨基酸谷氨酰胺粉、鱼油补充剂和抗炎益生菌。我们每2周进行一次交流，讨论他的健康状况和结肠炎的变化。两个月后，布雷特欣喜若狂地来到我的办公室，告诉我他已经停止服用强效药物，几乎没有结肠炎的症状。真是棒极了！

一个家庭的故事

我正在为一个家庭治疗一系列身体疾病，这些疾病主要来自体力活动和体育锻炼。最小的儿子山姆在读高中时，由于慢性臀部和腿部的疼痛，很难度过他的足球季。经过彻底检查，我发现他的臀部和腿部疼痛的原因是髋屈肌虚弱。我对他进行了脊椎按摩治疗，并规定他每天在家中进行的针对性锻炼。经过仅仅六次的就诊处理，他的痛苦就消失了，生活又恢复到正常。他的母亲莉亚对儿子的治疗效果感到非常满意，想让我帮助她的小女儿尼娜，尼娜的胳膊和腿都有湿疹的困扰，我建议她从饮食中剔除乳制品，代之以大米奶或杏仁奶（这两种乳品不含牛奶——译者注）。几个月后，莉亚欣喜若狂地告诉我说尼娜的湿疹已经消除，山姆再没有臀部和腿部疼痛。

乳制品是由哺乳动物的乳汁生产制作的，或食品中含有哺乳动物的乳汁成分，这包括牛奶、水牛奶、山羊奶和绵羊奶。属于乳制品类别的食品包括：

- 牛奶
- 奶油
- 起司
- 黄油
- 培养乳制品，比如酸奶、干酪、酸奶油和蘸酱
- 冷冻甜品，比如冰淇淋
- 乳蛋糕
- 布丁

乳制品行业希望我们喝牛奶和吃奶酪，因为那是他们的生意，快餐公司希望我们吃油炸食品，而烟草公司希望我们继续吸烟。奇怪的是，如果我递给你一杯人母乳添加到你的咖啡中，我相信你会感到歇斯底里，但是对成千上万的人来说，从怀孕的母牛那里喝牛奶却是正常的事情。

等一下！钙呢？多年来，乳制品行业给我们洗脑，使我们认为必须喝牛奶才能获取钙。但是，目前的研究表明，很少有证据支持这一宣传论点……。《儿科学》杂志上一篇论文的作者回顾了有关乳制品消耗量、高钙摄入和骨矿物质密度的群体研究报告。他们发现，牛奶和乳制品中的高钙摄入量对儿童的骨骼矿化没有影响。其他研究表明，尽管美国是乳制品的最高消费国之一，但其骨质疏松症和骨折的发生率也很高。根据《护士健康研究》报告，一项群体研究追踪了 77 761 名 32~59 岁妇女 12 年的经历，与很少喝牛奶或不喝牛奶的妇女相比，食用乳制品妇女的骨折则明显增加。

牛奶对身体有害。深绿色蔬菜和健康的蛋白质是钙的更好来源。你可以进食乳制品吗？不，即使是普通的冰淇淋、奶酪或普通的酸奶都不要吃。请再次阅读一下前面的段落，我知道这些与我们被灌输的所有相关知识背道而驰，但这是事实。好的一点是，食品工业抓住了机遇，并提供了含有更多营养素和口味更好的牛奶和羊奶的替代品，后者包括大米奶、杏仁奶和椰奶。大米奶和杏仁奶加在刀切的薄片的燕麦、蛋白奶昔和冰沙中味道美极了。椰奶和杏仁奶也是极好的咖啡伴侣，也可把它制成超级美味的冰淇淋和酸奶。（但这并不意味着我们一点都不能进食乳制品）。

三、糖——并不是那么的"甜美"

在本章的前面，我们已经了解了不同的糖是如何代谢的。精制糖（蔗糖）和合成糖（高果糖玉米糖浆）是加工食品中非常常见的食品添加剂。蔗糖有不同的别用名：食糖（table sugar）、白糖和蔗糖。食糖完全缺乏营养，并且含很高的卡路里。如果使用量过大，蔗糖则可以作为防腐剂，因此几乎在所有烘焙食品，甜点和垃圾食品中都可以找到它。换句话说，随着你持续发胖，食品工业产品的保质期会更长。不用说，糖精、甜蜜素和阿斯巴甜等人造甜味剂是不可接受的替代品。

像蔗糖一样，高果糖玉米糖浆（high-fructose corn sweetener，HFCS）也没有纤维，这会使人体更快地吸收利用它。事实证明，食用蔗糖和高果糖玉米糖浆有助于引起心脏病、糖尿病和肥胖症以及许多其他严重的健康问题。这些糖还会引起内脏脂肪的堆积，无论男女，这些内脏脂肪都会引起异常升高的雌激素水平和C反应蛋白水平，C反应蛋白水平的升高表明我们的体内脂肪已经变得有毒性。内脏脂肪也会增加患糖尿病、心脏病和某些癌症的风险。

我们大家不要忘记糖对血管的不良影响。含有精制的白色的碳水化合物（糖）的饮食很可能导致2型糖尿病的发作。胰岛素是一种有助于葡萄糖（血糖）进入细胞以获取能量的激素，长期食用精制糖会导致细胞排斥来自胰岛素的信号。我们可能熟悉胰岛素抵抗，胰岛素抵抗是频繁出现高血糖时发生的。最终，细胞对来自胰岛素的信号失去反应，这种不足的胰岛素信号反应导致慢性高血糖！这种疾病被称为2型糖尿病。

糖尿病与动脉粥样硬化、冠状动脉疾病和其他心血管功能障碍相关。发表在《美国临床营养学杂志》的数据表明，饮食中富含精制碳水化合物会增加患冠心病的风险。发表在《医学生物化学杂志》的研究发现，胰岛素会减少一氧化氮的产生，而高血糖会损害血管内皮，从而进一步降低一氧化氮的产生。一氧化氮的产生减少和功能降低是动脉粥样硬化发生发展的关键步骤。

动脉粥样硬化占所有糖尿病（尤其是2型糖尿病）死亡人数的80%。发表在《心血管糖尿病学》和《脂质研究》杂志的数据表明，高血糖会引起血管本身的变化，从而促进动脉粥样硬化，这些改变包括对脂肪和蛋白质的伤害（糖基化）、LDL的氧化、炎症和组织损伤。动脉粥样硬化病变是在动脉壁的局部形成斑块，

HDL 具有从动脉粥样硬化病变（斑块）中移除多余胆固醇的能力，糖尿病会降低 HDL 的这种能力。这就是为什么动脉粥样硬化和冠状动脉疾病的最大诱因是加工饮食。加工肉类、反式脂肪和精制糖似乎对心血管系统的损害最大。糖有许多不同的名字，请阅读标签，避免食用的食物含有以下成分：大麦芽、黑带糖蜜、红糖、蔗糖、果糖、玉米甜味剂、玉米糖浆、枣糖、糊精、右旋糖、d-甘露糖、干燥甘蔗汁粉、果汁浓缩汁、葡萄糖、高果糖玉米糖浆（HFCS）、蜂蜜、乳糖、麦芽糖浆、麦芽糖糊精、麦芽糖、枫糖浆、糖蜜、原糖、糖浆、食糖、散沙糖（果糖可以天然存在于水果中，也可以少量添加到食品中）。

凯伦的故事

凯伦最初来找我治疗她的头晕、高胆固醇和高 LDL 蛋白水平。我建议她改变生活方式，凯伦的血脂恢复了正常水平，她感到非常的高兴。但是几个月后，她惊慌失措地返回来告诉我说："Z 博士，我的胆固醇和低密度脂蛋白水平再次升高，现在发生了什么问题？"

在询问了她的生活方式变化后，她告诉我："我的身体状态转变以后，又开始吃饼干、蛋糕、派饼和冰淇淋。"当我问她为什么她又走上了不健康的轨道，她的回答是："我觉得已经摆脱了头晕、高胆固醇、高 LDL 蛋白质水平的困扰，所以我还是忍不住继续'暴饮暴食'；我吃了以后也没有感觉到不舒服，所以'美食'的诱惑使我继续吃这些东西，尽管我知道那些都是不健康的食物"。她给我们提出了一个很有趣的观点：许多人的思维定势仅仅出于口味好恶来进食。也许认为自己会永不生病，所以有些人将健康的极限水平界限不断推高，直到生病和死亡的边缘。这难道不像是一个不懂事的小孩子，由于自己的"无知"，"无忧无虑"地将不计后果的行为界限推到极其危险的边缘吗？

凯伦知道了高糖、精制的垃圾食品使她的血脂升高，所以她立刻把饮食结构返回到了健康饮食状态，包括蛋白质、健康的脂肪以及绿色和其他鲜艳的蔬菜。用健康的含糖少的水果和淀粉类蔬菜代替加工的简单糖类。在接下来的几个月中，凯伦对糖的渴望消失了，她的胆固醇和低密度脂蛋白（LDL）水平恢复到正常。

血糖指数： 血糖指数（glycemic index，GI）是进食某种食物时反映人体血糖水平的一个非常有用的指标。GI 值是对进食食物后每克碳水化合物所增加血糖（葡萄糖）的评估值。在此评级系统中，单纯的葡萄糖的 GI 值为 100。在消化过程中快速分解的碳水化合物的血糖指数较高，而分解速度较慢的碳水化合物则具有较低的血糖指数。以下是两者之间的主要区别：

- 低 GI 值表示饭后血糖水平上升幅度较小。
- 低 GI 饮食可以帮助我们减轻体重。
- 低 GI 饮食可以提高人体对胰岛素的敏感性。
- 低 GI 饮食可以帮助控制糖尿病。
- 低 GI 食物可帮我们维持较长时间的饱腹感。
- 低 GI 饮食可以延长身体耐力。
- 高 GI 食物有助于运动后补充碳水化合物。

血糖指数范围

低 GI ≤ 55	55 ≤ 中 GI ≤ 69	高 GI ≥ 70

如果我们食用血糖指数高的食物，这些食物则会被迅速消化，我们的血糖会迅速升高，高而快的血糖水平激发高胰岛素水平，而胰岛素会驱动慢性疾病并使我们发胖。

食物的 GI 值越高，血糖反应就会越高，例如：西瓜的血糖指数为 70，这是一个很高的值，吃西瓜会引起较高的血糖反应。蘑菇的血糖指数较低，为 10，因此不会使血糖升高过多或过快。

如前所述，增加血糖的食物也会增加胰岛素水平。高血糖指数食物的问题在于它们会导致胰岛素快速升高，随后血糖迅速下降，这就是所谓的低血糖症，这就是食用精制碳水化合物和高糖食品后发生的典型的崩溃状态。

尽管有些食物的血糖指数很高，但不会引起相应的血糖反应。例如，胡萝卜的血糖指数很高，但却不像精制面粉制成的意大利面条那么快提高血糖。这是为什么？由于我们倾向于只吃少量的胡萝卜，因此血糖反应很小。同样，吃含纤维的食物将有助于减慢糖的吸收，会防止血糖快速升高，这与不含纤维的精制白面粉和糖截然不同，后者会导致血糖快速升高。

如果你有糖尿病或低血糖症等健康问题，或者你想减掉脂肪，请吃健康的食物并注意食物的血糖指数。请查看本章"个性化饮食"部分的食物清单以及第三部分菜谱的介绍。如果你有胰岛素抵抗或2型糖尿病等疾病并且血糖不容易控制的时候，请尽量远离如下高血糖指数水果，比如：香蕉、芒果、木瓜、菠萝和西瓜。建议在血糖控制好以前尽量远离这些水果。

🎓 Z博士提示：

令我感到惊讶的是很多患者试图用果汁代替完整的水果和蔬菜来帮助自己从疾病中康复。无论是从疾病中恢复，还是要减掉体内过多的脂肪，我都会定期给补充少量蔬菜汁，但这绝不能代替食用全食物。大自然母亲以恰当的果糖和纤维含量制造出全食物品形式的水果和蔬菜，果糖结合到纤维上在消化过程中被缓慢分解。缓慢的消化可防止果糖快速进入血液。果糖最终流入肝脏并被转化为储存的能量形式（糖原）。肝脏可以代谢大约20~25克而不会超负荷运转。如果通过饮用果汁和蔬菜榨汁，或通过垃圾食品和软饮料添加的高果糖玉米糖浆的方式摄入的果糖量超过20~25克的话，身体就会出现问题。当我们摄入过多的果糖时（如Jeff Bland博士所说，"果糖为药用剂量"），肝脏会不堪重负，进而导致甘油三酯（脂肪）和胰岛素的异常水平。这可能会导致严重的新陈代谢问题，并阻碍疾病康复重建。在营养指南中，吃4~5份水果和蔬菜是指吃完整的食物，而不是每天喝榨汁4~5次。如果决定榨汁，则榨汁的次数和量不宜过多。

其他的问题食物

除了上述的谷物、奶制品和糖是在疾病的恢复过程中应该尽量避免的食物以外，其他的食物包括大豆、部分氢化植物油和酒精也是有健康问题的食物，值得高度重视。

一、大豆

大豆常被吹捧为健康食品。但是，像谷物一样，大豆也含有植酸，这个化合物同样阻止营养素吸收。大豆还含有酶抑制剂，这些酶抑制剂可阻止消化蛋白质所需酶的作用。食用大豆类食品可导致蛋白质消化减少、腹胀和胃肠道不适。

也许你知道大豆有两种形式：发酵的和未发酵的大豆食品。你可能熟悉味噌、纳豆和豆豉等发酵大豆产品。发酵过程包括煮熟或浸泡大豆，然后用氯化镁处理。发酵可使大豆中的营养物质容易为身体所利用。在天然状态下，未发酵的大豆富含抗营养素物质，这些抗营养素与消化系统疾病、过敏、营养不良和免疫抑制有关。未发酵大豆食品包括豆腐、豆浆、大豆汉堡、大豆奶酪、大豆冰淇淋、毛豆（大豆）和大豆蛋白提取物（存在于许多蛋白粉和蛋白食品中）。

最后，在美国种植的所有大豆中，有90%经过了基因改造以抵抗除草剂比如农达。是的，化学公司巨头孟山都被允许以某种方式设计出抗除草剂的基因，该基因使大豆不受毒性除草剂的侵害。这样，抗除草剂（农达）的大豆耕作更加容易，大豆更加便宜了。需要注意的是：转基因生物（genetically modified organism，GMO）与不育症、婴儿出生体重低、先天缺陷、过敏以及其他许多健康问题有关。如果决定要吃发酵的大豆食品，那就吃吧。

二、部分氢化植物油

什么是部分氢化植物油？简而言之，把需要氢化精制的植物油，添加镍，并将其加热到高温，再向植物油中加入氢气，最后就形成氢化植物油，也就是所谓的合成反式脂肪。这样做的目的是什么？加工食品工业将这个"有毒"的物质放入食品中，以延长食品的保质期。要知道他们关心的是利润，而不是人类的健康。

当氢化反式脂肪于 1902 年发明时，就成为第一个加入美国食品链的人造脂肪。根据美国心脏协会的说法，1911 年推出了 Crisco 蔬菜起酥油〔Crisco 是由美国 The J.M.Smucker Company 生产的起酥油品牌。该公司于 1911 年 6 月第一次推出完全由植物油（棉籽油）制成的起酥油。——译者注〕。第二次世界大战期间，由于对黄油进行定量配给，人造黄油的使用量迅速上升。1974 年发表在《美国食油化学家协会杂志》的一项研究估计，从 1937 年到 1972 年，反式脂肪的年消耗量占到 81%。哈佛大学公共卫生学院营养与流行病学系的数据表明，直到 1960 年左右，部分氢化植物油的使用量一直稳定增长，取代了美国饮食中的动物脂肪。

美国疾病控制中心（CDC）报告说，由于冠状动脉疾病导致的死亡在 20 世纪 60 年代中期达到顶峰，该统计数据与氢化植物油的最高消耗率相关。查看这些数据可以看到，在 1960 年前后当氢化反式脂肪的使用量最高时，冠状动脉疾病的死亡高峰也达到顶峰。同样，发表在《动脉粥样硬化》杂志上的数据显示，当氢化脂肪的使用量增加时，死亡率就会上升；同样，当反式脂肪的使用量下降时，死亡率也会下降。

部分氢化脂肪与冠状动脉疾病之间有什么联系？《动脉粥样硬化》《脂质研究杂志》和《营养年度评论》杂志发表的数据表明，氢化植物油在降低血中 HDL 的同时会升高血中 LDL、甘油三酯和脂蛋白 a。研究表明，氢化脂肪会增加全身动脉内的炎症，损害动脉内皮，并抑制环氧合酶（一种让血液流动自如所需的酶）。这对患者来说，这是人体动脉的一场噩梦。

毫不奇怪，已有结果显示出氢化脂肪会增加心脏骤停的次数。研究人员在《循环》和《美国临床营养杂志》发表的数据表明合成的反式脂肪会渗入到红细胞的细胞膜中，这会产生炎症，并最终增加心脏病猝死的发生率。

氢化反式脂肪的有害作用现已得到充分证明。2013 年 11 月 7 日的 FDA 网站上发表的声明中，初步认定氢化油对人类食用而言是不安全的。这是一个关键：如果 FDA "最终确定初步结论"认为氢化油 / 脂肪是"食品添加剂"且在食品中使用不安全，将要求加工食品行业找到合适的替代品。如果该认定通过，该行业将仍然处于宽限期，在此期间杂货店货架上还会提供含氢化脂肪的食物。

无论 FDA 的决定如何，从疾病中恢复的第一步就是先从饮食中消除这些有毒的和炎性的化合物。这可能很难，因为反式脂肪无处不在并且藏在我们可能不会想到的地方，包括：

- 面包、蛋糕、甜甜圈、饼干、松饼、馅饼派和其他烘焙食品，蛋糕粉、煎饼粉和其他粉状食物混合物
- 蛋糕、松饼和甜甜圈上的糖霜
- 精制面粉制成的饼干
- 花生酱（新鲜研磨的除外）
- 冷冻食品，包括冷冻烘焙产品
- 大多数以肉和鱼为基础的冷冻加工食品
- 炸薯条
- 奶油
- 人造黄油和蔬菜起酥油

- 土豆泥粉
- 炸玉米饼
- 可可粉
- 大多数谷物早餐
- 微波爆米花
- 许多零食薯条（马铃薯、玉米）
- 冷冻披萨、卷饼、冷冻零食
- 低脂冰淇淋
- 方便面
- 意大利面和酱汁混合物
- 宠物食品（难怪宠物正遭受与人类相同疾病的折磨和死亡）。

请注意，根据法律规定，标有"0 反式脂肪"的食品可以含有少量反式脂肪，请寻找标有"无反式脂肪"（"no trans fats" or "trans fat free"）的食品。这里有趣的是：天然的肉类和乳制品中含有一定量的天然存在的反式脂肪，这与有害的部分氢化反式脂肪不同，在肉类和乳制品中的反式脂肪不应该有问题，实际上，许多研究，包括一项在《营养进展》发表的研究得出的结论指出，摄取一定量的来自于反刍动物的反式脂肪并没有害处。

当我们的生活涉及加工食品时，我们应该避免罐装食品，除非该罐装食品不加糖、低钠／无盐或者是有机食品。当我们购买罐装食品时，请尽量寻找标有"不含 BPA"的罐装食品，因为 BPA 被涂在大多数的食品罐的内部并可以浸透到食品中。含有反式脂肪的加工食品通常还含有人造香料、食用染料和色素，建议大家尽量避免这些瘟疫般的食品。

三、肉、鸡蛋和鱼

避免使用工厂化农场饲养的牛肉、家禽和鸡蛋，因为这些农场使用谷物饲料、抗生素和激素。取而代之的是应该寻找那些没有抗生素或荷尔蒙饲养的食草牛肉，自由放养的家禽和有机的散养鸡蛋。池塘养殖的鱼类可能含有用于着色的石油染料，因此请寻找可持续的野生捕捞海鲜。最后，腌制肉（熟食、香肠、培根）可能含有硝酸盐，因此请寻找不含防腐剂或糖的有机类型的相关食物。

购物前／饮食前先阅读食物标签

为了使自己从疾病中恢复，预防复发并减掉体内脂肪，我们必须远离经过高度加工的、营养素裸露的［指那些口感好，简单易得，让我们感觉到吃起来很愉悦的食物，比如，吃过季的苹果，含有苹果的食品，非有机的苹果，苹果加工品（罐头、苹果干、苹果汁）等等都不如吃应季的有机苹果。前者就是营养裸露的食物，营养价值低——译者注］，"食品形状"食物（把一些可食用的东西做成食物形状而已，不一定有相应的营养价值——译者注），这些食物会干扰我们的身体康复。

食物加工和"食品形状"食物在加工过程中将纤维、维生素和矿物质从食物中剔除，使其成为缺乏营养素的空壳。食品公司必须强化（添加某些维生素）以使这些食品易于消费，这些公司还添加了隐藏的有害的脂肪、盐和糖，以延长保质期并改善其口味。我们应该接受培训，不但要学会阅读食物标签的顶部（包括卡路里、脂肪、盐、糖和蛋白质），更要学会阅读标签的重要部分：食物的配料。许多包装食品中都将垃圾成分隐藏在配料中。

大家都知道要吃什么吗？能否识别标注标签上的所有成分吗？那些成分是天然的还是合成的？知道它们都是什么吗？想知道我们所吃的到底是什么，唯一的好办法就是阅读整个标签，包括配料，而不仅仅是标签的顶部，如果不熟悉它们，则应该查找它们的具体内容，如果还难以做到，那就避免食用我们还不能识别的食物。

阅读标签时，要看以下内容：

糖：在标签的顶部，查看列出了多少克糖。查看配料部分，看是否在前三种成分中有糖（请参见本章"三种食物杀手"部分中"糖，并不是甜蜜的"有关的营养标签上糖的别名列表）。提示，4克糖相等于1茶匙。

脂肪：在标签顶部，表示总脂肪克数，然后是不同类型脂肪的详细数量。单不饱和脂肪和多不饱和脂肪是健康的脂肪。饱和脂肪（在草食牛肉等动物性食品和椰子等植物性食品中发现的脂肪）也很健康。但是，请避免使用反式脂肪（如果需要进一步了解原因，请参考本章中"其他的问题食物"部分）。查看配料列表，如果看到氢化或部分氢化的字眼，请勿购买，那些都是反式脂肪。当心被列为"植物油"的成分，该成分容易被氧化，对我们的健康有害。

盐：盐是一种由钠和氯化物制成的矿物质；两者对身体健康至关重要。但是，在许多加工食品中使用的盐是加工盐。很多时候包装食品中的钠都是来自于味精，这对我们的健康有害（请参阅本章中"微量元素与重建"部分关于钠的讲解部分）。为了确定食物中的钠含量是否过高，以下是我推荐的公式：一份食物中的钠含量（以毫克计）不应超过卡路里的数量。

人工香料和色素：远离有毒、非天然的食用色素和调味剂。许多合成食品用色素是由石油化工产品（以石油为基础）制成的。我们为什么要吃那些标有人工合成的东西？

这是否就意味着我们不能吃包装类的食物？不是。在选择包装食品或加工食品时，请寻找那些我们能识别并能明确的"可疑"成分少（5种或5种以内）的食品比较理想。请记住，购物时，请在食品店的周围转转看，在那里你也许将会找到完整的，未加工的真正好食品，并绕过乳制品区。还要记住，全食物是没有食物标签或多种配料列表的。（1个）苹果的配料成分列表是什么？答案：苹果。

四、酒精和营养缺乏症

在为人们提供营养方面的咨询时，最常见的问题是"酒精问题该怎么处理？"我知道应该告诉你不应该喝酒否则会产生抗性。如果要从严重的健康问题中恢复过来，我会建议放弃它。但我并不是说都不能偶尔喝一杯，如果每晚都喝一杯红酒或几杯啤酒，则应考虑将酒戒掉。当然，这最终是你自己的决定。为了帮助你，我将向你提供有关饮酒的一些事实，然后由你自己做决定。

酒精（酒、啤酒或烈酒中的乙醇）不仅是休闲娱乐的头号"药物"和肝硬化的第一大病因，而且在美国也是营养素吸收不良和营养缺乏的主要原因之一。酒精会引起维生素 A、B_1、B_6、叶酸、镁、钾和锌的吸收不良，同时也是利尿剂，导致水分和电解质流失。饮酒可能引起的健康问题包括胰腺炎、肝硬化、脂肪肝、出血性中风、胃肠道疾病、四肢肌肉萎缩。增加食道癌、胃癌、小肠癌、结肠癌和膀胱癌以及对雌激素敏感的乳腺癌的风险，由于饮酒和吸烟的协同作用，肺癌也是主要风险之一。饮酒还会增加痛风的易感性。

当我们喝酒时，体内的酶会将酒中所含的乙醇转化为乙醛，这种化合物比乙醇本身毒性更大。乙醛会损害肝脏并引起自由基损害，并具有宿醉效应（饮酒过量引起的严重头痛或其他后遗症——译者注）。乙醛还会引起面部潮红和皮肤斑点，包括在"酒鬼"的鼻子上常见的淡红色／紫色。

乙醇还会破坏体内的多种代谢途径，从而影响我们的身体构成成分。它会导致肌肉消瘦和体内脂肪增加，我们可能比较熟悉饮酒与不健康饮食之间的联系，通常喝酒或鸡尾酒同时还会吃奶酪、饼干、面包和／或油炸食品。随着醉酒，我们开始不再在乎吃什么和吃多少。这两种情况都会增加卡路里和糖的摄入量，从而导致人体产生更多的脂肪。其次，喝一种以上的酒精饮料所产生的卡路里要多于睡觉前可能燃烧了的卡路里，导致我们将这些多余的卡路里转化为脂肪存储于体内。

饮酒也会非常影响机体燃烧脂肪的方式。在体内，乙醛会迅速转化为乙酸盐，这是一种短链脂肪酸，人体会利用它来补充能量。但是，当机体燃烧乙酸盐以获取能量时，我们的身体将会保存原有脂肪，必要时将其转化为燃料被利用。

一天中的什么时间喝酒也是一个重要因素。大多数人在晚上喝酒。晚餐前、晚餐中或晚餐后喝酒会增加脂肪的合成过程。如果你习惯于晚上喝酒，并且似乎无法摆脱腹部胀气，则需要重新认真考虑喝鸡尾酒的问题。

第二个和第三个最常见的问题是"巧克力怎么样？"和"咖啡因又如何呢？"食用巧克力和咖啡因对健康有一定的好处。

黑巧克力是抗氧化剂、多酚、黄烷醇和儿茶素的良好来源。黄烷醇可以刺激动脉内皮细胞，产生一氧化氮（一种调节血压的气体）。黑巧克力中的可可可以保护LDL免受自由基的氧化，从而减少动脉粥样硬化和心脏病的发生，黑巧克力中的可可还可以改善精神障碍患者的认知功能。吃少量黑巧克力（几个正方块，或大约31克）会提供机体营养纤维和矿物质，包括铁、镁、锰和铜。

购买巧克力时，请注意：许多出售的巧克力都是有问题的。所以要选择可可含量达70%或更高的优质有机黑巧克力，不要选择牛奶巧克力。记住，只吃几个小方块对健康有好处，不要一次吃掉整个巧克力。

如果每天喝一两杯咖啡，那么就不会感到疲惫。除了美味和令人满足的日常习惯外，一杯咖啡和其中所含的咖啡因也对健康有益。咖啡因可减少疲劳，改善记忆力和认知功能，帮助燃烧体内脂肪作为体内燃料而被利用，还可以预防2型糖尿病和抑郁症。咖啡是抗氧化剂和B族维生素的良好来源。但是，过多的咖啡因，比如6个小时内超过3杯咖啡，会导致血压升高、神经质、失眠、胃部不适、心跳加快和抖动。喝咖啡时，最好避免添加令人讨厌且不健康的调味糖浆、糖、乳脂和人造奶精以及调味剂。我建议使用一点不加糖的杏仁奶或椰奶，或者就是喝不加奶的咖啡。

135

食品及其替代品

现用食品	替代食品
乳制品（来自于牛、山羊和绵羊等）	
牛奶	杏仁奶、椰奶
酸奶	用椰奶、杏仁奶或米奶制成的酸奶
奶油	椰子奶精（不加糖） 椰子奶油 杏仁奶用米粉增稠
奶酪	乳制品（不含奶酪）
黄油	牛油果黄油和葡萄籽油用于高温烹饪；橄榄油和其他调味品（参见本表中的食用油和脂肪）
冰淇淋	由椰奶、杏仁奶或米奶制成的冰淇淋
甜味剂	
天然甜味剂包括： 糖（蔗糖、棕色、原始糖） 蒸发干燥的蔗糖 右旋葡萄糖 葡萄糖 蔗糖 玉米糖浆 高果糖玉米糖浆 枫糖浆 麦芽糊精 糖醇（赤藓糖醇、麦芽糖醇、甘露糖醇）	**用少量：** 龙舌兰糖浆 可可椰子糖 果糖（来自整个新鲜水果或干果） 蜂蜜（仅限有机蜂蜜）
人造甜味剂，包括： 天冬甜素（相当于 NutraSweet） 糖精（Sweet'N Low） 甜蜜素（splenda）	甜叶菊（stevia，sweet leaf）

现用食品	替代食品
谷物	
小麦 黑麦 大麦 燕麦（快餐） 玉米 由上述谷物制成的产品，包括意大利面和烘焙食品	糙米 糙米面食 野生大米 藜麦 燕麦（刀切） 杏仁粉 椰子粉
食用油类和脂肪类	
氢化和部分氢化油 玉米油 豆油 棉籽油 葵花籽油 加工植物油 起酥油 猪油 黄油	牛油果油（用于高温烹饪和调味） 橄榄油（用于沙拉和调味料） 椰子油（用于烘烤） 坚果油（例如杏仁和核桃仁，调味） 葡萄籽油（用于高温烹饪）
食盐	
精制盐	海盐 粉红色喜马拉雅盐 粗盐（不含添加剂）
调味品	
任何含有糖、防腐剂、高果糖玉米糖浆或人造色素的调味品	番茄酱（用龙舌兰加糖制成） 番茄酱（仅用番茄和盐制成） 乌梅醋（参见第三部分"晚餐"中炖鸡肉蔬菜的最后的注释） 酱油 无麸质酱油

热量需求

现在，我们对吃什么有了基本的了解，接下来让我们谈谈应该吃多少。为了减少脂肪，我们必须知道每天需要多少卡路里。在下面的段落中，我给你提供了一个公式，根据你的特定代谢状态和活动水平来确定应该吃的食物量。就像定制的西服、衣服或鞋子一样，该公式为我们提供了一种方法，可以帮助我们计算出我们需要多少食物（真正的营养需求），从而才能从疾病中恢复并防止疾病复发。该公式和计算的结果也将会让我们知道摄入多少卡路里就能减掉脂肪，保持或增加肌肉所需。该过程可以帮助我们定制食物计划。

要弄清楚每天减肥需要多少卡路里，需要计算基础代谢率（basal metabolic rate，BMR），即身体完全处于静止状态时，在 24 小时内燃烧的卡路里数。

一、基础代谢率（BMR）计算（来自 HARRIS-BENEDICT 方程）

女：10 × 体重（千克）+ 6.25 × 身高（厘米）–5 × 年龄（年）–161

男：10 × 体重（千克）+6.25 × 身高（厘米）–5 × 年龄（年）+5

我将以自己为例。我今年50岁，身高183厘米，体重88千克。使用以上公式，我的 BMR 为：

$$10 × 88+6.25 × 183–5 × 50+5=880+1\ 143.8–250+5=1\ 778.8$$

因此，即使整天躺在床上，我的身体也会在 24 小时内燃烧 1 778.8 卡（7.4 千焦耳）。你自己尝试一下输入你的相关数据，看看会得到多少。

二、活动因子计算

确定了 BMR 后，必须确定自己的活跃程度，将其称为活动因子（因为不同的个体活动不同，所以需要一个调整系数来计算他 / 她的总代谢率，这个系数我们称作活动因子——译者注）。为什么必须有这个因子？无论是久坐还是活跃的运动，都会燃烧卡路里，只是速度的不同。下表提供了一些不同活动级别的活动因子。如果某种活动方式的活动级别不在列表中，就需寻找类似的活动内容替代，计算自己的活动因子。

活动强度分级

久坐或非常轻微的活动：静坐的活动（比如操作计算机、阅读、接听电话、驾驶开车），每天步行 / 站立约 2 个小时	使用 BMR 数值
轻度活动：全天行走，站立的活动（教学，零售工作），打高尔夫球，做轻度家务	1.2
中等活动：快步走，做家务，园艺，移动轻的物品，骑自行车，举重	1.3
剧烈活动：跳舞，滑雪，体力劳动（建筑，搬运货物，道路工程），跑步；全天很少坐下来	1.5
极限运动：耐力训练，网球，游泳，长途骑行 / 跑步，团体运动（足球、橄榄球、篮球）	1.7

继续用我自己的例子：我每天在我的诊所走 6~8 个小时，每周工作 4~5 天，每隔一天进行 40 分钟的举重训练，隔几天做 20 分钟的短期高强度运动锻炼（HIIT），由于忙于工作，有时会错过一两天。我将活动强度水平分级归为剧烈运动级（1.5）。

总代谢率（TMR）计算是 BMR 乘以活动因子。这就是作为基本的卡路里数量。就我而言，应该是：

1 778.8（我的 BMR 值）× 1.5（我的活动因子）=2 668.2（这是我的身体一天所燃烧的总卡路里数）

根据这个数字，来确定要减去多少卡路里才能开始消除体内脂肪。因此，需要计算体内脂肪百分比。

三、体脂肪百分比计算

有多种测量身体脂肪的方法。使用脚趾测量最精确，最具成本效益的方法是通过生物电阻抗进行测试。但是，为了大体了解自己的脂肪百分比，研究人员创建了一个公式，尽管它不能计算确切的百分比，但是它会指导我们正确减少体内脂肪和 / 或肌肉。该方程式称为杰克逊·波洛克（Jackson-Pollock）公式。

成人体脂 %=（1.61×BMI）+（0.13× 年龄）–（12.1× 性别值）–13.9
性别值：男 =1，女 =0

也可以购买一个体脂卡尺使用皮肤褶皱来测试体内脂肪。该方法是将身体的不同部位的皮肤和脂肪捏起来测量其厚度，并将大约 7 个测量值放入公式中再计算脂肪百分比。

计算出体内脂肪百分比后，请查看下面的表格，看看检测值所在的位置。一张图表是针对男性的，另一张是针对女性的。百分比所处的区间将表明是否处于健康的脂肪水平。对于 45 岁的女性，理想的身体脂肪百分比为 23~28，平均值为 29~34。

如图表所见，体内平均脂肪百分比随年龄增加而增加。随着年龄的增长，身体和代谢发生变化，从而增加体内脂肪。有时会在器官周围（内脏脂肪），皮肤下面（皮下脂肪），甚至在肌肉内部（肌肉内脂肪）会看到这种脂肪的增加。脂肪在肌肉内沉积的最大原因［被称为肌肉间脂肪组织（intermuscular adipose tissue，IMAT）］就是不活动。可以肯定地说，随着年龄的增长，人们的体育活动逐渐减少。《美国临床营养学杂志》上的一项研究指出，低运动量会阻止肌肉内脂肪燃烧，从而为脂肪在肌肉中积累创造了良好的环境。

脂肪百分比测量表（男）

年龄	瘦		理想		均值		高于均值										
18-20	2.0	3.9	6.2	8.5	10.5	12.5	14.3	16.0	17.5	18.9	20.2	21.3	22.3	23.1	23.8	24.3	24.9
21-25	2.5	4.9	7.3	9.5	11.6	13.6	15.4	17.0	18.6	20.0	21.2	22.3	23.3	24.2	24.9	25.4	25.8
26-30	3.5	6.0	8.4	10.6	12.7	14.6	16.4	18.1	19.6	21.0	22.3	23.4	24.4	25.2	25.9	26.5	26.9
31-35	4.5	7.1	9.4	11.7	13.7	15.7	17.5	19.2	20.7	22.1	23.4	24.5	25.5	26.3	27.0	27.5	28.0
36-40	5.6	8.1	10.5	12.7	14.8	16.8	18.6	20.2	21.8	23.2	24.4	25.6	26.5	27.4	28.1	28.6	29.0
41-45	6.7	9.2	11.5	13.8	15.9	17.8	19.6	21.3	22.8	24.7	25.5	26.6	27.6	28.4	29.1	29.7	30.1
46-50	7.7	10.2	12.6	14.8	16.9	18.9	20.7	22.4	23.9	25.3	26.6	27.7	28.7	29.5	30.2	30.7	31.2
51-55	8.8	11.3	13.7	15.9	18.0	20.0	21.8	23.4	25.0	26.4	27.6	28.7	29.7	30.6	31.2	31.8	32.2
≥56	9.9	12.4	14.7	17.0	19.1	21.0	22.8	24.5	26.0	27.4	28.7	29.8	30.8	31.6	32.3	32.9	33.3

脂肪百分比测量表（女）

年龄	瘦		理想		均值		高于均值										
18-20	11.3	13.5	15.7	17.7	19.7	21.5	23.2	24.8	26.3	27.7	29.0	30.2	31.3	32.3	33.1	33.9	34.6
21-25	11.9	14.2	16.3	18.4	20.3	22.1	23.8	25.5	27.0	28.4	29.6	30.8	31.9	32.9	33.8	34.5	35.2
26-30	12.5	14.8	16.9	19.0	20.9	22.7	24.5	26.1	27.6	29.0	30.3	31.5	32.5	33.5	34.4	35.2	35.8
31-35	13.2	15.4	17.6	19.6	21.5	23.4	25.1	26.7	28.2	29.6	30.9	32.1	33.2	34.1	35.0	35.8	36.4
36-40	13.8	16.0	18.2	20.2	22.2	24.0	25.7	27.3	28.8	30.2	31.5	32.7	33.8	34.8	35.6	36.4	37.0
41-45	14.4	16.7	18.8	20.8	22.8	24.6	26.3	27.9	29.4	30.8	32.1	33.3	34.4	35.4	36.3	37.0	37.7
46-50	15.0	17.3	19.4	21.5	23.4	25.2	26.9	28.6	30.1	31.5	32.8	34.0	35.0	36.0	36.9	37.6	38.3
51-50	15.6	17.9	20.0	22.1	24.0	25.9	27.6	29.2	30.7	32.1	33.4	34.6	35.6	36.6	37.5	38.3	38.9
≥56	16.3	18.5	20.7	22.7	24.6	26.5	28.2	29.8	31.3	32.7	34.0	35.2	36.2	37.1	38.1	38.9	39.5

四、减掉脂肪的调整计算

计算完 TMR 和体脂肪百分比后，就可以确定要从饮食中减少多少焦耳就能开始减少脂肪。使用下面的图表来确定要从 TMR 中减去多少卡路里。关键是不要严格限制卡路里。因为我们每天只减少少量的卡路里，所以身体不会释放皮质醇并被保存在脂肪。要明白，减脂是一个过程，而不是一个短期行为。

每个人的减脂需求是不同的。例如，如果某人 A 的体脂百分比大于 30，则减去 300~600 卡（1 255.65~2 511.3 焦耳）是适当的。如果某人 B 的体内脂肪百分比略有增加，那么同样减去 300~600 卡（1 255.65~2 511.3 焦耳）就太过激烈了。根据我们的新陈代谢率和体内脂肪百分比修改热量摄入，这样可以为我们量身定制饮食。

减掉脂肪分级调整表（男）

如果身体脂肪百分比在健康水平	不减卡路里
如果体内脂肪百分比增加	减去 200~500 卡路里（836.8~2 092.0 焦耳）
如果体内脂肪百分比超过 30%	减去 300~600 卡路里（1 255.65~2 511.3 焦耳）

减掉脂肪分级调整表（女）

如果身体脂肪百分比在健康水平	不减卡路里
如果体内脂肪百分比增加	减去 100~300 卡路里（418.4~1 255.65 焦耳）
如果体内脂肪百分比超过 30%	减去 300~500 卡路里（1 255.65~2 092.0 焦耳）

每日卡路里摄入量计算

现在，从 TMR 的数值中减除脂肪调整表中的卡路里，计算出每天需要吃多少卡路里。这就是每日热量摄入值。

计算每日热量摄入

基础代谢率（BMR）	
活动强度分级	×
总基础代谢率（TMR）	
减掉脂肪分级	−
每日热量摄入 *	=

* 这就是每天要吃的食物量。

142

Z博士的饮食建议

1. 无论如何都不要跳过早餐。根据发表在《美国临床营养学杂志》的研究，不吃早餐使我们发胖，不吃早餐会改变胰岛素与细胞的对话方式，会增加血糖，然后将其转化并存储为脂肪。因此，新的一天就从富含蛋白质和复合碳水化合物的早餐开始。查看第三部分的早餐创意设计与制作。

2. 记住每天要经常吃5~6餐。这样可以更好地控制血糖，增加新陈代谢，增加肌肉并消除脂肪。

3. 添加香料。添加健康香料使食物增添风味，使进餐愉快而美味。健康香料包括咖喱粉、芥末、姜、薄荷、罗勒、香芹、辣椒、小茴香和大蒜。请参阅本章个性化饮食中的"香料"与食物的搭配清单，其中包括家禽、牛肉、鱼、蛋、蔬菜、汤和炖菜等特定食物。

4. 每天喝6~8杯水。水将氧气和营养物质输送到细胞，使机体排毒，帮助调节体温，促进新陈代谢，使关节保湿，以及拥有其他上千种益处。我们大多数人都是"干的"，游走在脱水的边缘。我们全天不断流失水分，尤其是在温暖的月份出汗很多。不能通过喝咖啡或啤酒来代替水，含酒精和含咖啡因的饮料是利尿剂，反而会使我们失去更多的水分。发表在《新陈代谢》杂志上的研究发现，补充水分可以增加体内脂肪的燃烧。发表在《柳叶刀》杂志上的另一项研究中，研究人员发现增加饮水实际上会增加燃烧脂肪的酶的数量。《欧洲临床营养学杂志》上的一项研究重申了水对脂肪燃烧的影响。研究人员发现，当人体补充水分时，脂肪被燃烧，肌肉被保留。多饮用水绝对是可以持续脂肪减少和形成健康身体组成比例的必要条件。

5. 豆类是碳水化合物和蛋白质的极好来源，但不幸的是，有些人缺乏 α-半乳糖苷酶，而人体分解豆类和十字花科蔬菜（例如西蓝花、菜花、小圆白菜和卷心菜）则需要这种酶。所以，吃完这些食物后，肠道中的细菌会分解它们，并产生大量的二氧化碳和氢气。这会导致腹胀、胀气和腹部疼痛。解决这种不适的方法是服用含有 α-半乳糖苷酶的补充品。

我个人使用的补充剂是转化消化酶（digest from transformation enzymes），它含有 α - 半乳糖苷酶以及其他的消化酶类，可帮助分解豆类和十字花科蔬菜，从而防止出现不适症状。

6. 小心花生。即使没有花生过敏症，也要少吃。或者最好吃来源于树科坚果（花生实际上是属于豆类）和树科种子，包括核桃、澳洲坚果、山核桃、松子、开心果、腰果、杏仁、巴西坚果和南瓜籽。有花生过敏症的人可能由于以下两个原因之一而发生过敏。首先，花生含有一种称为凝集素的昆虫保护蛋白，这种蛋白质与其他在消化过程中分解的蛋白质不同，凝集素根本不会被消化，它们可以附着在有免疫细胞的小肠上，等待攻击我们食物中的入侵者和有害蛋白质。对某些人而言，吃花生会触发免疫系统攻击凝集素，引起内部战争，导致肠漏综合征、自身免疫性疾病和过敏等疾病的发生。其次，花生在土壤或恶劣的储存环境中储存时可能被黄曲霉菌污染，而导致黄曲霉菌感染。黄曲霉菌会释放出黄曲霉毒素，这种毒素不仅会致癌，还会引起与花生相关的过敏反应。

个性化饮食

与其他饮食计划相比，个性饮食计划有何新变化？是使我们变得更聪明，而不是更辛苦。个性化饮食计划让我们学会选择适合于自己的饮食，无论选择哪种饮食，都不会挨饿，更不会受到挫折而放弃。从长远的角度，将会看到这些改变将改善味觉口感以及我们的健康。

我会提供饮食范例，将展示 1 300 卡（5 441.15 焦耳）和 1 500 卡（6 278.25 焦耳）的食物配方的范例样本。查看这些范例，然后使用你自己选择的食物来填写本章"最佳饮食"中的膳食计划表。注意：每顿饭应含有蛋白质，一些碳水化合物，一些脂肪和许多非淀粉类蔬菜。你可以通过第三部分食谱中的卡路里计算出数值并填写到日常饮食计划中，也可以从我提供的清单中选择自己喜欢的食物来制作自己的餐点和小吃。分量及其各自食物的卡路里已经为你计算出来了，你只需要决定自己喜欢吃什么，根据你的生活方式，选择适合你的食物和食谱。如果想制作富含营养的美味佳肴，请转到第三部分，有些食谱需要花点时间做准备，有些食谱只需花费很少的时间，可以根据自己的实际情况来选择。最佳食物清单和食谱中的许多食物都是基本成品的食物。如果选择花时间准备的食谱，请充分利用时间多做一些留有剩余，以节省时间。有关其他的快速餐食建议，请参阅下面介绍的 Z 博士快餐。

食品佐料

餐饮	草药、香料和其他调味料
家禽	茴香、黑胡椒、豆蔻、辣椒、芹菜籽、香菜、咖喱、大蒜、姜、柠檬、墨角兰、芥末、洋葱粉、薄荷、辣椒粉、红辣椒片、鼠尾草、盐、开胃菜、百里香
牛肉	黑胡椒、辣椒、辣椒粉、咖喱粉、胡芦巴、大蒜、辣根、芥末、洋葱、薄荷、鼠尾草、盐、开胃菜
鱼／贝类	月桂叶、刺山柑、茴香、大蒜、辣根、柠檬、马郁兰、芥末、洋葱、香芹、迷迭香、藏红花、盐、龙蒿、百里香
炖汤类	月桂叶、芹菜籽、辣椒粉、香菜、小茴香、咖喱粉、大蒜、姜、辣根、马郁兰、芥末、肉豆蔻、洋葱、薄荷、香芹、藏红花、盐、酱油（不含有机麸质）、百里香
蛋类	紫苏、山罗卜、咖喱粉、茴香、洋葱、辣椒粉、胡椒、迷迭香、盐、龙蒿、百里香
蔬菜	紫苏、黑胡椒、豆蔻、芹菜籽、细香葱、香菜、小茴香、茴香、大蒜、姜、柠檬、薄荷、洋葱、香芹、盐、芝麻、百里香
麦片	多香果粉、大茴香、肉桂、丁香、可可粉（不加糖）、椰子、肉豆蔻、盐、香草

你也可以使用自己的食谱或其他来源的食谱，只要确保花点时间计算出它们的卡路里含量即可。你也可以使用营养数据网站（www.nutritiondata.self.com）等查找食谱中各个成分的卡路里数值，将其累加起来，然后将总卡路里除以份数即可获得每份食物所含的卡路里数据，将该数字添加到膳食计划工作表中。一开始，这种计算方法需要一些工作量，但它会让节食行动变得轻松而愉快。确保用健康的食物成分代替不健康的食物成分，以免摄入过多或错误的卡路里。例如，如果

习惯于吃普通的白面粉或小麦面食，则用糙米面食来代替；如果配方要求使用牛奶，请本节中的最佳食品列表中找出代替乳品的替代物。

当准备食物时，不要让自己过于严格，尝试着尽可能地使热卡接近你的日常卡路里需求就可以［例如，在 1 300 卡（5 441.15 焦耳）的饮食计划中，卡路里的总和约为 1 361 卡（5 700 焦耳）就可以了。但是，如果总新陈代谢率要求食用 1 300 卡（5 441.15 焦耳），那么要正好摄取 1 300 卡（5 441.15 焦耳）］，不要试图通过减少更多的卡路里来减少更多的脂肪。看起来好像要吃掉很多食物，但不要忘记我们所吃的食物营养丰富，卡路里低，所以，虽然饮食量可能比过去更多，但我们的饮食质量会更好。

白天多餐，晚上少吃。如果晚饭吃得太晚，我建议只吃一小块蛋白质和丰盛的蔬菜。如果晚上饿了，请吃一些热量少但营养素丰富的蔬菜。请记住，不要在睡觉时往体内储存脂肪，所以，晚上不要吃增加胰岛素的食物，坚持食用非淀粉类蔬菜，例如小圆白菜、甜椒或黄瓜以满足饥饿感即可。

每日膳食计划 ［范例 1］

1 300 卡（5 441.15 焦耳）

早餐 蛋白质：2 个鸡蛋 碳水化合物：1/2 个甘薯 脂肪：1 茶匙牛油果油 其他食物：1 份不含淀粉的蔬菜、1 杯蓝莓	新的一天从蛋白质开始：鸡蛋、素食汉堡、鸡肉 添加一些不同的碳水化合物，一些脂肪和非淀粉类蔬菜，包括一个水果
加餐 10 个杏仁 1 个中等大小的苹果 1/2 杯切碎的胡萝卜	8~10 个杏仁 加餐不要吃太多
午餐 蛋白质：3~4 盎司（93.3~124.4 克）鸡肉 碳水化合物：1/2 杯糙米加黑豆 脂肪：1/4 个牛油果 其他食物：1 份不含淀粉的蔬菜	选择另一种蛋白质：鸡肉汉堡、鸡肉沙拉或蔬菜沙拉加鸡肉和 1/4 个牛油果（2 份）。再加一些非淀粉类蔬菜和豆类
加餐 6~8 块糙米饼干 1/4 杯鹰嘴豆泥	切记：天黑前先吃掉大部分含卡路里的食物

晚餐 蛋白质：3~4 盎司（93.3~124.4 克）鱼 碳水化合物：1/2 杯小扁豆汤 脂肪：1 茶匙橄榄油 其他食物：1 份不含淀粉的蔬菜	这是一天中比较晚些的时候，要减少卡路里消耗
加餐 不含淀粉的蔬菜 凉茶	如果晚餐后饿了，可以吃半个黄瓜或红甜椒

每日膳食计划　［范例 2］

1 300 卡（5 441.15 焦耳）

早餐 炒鸡蛋和西红柿干（见第三部分的早餐） 1/2 杯草莓和 1/2 杯蓝莓 1/2 杯烤小圆白菜 （见第三部分配菜章节）	鸡蛋和晒干的番茄可提供 318 卡（1 330.99 焦耳）。浆果约有 75 卡（313.91 焦耳）。晒干的西红柿用来炒鸡蛋的油会增加一些脂肪
加餐 1 个中等大小苹果 6~8 盎司（186.6~248.8 克）鲜泡无糖绿茶	一个苹果含 70 卡（292.98 焦耳），而茶则没有卡路里。绿茶是很好的燃烧脂肪的利器
午餐 鸡肉酱（见第三部分晚餐中后数第二道菜） 混合蔬菜沙拉配 1 茶匙香醋	本餐含有蛋白质、脂肪和碳水化合物（糙米面条），约 392 卡（1 640.72 焦耳）。沙拉酱中的油约 40 卡（167.42 焦耳）
加餐 1 杯西蓝花 1/4 杯鹰嘴豆泥（见第三部分的零食）	鹰嘴豆泥和西蓝花提供约 120 卡（502.26 焦耳）
晚餐 鲑鱼沙拉（第三部分午餐中也有介绍）黄瓜片和西红柿 pantry 沙拉	本餐包含蛋白质、脂肪和碳水化合物。鲑鱼沙拉有 186 卡（778.5 焦耳）。pantry 沙拉和调味料约有 110 卡（460.41 焦耳）
加餐 番茄配新鲜紫苏和几滴橄榄油 凉茶	约有 50 卡（209.28 焦耳）的热量

每日膳食计划 ［范例 3］

1 500 卡（6 278.25 焦耳）

早餐
蛋白质：3 个蛋清和 1 个鸡蛋
碳水化合物：1/2 个甘薯
脂肪：2 茶匙牛油果油
其他食物：1 份不含淀粉的蔬菜
1 杯混合浆果

蛋清加一个鸡蛋可提供 150 卡（627.83 焦耳）的热量。加入切碎的菠菜或卷心菜。红薯和油会提供 205 卡（858.03 焦耳）的热量。浆果有 75 卡（313.91 焦耳）的热量

加餐
10 个杏仁
1 个中等大小苹果
1/2 杯胡萝卜

杏仁、苹果和 1/2 杯胡萝卜提供 225 卡（941.74 焦耳）的热量

午餐
蛋白质：3~4 盎司（93.3~124.4 克）鸡肉
碳水化合物：1 个中号胡萝卜
脂肪：1 汤匙油
其他食物：1 份不含淀粉的蔬菜

绿色蔬菜沙拉加烤鸡肉，再加上胡萝卜和橄榄油，能提供 300 卡（1 255.65 焦耳）的热量

加餐
1 个糙米糕
1 汤匙杏仁黄油

这种搭配可提供 135 卡（565.04 焦耳）

晚餐
蛋白质：3~4 盎司（93.3~124.4 克）鱼
碳水化合物：1/2 杯小扁豆汤
脂肪：1 汤匙橄榄油
其他食物：1 份不含淀粉的蔬菜

3~4 盎司（93.3~124.4 克）烘培的或用柠檬和茴香烤制的野鲑鱼、汤和配醋的绿色蔬菜沙拉，总共可以提供 385 卡（1 611.42 焦耳）的热量

加餐
红色和黄色甜椒
凉茶

根据进食的量而异，含 25~50 卡（104.64~209.28 焦耳）不等

每日膳食计划 ［范例 4］

1 500 卡（6 278.25 焦耳）

早餐
炒鸡蛋和番茄干（见第三部分早餐）
新鲜炮制的绿茶

这种组合可以提供蛋白质、碳水化合物和脂肪，一盘含 318 卡（1 288.98 焦耳）

加餐
芬香水果沙拉（第三部分甜点中有描述）

此沙拉中的水果和椰子将满足 188 卡（786.87 焦耳）的甜品

午餐 咖喱鸡肉沙拉（见第三部分午餐） 五香地瓜丁块（第三部分配菜中有描述）	鸡肉沙拉可提供 367 卡（1 536.08 焦耳）。红薯增加 123 卡（514.82 焦耳）
加餐 西蓝花和鹰嘴豆泥	一杯提供 139 卡（581.78 焦耳）
晚餐 水煮夏季鲑鱼（见第三部分晚餐） pantry 沙拉（第三部分午餐中有描述）	一份三文鱼可以提供 359 卡（1 502.59 焦耳）。可使用沙拉食谱或你手头上的食物。卡路里应限制到约为 110 卡（460.41 焦耳）
加餐 非淀粉类蔬菜	西红柿和黄瓜大约有 50 卡（209.28 焦耳）的热量

最佳食物

乳制品替代品

椰奶饮料，不加糖（1 杯 =50 卡）（209.28 焦耳）

椰奶酸奶，不加糖［1 盎司（31.1 克）=80 卡］（334.84 焦耳）

水果

选择完整的水果而不是果汁，因为果汁中的纤维已被去除，所以果汁的升血糖指数会更高

低升血糖指数水果：

一份浆果是 1 杯的量。

黑莓（62 卡，约为 259.5 焦耳）

蓝莓（84 卡，约为 351.58 焦耳）

蔓越莓（46 卡，约为 192.53 焦耳）

醋栗（66 卡，约为 276.24 焦耳）

覆盆子（64 卡，约为 267.87 焦耳）

草莓（50 卡，约为 209.28 焦耳）

中升血糖指数水果：

苹果（1 个 =95 卡，约为 397.62 焦耳）

杏（1 个 =17 卡，约为 71.15 焦耳）

樱桃（1 个 =75 卡，约为 313.92 焦耳）

葡萄柚（1 个 =82 卡，约为 343.21 焦耳）

奇异果（1 个 =50 卡，约为 209.28 焦耳）

柠檬 / 酸橙（1 个 =17 卡，约为 71.15 焦耳）

甜瓜（1 片 =50 卡，约为 209.28 焦耳）

油桃（1 个 =62 卡，约为 259.5 焦耳）

橘子（1 个 =62 卡，约为 259.5 焦耳）

百香果（1 个 =17 卡，约为 71.15 焦耳）

桃（1 个 =38 卡，约为 159.05 焦耳）

梨（1 个 =96 卡，约为 401.81 焦耳）

柿子（1 个 =118 卡，约为 493.89 焦耳）

西梅（李子）（4 个 =80 卡，约为 334.84 焦耳）

橘子（1 个 =47 卡，约为 196.72 焦耳）

高升血糖指数水果：

少吃或运动后再吃。

香蕉（小的）（1 个 =90 卡，约为 376.7 焦耳）

葡萄（15 个 =30 卡，约为 125.57 焦耳）

芒果（1 个 =135 卡，约为 565.04 焦耳）

木瓜（小的）（1 个 =59 卡，约为 246.94 焦耳）

菠萝（1 杯 =83 卡，约为 347.4 焦耳）

葡萄干（1 盒 47 克，129 卡，约为 539.93 焦耳）

西瓜（2 杯大小的块 =92 卡，约为 385.07 焦耳）

蛋白质

每天吃 3~4 份。

动物性食品来源。选择不加任何激素或抗生素的自由放养、食草动物性食品。避免养殖鱼类。一份按 150 卡（627.83 焦耳）来计算。

家禽（瘦肉，93~124 克）：鸡肉

冷水鱼（93 克或 3/4 杯水装罐头）：鳕鱼、大比目鱼、鲭鱼、

鲑鱼、金枪鱼

贝类（93 克或 3/4 杯水装罐头）：蟹、龙虾、虾

红肉（瘦肉，93~124 克）：牛肉、羊肉

鸡蛋（2 个鸡蛋，或 3 个鸡蛋白加 1 个鸡蛋）

植物性食品来源

每份的卡路里有所不同。

"素食"汉堡，无麸质（124 克，100 卡，约为 418.55 焦耳）

豆豉（1/2 杯 =165 卡，约为 690.61 焦耳）

非淀粉类蔬菜

不限制生或熟；果汁类（少量使用）。一份含 10~25 卡（约 41.86~104.64 焦耳）；每天至少吃 3~4 份。

• 芝麻菜	• 细香葱	• 洋葱
• 芦笋	• 黄瓜	• 萝卜
• 竹笋	• 蒲公英嫩叶	• 青葱
• 豆芽	• 茄子	• 红葱
• 甜菜叶	• 茴香	• 豌豆
• 灯笼椒	• 大蒜	• 菠菜
• 青白菜	• 绿豆	• 金丝南瓜
• 西蓝花	• 棕榈心	• 西葫芦
• 小圆白菜	• 辣椒	• 番茄
• 白菜（所有类型）	• 卷心菜	• 菱角
• 菜花	• 生菜（所有类型）	• 南瓜
• 芹菜	• 蘑菇（所有类型）	
• 菊苣	• 秋葵	

高纤维的淀粉类蔬菜

每天最多 3 份。每份量是 ½ 杯。

• 甜菜（37 卡，约为 154.85 焦耳）

• 胡萝卜［27 卡，约为 167.42 焦耳；2 个中等大小 =50 卡，约为 209.28 焦耳；1/2 杯小胡萝卜 =30 卡，约为 125.57 焦耳）］

- 南瓜（142 卡，约为 594.34 焦耳）
- 红薯（125 卡，约为 523.19 焦耳）
- 萝卜（17 卡，约为 71.15 焦耳）
- 山药（79 卡，约为 330.65 焦耳）

Z 博士快餐

蛋白质

- 烤鸡肉（热：1 份。冷：鸡肉沙拉）
- 金枪鱼罐头（美国金枪鱼汞含量低）
- 炒肉和炒蔬菜
- 烤鸡肉、烤肉串、汉堡
- 煎蛋卷配蘑菇和其他蔬菜

加工制作

- 沙拉拌料、生菜心、生菜、菠菜
- 袋装的小胡萝卜、芹菜茎、西蓝花
- 速冻的蔬菜和水果通常和新鲜的一样好，因为采摘后很快就被冷冻。速冻豌豆、利马豆、青豆/菠菜和浆果几乎随处可见。

零食（是指放入冰箱中并可以随时带到工作单位的小食品）

- 坚果（生核桃、杏仁、腰果）
- 种子（南瓜、向日葵）
- 坚果黄油（不加糖）
- 糙米饼干（配有坚果黄油、鹰嘴豆泥、牛油果）
- 芹菜或黄瓜加坚果黄油
- 胡萝卜丁、西蓝花、菜花、苹果、糖荚豌豆
- 鹰嘴豆泥
- 煮鸡蛋
- 浆果（尤其是草莓和蓝莓）
- 健康的低糖蛋白棒（请注意：许多蛋白棒中的糖含量都很高。即使是低糖棒，也只吃一半，另一半保存起来以备下一次食用。）

最佳饮食

在平时的交谈中，我们经常会听到诸如"我的祖父吃了许多不健康的东西，喝了一辈子的酒，但从未生病""他一生中从未抽烟，却患上肺癌"和"为什么她想吃什么就吃什么但她体重一点都不会增加？"怎么会这样？古老的谚语说得好"没有两个人是一样的"，这是事实。每个人，包括你在内，都有独特的遗传蓝图。每个人的模样，疾病治愈的速度，对压力的反应方式以及身体如何有效地管理从食物中摄取的卡路里等等都是独特的。那么，我们所有人都应该遵循相同的饮食习惯吗？对别人有效的饮食可能对你无效。

关键是要在餐盘子上装满营养丰富的食物，包括五颜六色的蔬菜和蛋白质，但又不增加卡路里。每顿饭应包含大约 30%~40% 的蛋白质，20% 的脂肪和 40% 的碳水化合物。这不仅为我们提供各种食物来源，还为我们提供了从疾病中康复并消减脂肪所需的营养素。我们的零食应包括坚果/种子、豆类、蔬菜、水果和少量谷物。

记住分量控制也很重要。吃蛋白质时，常识告诉我们不要吃 12~16 盎司（373.2~497.7 克）的牛排，就像吃一斤的坚果一样，太极端。记住分量大小的一种简单方法是将它们和日常用品联系在一起。例如，一块 3~4 盎司（93.3~124.4 克）的肉大约相当于一副纸牌的大小；3~4 盎司（93.3~124.4 克）的鱼大约相当于你的手掌的大小；一杯相当于一个棒球，1/2 杯相当于拳头的大小，一汤匙相当于食指第一指节的大小。考虑分量的另一种方法为：适当量的蛋白质像你的手掌大小；一份碳水化合物应大致等于握紧拳头的大小。尽管分量不必很精确，但我们至少应该对所吃的食物的量有个大致的了解，这样就不会摄入太多的卡路里。

膳食计划表

_____卡路里	
早餐 蛋白质： 碳水化合物： 脂肪： 其他食物：	
加餐	
午餐 蛋白质： 碳水化合物： 脂肪： 其他食物：	
加餐	
晚餐 蛋白质： 碳水化合物： 脂肪： 其他食物：	
加餐	

我们来复习回顾一下制定自己的饮食计划的要点：

- 从最佳食物清单中选择食物，并将这些食物及其卡路里数值列在食谱中。
- 使用提供的食谱烹调饭菜，并将其卡路里数值填写在用餐计划里。
- 如果使用你自己的食谱或其他来源的食谱的话，用健康的替代品代替不健康的成分，然后计算每份的卡路里。

补充饮食不足

现代农业生产和土壤中营养成分的枯竭，大量食用缺乏营养素的加工食品，遭受环境污染物的不断伤害以及药物的日益广泛使用，造成了广泛的人类慢性营养缺乏。例如，众所周知的事实是，降低胆固醇的药物会导致辅酶 Q_{10} 的消耗，而辅酶 Q_{10} 是一种能量产生相关的维生素样物质；吸烟则会导致维生素 C 的快速消耗。可悲的是，随着时间的流逝，没有足够的维生素、矿物质和其他植物性化合物来维持机体组织器官的功能，逐渐发展为组织和器官功能障碍，最终形成慢性疾病。营养补充品或"营养品"（例如维生素、矿物质、益生菌、中草药和消化酶）可以提供人体部分营养素日常需求，并会填补因缺乏营养素，毒素或紧张的生活方式而引发疾病的不足。

众所周知，营养补充品对所有疾病和 / 或从医学治疗过程中恢复非常重要。例如，《癌症研究》杂志上的研究表明，吲哚 -3- 甲醇（I3C），姜黄素和表没食子儿茶素 -3- 没食子酸酯（EGCG，存在于绿茶）不仅可以预防癌症，而且与其他癌症治疗措施相结合，会提高这些治疗方法的抗癌活性。

同样的食物化合物也被证明可以降低化学疗法（化疗）和放射线治疗（放疗）所引起的毒性。《新英格兰医学杂志》的一项有关心脏病的研究报告指出维生素 E 是一种极强的抗氧化剂，可防止 LDL 的氧化，LDL 是动脉粥样硬化和冠状动脉疾病发展的关键物质。最近，发表在《糖尿病护理与糖尿病与代谢综合征》杂志的研究报告指出，锌和镁有助于降低患糖尿病的风险，并会调节与糖尿病相关的高血糖水平。

想当初我自己患癌症的时候，从具有毒性的化疗、放疗和手术中恢复的同时，我采取食用全食（指没有进行加工的食物，比如，苹果、整粒的燕麦片和桃仁等——译者注）的原则，其中包括植物性食物，健康的蛋白质、脂肪和碳水化合物。为了补充饮食中的营养素不足，我服用了益生菌和消化酶、维生素 C、维生素

D、B 族维生素、抗炎营养素、多种维生素、必需脂肪酸和能改善骨髓抑制和贫血的特定草药。遵循这种饮食和营养补充方案，我迅速扭转了癌症治疗的副作用并尽快地康复过来。

服用营养补充剂对疾病的恢复、身体的重建和治愈至关重要。但是，大家一定要明白：对我有用的重建方法可能对你没有一点帮助，因此在制定营养补充治疗方案之前，请与你的医疗保健医生联系并进行认真研究你的整体情况。请记住，营养补充品并非单纯为了替代健康饮食，实际也不能替代健康饮食，它们旨在填补营养素需求的空白，并在疾病治疗上添加形成营养丰富的全营养食品，以帮助抵消过多的压力伤害并促进愈合和修复。

威廉的故事

威廉，76 岁，非常成功的企业家和商人。38 岁时，家庭医生告诉他，如果不能控制自己的血压并减掉 50 磅（22.7 千克）的体重，他将不会活过 50 岁。从那时起，他开始锻炼身体，并决定改为以植物性饮食为主。大约在同一时间，在得克萨斯州库珀诊所进行的年度体检中，发现他有二尖瓣缺陷（心脏左心房和左心室之间的瓣膜），在俄亥俄州的克利夫兰医院被成功修复。几年后，他又回到库珀诊所进行体检，结果在他的心脏中又发现三尖瓣缺陷（一个将右心房与右心室分开的肌肉瓣膜），并且被告知要每年进行体检评估以监测他的心脏以及与之相关的问题。

为了更健康，威廉参加了我在佛罗里达礁群岛上所做的关于慢性病病因的演讲。讲演之后，我们讨论了他的健康问题，并决定最好进行一次全面的健康检查。几周后，他和妻子乘飞机来到我的诊所，检查结果显示他有房颤（atrial fibrillation，AFib）、轻度高血压、进行性尿频和"轻度"冠状动脉粥样硬化。经过全面评估，我们还发现他有高血糖、高炎症指标、贫血、低维生素 D、低睾丸激素和低甲状腺激素 T_3（有趣的是，他的甲状腺产生了足够的 T_4，但他的 T_3 非常低）。多年来，威廉几乎每天都在锻炼，同时控制体重和进行有氧运动，并保持极佳的身体构成成分比例，体内脂肪含量仅为 13%。

对他的机体内部环境状态评估显示：由于蛋白质缺乏和高果糖饮食，导致血糖异常；由于不经常食用蛋白质而缺乏氨基酸并且有高血糖；由于血管无法产生足够的一氧化氮而导致血压升高。动脉粥样硬化很可能开始于多年前，缘于当时他没有很好地照顾管理好自己的身体。饮食不佳会损害动脉壁，从而使炎症发生。他的甲状腺激素水平失衡（T_4 的水平正常但 T_3 非常低），是由于甲状腺素在肝脏中的转化出了问题而导致，其中特定的酶无法将 T_4 转化为活性甲状腺激素 T_3。最后，他的睾丸激素水平低下不仅仅是"与年龄有关的反应"，包括高血糖、压力水平和蛋白质摄入不足在内的所有因素都参与降低循环中睾丸激素水平。

我开始指导威廉的饮食，通过增加蛋白质、植物性食品和饮食中的健康脂肪来增加他的营养素摄入。我建议他做更多的重量训练和缩短有氧运动的时间，以使他的身体组成朝着更多肌肉的方向发展。我还建议他使用特定的营养物质来调节血糖，改善睾丸激素的产生，调节甲状腺激素的水平并帮助控制血压。大约 6 个月后，我们重新测试了他的生物学指标和受到影响的系统。他高兴地发现自己的睾丸激素和 T_3 水平恢复了正常，他的血糖处于健康水平；炎性标志物 C 反应蛋白已经下降。76 岁的他增加了 10 磅（4.5 千克）的肌肉，同时保持了 13% 的体内脂肪。他停用了几乎所有使用的药物，只保留了一种降血压的药物。

但是，他仍在与房颤（AFib）进行较量。出于对病情的担忧，他前往库珀诊所咨询并评估心脏电生理情况。通过精密的诊断测试，可以确定他的房颤是由于他的三尖瓣病变所致，该瓣膜的目的是防止血液回流到心脏的右心房。他的瓣膜出现病变导致右心室增大，这与心力衰竭和心血管死亡的风险增加有关。几周后，威廉被送进医院，医生修复了有病变的瓣膜。

威廉和我都知道这将是一次大手术，因此我们讨论了手术后实施的方案，使他迅速站起来，重新恢复锻炼，当然也让他迅速恢复正常生活。术后就是等待拔掉许多管子，每天靠一个塑料管子来呼吸。不久，他带着处方药出院以防止发生危险的血凝块，但他没有得到其他更多的建议，只是一句"自己尽量放松"而已。

当他回到家里安顿下来后，他又重新回到了自己的饮食计划，并决心迅速恢复到正常。解决了房颤问题并修复了三尖瓣病变之后，我为他设计了一个营养保健计划，以帮助治愈他的胸骨以及与该手术相关的软组织创伤。由于他手术时的健康状况尚好以及术后及时的营养补充，他在4个星期内再次恢复身体锻炼，而10周后，他又恢复了完整的锻炼程序和正常的生活，以及他所喜欢的一切活动。

公众和卫生保健界普遍认为，营养补充品在体内的生物反应比药物温和。但现实情况是，天然产品具有强大的生物活性，常常与药物化合物的作用强度相媲美。例如，烟酸是一种B族维生素，当服用较高剂量时，可以触发皮肤表面的血管扩张，从而引起刺痛感和红色外观，称为"烟酸潮红"；失眠时间长的人夜间皮质醇水平经常升高，已知磷脂酰丝氨酸补充剂可减少体内皮质醇水平，使这些人能睡个好觉。

当考虑营养支持时，去维生素商店购买那些奇迹般的营养补充品之前，应记住一些相关事项。正如电视上所示：

- 请注意，某些药物和/或医疗状况与某些补充剂搭配不佳。例如，圣约翰草（一种草药补充品）不应与抗抑郁药一起服用。在开始服用任何营养补充剂之前，请咨询营养丰富的保健专业人员，以了解它们是否会影响服用的药物的预期功能，并确保没有禁忌证。

- 考虑清楚我们的特殊需求。是在寻找多种维生素、某种特殊产品还是特定的健康状况的特定帮助？目前正在接受健康治疗或正在康复吗？药物会导致某些维生素和矿物质的过度消耗，因此了解服用特定药物会损失哪些营养素是非常重要的。

- 选择一家能遵照良好生产规范（GMP），属于药品级产品和成分以及能严格执行质量控制措施的公司。寻找经过质量和纯度测试和分析的补充剂，并且这些营养补充剂已被证明对预期目标有效。

没有一个适合所有人的"一刀切"的营养补充计划。请务必咨询合格的健康专业人员，他们会根据你的特定需求来协助你制订只适合你身体状态的康复计划。作为机体重建程序的一部分，我们可能需要考虑以下事项：

- 重新接种肠道的益生菌。化疗、抗生素和类固醇等药物可以消灭正常的肠道菌群，进而引起许多问题。

- 每顿饭所含的消化酶将帮助我们分解食物，从而可以更有效地消化和吸收营养素。消化酶也将有助于减少某些食物所产生的炎症。

- 谷氨酰胺、去甘草酸的甘草（DGL）和芦荟是支持和帮助治愈小肠肠壁的营养物质，这对消化和免疫功能至关重要。对于患有肠漏综合征的人来说尤为关键（有关肠漏综合征的更多信息，请参见第第一部分第1章"肠漏与肠上皮细胞的紧密连接"部分）。

- 维生素D对健康至关重要。大量的研究再次表明，维生素D的缺乏与大多数主要的慢性疾病有关（请参阅第二部分第3章"水果和蔬菜在重建中的作用"的有关维生素D的部分）。

- 抗氧化剂，包括维生素C、维生素E、β-胡萝卜素和葡萄籽提取物，对于中和自由基并防止其造成损害非常重要。维生素E和维生素C可以减少自由基对循环中的LDL的损伤以及防止细胞DNA损伤（后者可能导致癌症的发生发展）。

- 排毒营养素，例如吲哚-3-甲醇（I3C）、硒和N-乙酰半胱氨酸在改善肝脏排毒同时会减少发炎，十字花科蔬菜中含有足量的I3C，其益处已在本章"植物营养素：食物色彩与重建"中进行了讨论。

- ω-3必需脂肪酸及一些鱼油补充剂。化疗（特别是长春新碱）会因神经损伤而引起手脚周围神经病变（刺痛）。鱼油中的DHA和EPA（二十碳五烯酸）成分可以帮助愈合受损的神经。DHA和EPA对于减轻动脉粥样硬化和其他炎症性疾病中的炎症也很重要。

- 多种维生素/多种矿物质配方将为我们提供一系列维生素和矿物质，这些物质可能由于药物使用和/或手术创伤而丢失。在胃旁路术后，需要等渗配方的粉末状多种维生素，因为这种类型的手术会导致吸收不良和严重的营养素缺乏（有关更多信息，请参见本章"水果和蔬菜在重建中的作用"的有关B族维生素部分）。

- 如果你患有胃食管反流性疾病（GERD，通常称为反酸）或消化性溃疡，则你可能患有幽门螺杆菌细菌感染。对此进行测试的最佳方法是粪便检测。我使用并推荐 Genova Diagnostics（www.gdx.net）和 BioHealth Laboratory（www.biohealthlab.com）进行的测试。我使用两种营养保健品［来自 Biotics Research Corporation（www.bioticsresearch.com）的 Bio-HPF 和 Neutrophil Plus］来治疗幽门螺杆菌感染并取得了极大的成功。

克里斯蒂娜的故事

克里斯蒂娜（Christina）是一位学校的老师，来我诊所时主诉有胃痛、腹胀和胃炎（胃壁发生炎症）的症状。她的家庭医生除了采用静观其变的方法外，推荐了常用的抗酸剂，并且医嘱如果症状还没有消失，建议她返回诊所进行随访。我与她协商后，决定进行大便检查以评估她的肠道症状，测试结果显示幽门螺杆菌感染。由于治疗这种感染的标准西药药物方法通常无效，因此我订购了两种保健产品，以帮助她消除幽门螺杆菌感染。经过大约6周的治疗，然后进行了重新测试，感染消失了，她的症状也消失了。

Z 博士提示：

幽门螺杆菌是一种坚硬的、样子像开瓶器形状的细菌，可引起胃炎、胃溃疡、腹痛、口臭、腹胀、打嗝、恶心、大便发黑和疲劳。根据丹麦医学公报报道，受此感染的人中有85%从未出现症状，但大约有15%的人会因感染而生病甚至死亡。为什么？幽门螺杆菌可引起消化性溃疡、十二指肠溃疡、消化道癌（胃癌等）和一种在肠道被称为黏膜相关淋巴样组织（MALT）的淋巴瘤。最准确、无创的幽门螺杆菌检测方法是粪便抗原检测（粪便检测）。在诊断之前使用质子泵抑制剂的话会导致假阴性结果，因此应在测试前一个月将这些药物暂停使用。

慢性疾病健康重建的营养补充品

饮食与疾病之间的关联突出体现了营养疗法的作用，主要是营养保健品中浓缩的营养物质的表现。市场上有许多单一营养的和多种营养的补充品，可用于重建和预防慢性健康状况和疾病，让我们回顾一下科学研究者对营养补充品的使用及其在特定条件下的益处的看法。

一、心脏疾病健康重建的营养补充品

最重要的目标是保护为心脏提供血液的血管，关键的重建措施包括戒烟、避免加工食品和减轻压力。为了重建和预防血管疾病，必须吃含有营养素、抗氧化剂和天然抗炎症的全食物饮食。对于那些生活紧张、进食有害和缺乏营养素等人群，强烈建议服用营养补充品。为了帮助你从心血管疾病中恢复过来，使用浓缩营养素的目标是：

- 保护和维持血管内皮的功能（动脉内层的细胞）
- 预防和减少 LDL 氧化
- 减少炎症并防止斑块形成

文献中有大量证据表明，氧化应激（自由基损伤）是导致动脉粥样硬化和冠状动脉疾病发生和发展的主要因素。为了中和自由基或活性氧（ROS）的破坏作用，人体具有天然的抗氧化系统。但是，该系统可能会因有害的生活方式而变得不堪重负，这包括不良的饮食习惯、缺乏体育锻炼、吸烟的伤害以及通过空气和食物传播的污染物。当我们的身体被"虐待"时，抗氧化剂系统无法有效地消除自由基，从而导致蛋白质和脂肪（包括 LDL 颗粒）氧化。

如果想预防冠状动脉疾病并从冠状动脉疾病中重建回来，请考虑使用以下营养补充品来恢复我们的抗氧化系统并减少炎症的发生。

维生素C（抗坏血酸）

维生素C是必不可少的营养素和极强的抗氧化剂，可在动脉粥样硬化发展的几个不同阶段提供保护，维生素C增强一氧化氮功能，从而改善内皮和血管功能。实际上，发表在《美国心脏病学会杂志》上的一项研究发现，血液中维生素C含量低是不稳定型冠状动脉综合征的预兆。还发现维生素C可以保护LDL免受高半胱氨酸和其他自由基氧化作用的伤害。

维生素C不仅可以保护LDL免受自由基的破坏，它也保护了HDL免受同样的命运。HDL是清道夫，可以消除由于LDL氧化而在动脉中积累的多余的胆固醇。HDL还可以用作强大的抗氧化剂，通过防止自由基损伤来间接保护了HDL的强大功能。

N-乙酰半胱氨酸（NAC）

NAC会提供一种营养素叫半胱氨酸，它合成谷胱甘肽，后者是一种最强的细胞内抗氧化剂。在美国心脏病学会的《动脉粥样硬化与血栓形成杂志》和《美国心脏病学会杂志》上发表的研究表明，NAC通过关闭炎症的协调因子NF-κB的表达降低了炎症标志物C反应蛋白的水平并减少了炎症的发生发展。

R-α-硫辛酸

埃默里大学医学院的研究人员在《循环》杂志上发表的数据表明，服用300毫克硫辛酸仅4个星期，就可明显减少炎症的发生，并可以将内皮细胞的功能提高50%。硫辛酸还被证明可以减少LDL氧化并改善血糖水平，氧化的LDL和高血糖会对动脉产生不利影响并促进动脉粥样硬化的形成和发展。维生素C和维生素E都是从疾病中健康重建和预防炎症及动脉疾病过程中所需的极强的抗氧化剂，α-硫辛酸可以增加这两种维生素的回收再利用。

鱼油（ω-3脂肪酸）

含有EPA和DHA的ω-3脂肪酸已被证明可以减少与动脉粥样硬化有关的炎症。动脉粥样硬化中涉及炎症反应的组成成分之一就是炎性细胞因子（信使）的过度产生，这包括白介素1、2和6以及肿瘤坏死因子。这些信使会吸引免疫系统参与动脉壁上发生的炎症反应。

人们已经发现，来自于海洋生物的ω-3脂肪酸中的EPA和DHA可通过减少NF-κB的功能和炎症化合物的产生来减轻炎症。已证明海洋生物的ω-3脂肪酸中的 DHA 可以增加内皮细胞中的一氧化氮释放，减少动脉的紧张强度，减少黏附在内皮和血管壁上的白细胞。最近，发表在《循环》杂志上的数据表明，饮食中摄入的 ω-3 脂肪酸可降低心脏病的总体死亡率和冠心病导致的猝死。

辅酶 Q_{10}（CoQ_{10}）

辅酶 Q_{10} 是一种强大的抗氧化剂，可以提供能量，并且已被证明可以在体内促使维生素 E、C、A 和 β-胡萝卜素再生，增加 HDL 含量并防止 LDL 氧化。如果你正在服用他汀类药物，则必须服用辅酶 Q_{10} 补充剂。降低胆固醇的药物不仅阻止肝脏中胆固醇的产生，而且会阻止 CoQ_{10} 的合成。为什么这如此重要？因为心脏、肝脏和肾脏依靠辅酶 Q_{10} 来产生能量。根据美国国家科学院院刊报道，CoQ_{10} 可以保护 LDL 免受氧化，其作用强度甚至超过维生素 E。

类黄酮

膳食类黄酮是一组在黄色、红色、蓝色和紫色等各种植物性食品中发现的化合物。黄酮类化合物已显示出对预防心血管疾病的有益作用。一种来自法国海洋松树的类黄酮——碧萝芷（松树皮提取物）会抑制 LDL 氧化并增加一氧化氮活性。碧萝芷还可以改善内皮细胞的功能。来自于红葡萄皮和葡萄籽中的类黄酮可以减少氧化的低密度脂蛋白并显著减少炎症。在《血管学》杂志上发表的一项研究中，研究人员发现，营养补充剂 OPC-3 可改善血液循环并降低心血管危险因素。在一项随机、双盲、安慰剂对照的研究中，对照组接受了为期 2 个月的OPC-3，其中含有葡萄籽、越橘、柑橘、松树皮（碧萝芷）和红酒的提取物。安慰剂组接受了水果糖、苹果纤维和食用染料的混合物。该研究表明，服用 OPC-3的人血压有所改善，而且更令人印象深刻的是，炎症标志物 C 反应蛋白显著下降。

🎓 Z 博士提示：

OPC-3 中的某些植物性化合物可能会干扰药物香豆素（华法林）。香豆素是一种抗凝药物，可阻止肝脏产生凝血因子，从而防止血液凝结。如果你服用香豆素或其他抗凝剂，则在补充 OPC-3 之前，应咨询有经验的专业保健医生有关营养素 / 药物间的相互作用，以获取合理的建议。

烟酸

如果目前正在服用降低胆固醇的药物，则可能还需要服用烟酸来减少与动脉粥样硬化相关的血管壁炎症。烟酸与他汀类药物似乎是减少动脉粥样硬化进展的有效联合疗法。在《新英格兰医学杂志》和《心血管护理杂志》上发表的研究中，烟酸与降低胆固醇的药物联合使用不仅对降低 LDL 而且对提高 HDL 水平都非常有效。烟酸 - 他汀类药物的配合使用促使动脉壁炎症明显消退。

烟酸会引起皮肤低热、刺痛、痒等症状，被称为"烟酸潮红"。如果担心发生烟酸潮红，可以通过以下几种方法来解决烟酸潮红的相关症状：

- 睡前服用烟酸。
- 服用烟酸时，避免辛辣食物、酒精和热饮。
- 服用烟酸时，避免洗热水澡，因为热水会增加皮肤潮红。
- 同时服用 325 毫克阿司匹林，阿司匹林已证明可以减轻潮红症状。

有相关症状的话，可以考虑咨询医疗保健人员，他们可以帮助调节烟酸的潜在症状，患者可以得到持续治疗。

维生素 D

提醒大家不要忘记维生素 D。我们在本章"水果和蔬菜在重建中的作用"的有关维生素 D 的部分详细讨论过维生素 D。有关维生素 D 和心脏病之间的关系，《侵入性心脏病学》杂志的研究报道表明，维生素 D 水平较低的患者会有多发性冠心病，并伴有动脉粥样硬化和内皮细胞的功能障碍。发表在《临床内分泌与代谢杂志》上的数据表明，维生素 D 缺乏也与内皮细胞功能障碍和 LDL 氧化增加有关。

临床注意事项：我们到底应该服用多少维生素 D_3？这取决于我们的血液中维生素 D_3 的水平。根据维生素 D 理事会和内分泌学会的建议，每天最多 10 000IU，而食品和营养委员会建议：每天最多 4 000IU。我建议，为了减少混乱，如果血液检查提示血清 25（OH）D 水平低于 50ng/ml，请从每天 5 000IU 开始连续服用几个月，然后重新测试血液 25（OH）D 水平，如果测量值在 50~80ng/ml 之间，则继续维持该剂量，如果高于 80ng/ml，请减少 2 000IU，然后再维持几个月。如果血液 25（OH）D 有所改善，但还不在治疗范围内，则每天再增加 2 000IU，并在 2 个月内再次进行测试。当检测血液中维生素 D 的水平时请注意，治疗范围是 50~80ng/ml。

30ng/ml 的旧标准是不能满足机体需要。进行客观检测来确定我们的需求量是确定维生素 D 需求的最准确方法。

我的建议都是基于科学研究的结果，研究表明这些特定的营养补充品有助于控制、预防和逆转动脉粥样硬化和冠状动脉疾病发展过程中所涉及的氧化和炎症。但是请记住，与所有的营养补充剂一样，对于已知的动脉粥样硬化和冠状动脉疾病的患者，没有一个千篇一律的补充方案，一定需要一个适合于本人的个性化干预措施。

二、癌症健康重建的营养补充品

癌症患者可能由于癌症本身以及癌症治疗而缺乏营养素。有些会因营养不良导致身体组成成分发生严重变化，包括肌肉消瘦（恶病质）。癌症作为主要的新陈代谢性疾病，可以引起营养不良，而化疗和放疗通常是营养不良的直接原因。

化疗会破坏正在迅速分裂的癌细胞。不幸的是，化疗还破坏其他在体内迅速分裂的细胞，包括口腔、胃、小肠和大肠、毛囊、血细胞、精子和卵子中的细胞，导致难以忍受的副作用。引起营养不良的化疗副作用主要是恶心、呕吐、腹泻、口腔溃疡和食欲不振，所有这些都会导致体重减轻和肌肉消瘦，甚至器官损害。

放疗是造成营养素缺乏和营养不良的另一个原因。根据《营养杂志》的报道，放疗会消耗掉细胞中的抗氧化剂维生素 E、A、C 和硒，进而损害正常细胞。在《综合癌症疗法》杂志上发表的数据表明，放疗可对抗氧化剂水平产生长期影响，有时甚至无法恢复到基线水平。

许多人被诊断出患有癌症时所采取的第一个行动是饮食的大调整。在寻求最佳的抗癌营养时，大多数人常常会从家人、朋友和同事、新闻媒体、营养补充品行业、商业杂志以及社交媒体传播的个人故事那里获得令人困惑和矛盾的饮食建议。我们应该相信谁呢？

在我进行第二轮化疗之前，我曾经花了很大功夫，不仅研究了我自己所患疾病的机制，而且还进一步研究了我要采取哪些营养补充品并如何使自己恢复健康，还研究了更多有关目标营养素和浓缩营养补充剂来增强化疗效果，同时减少化疗的毒性和可怕副作用的相关知识。

　　像其他所有人一样，当初我也被告知不要在化疗期间服用营养补充剂和抗氧化剂，因为根据推测，浓缩的营养素和抗氧化剂会抵消某些化疗药物和放射线的作用。我自己没有从表面上审视这些数据，而是潜心研究了相关资料。自20世纪70年代以来，约280项经同行评审研究文章发表，涵盖了8 521例患者（其中5 081例接受了营养补充品）的研究结果表明，营养物质和抗氧化剂不但不会干扰化疗的细胞杀伤功能，而且抗氧化剂和其他营养素被证明可以增强癌症疗法的治疗效能、降低毒性、保护健康组织并减少副作用。在5 081名服用营养补充品的患者中，有3 738名患者的生存率大幅提高了。

　　就我个人而言，在第二轮化疗期间以及手术后我选择服用有针对性的营养素。化疗几乎没有副作用表现出来，并且在进行大手术后8周，我可以再次锻炼身体以恢复健康。

　　在进行化疗或任何其他医疗护理过程中，医生往往会给患者的另一种不负责任和甚至是危险的建议，那就是"吃任何你想吃的东西"或"摄入多少卡路里，就消耗多少卡路里"，或者"吃更多的卡路里以保持体重"。但是，卡路里不仅仅只是卡路里而已，有以下三个理由可以忽略此建议：

1. 通常营养素不足的高热量食品含糖过多，不仅会导致血糖大幅上升，还会引起胰岛素激增以应对高血糖。高血糖和胰岛素都被证明可以促进癌症的生长并使癌细胞对化疗产生抗性。

2. 高热量食物会增加血糖和胰岛素，会增加体脂肪。体脂肪是一种产生激素的器官，会排出促癌激素和炎症。体脂肪还产生一种称为芳香酶的酶类，该酶将睾丸激素和其他激素转变为雌激素。高雌激素对那些患有乳腺癌、卵巢癌、子宫癌和子宫内膜癌的患者是危险的。

3. 营养素不足是癌症的主要原因之一。如果我们回想一下从第1章起所介绍的内容，营养素不足对DNA的破坏作用与放射线的破坏作用是一样的，叶酸、维生素B$_6$、B$_{12}$、烟酸、维生素C、维生素E、铁和锌的缺乏会导致DNA损伤，从而导致癌症的形成。而大多数高热量食品都不含这些重要的营养素。

　　再次强调重点：患有癌症和接受癌症治疗的患者有营养素缺乏，营养素吸收不良，并且身体成分构成比例发生不同变化，通常从恶病质到体脂肪增加等。癌症患者在进行化疗之前通常具有较低的抗氧化水平，这可能是因为食欲不佳，或者是因为癌细胞可能比正常细胞使用更多的抗氧化剂所导致。由于化疗和放疗是与人体不同代谢过程相互作用，会"消耗"抗氧化剂。在癌症治疗过程中，包括叶酸、吡哆醇（B_6）、核黄素（B_2）在内的 B 族维生素以及维生素 C、E 和其他营养素也会出现显著不足。这些营养素的不足为 DNA 的损伤和受损细胞无法自我修复而导致继发性癌症奠定了基础。

将特定的个性化营养治疗法方案纳入标准化疗方案的目的是：帮助患者恢复在癌症发生发展和治疗期间丢失的营养物质，减轻有毒抗癌药物引起患者衰弱的副作用，增强化疗的疗效，同时保持健康组织的完整性。这样，患者将在癌症治疗期间拥有更好的生活质量。我与癌症患者合作的经验是，只要遵循指导性营养方案的患者就能够耐受全剂量的抗癌药物，而不会因无法耐受化疗的毒副作用而中断治疗计划，他们能够耐受癌症的各种治疗措施，最终，他们的治疗效果会更好，生存率会更高。

如果你正在处于痛苦的癌症治疗过程中或者要即将开始癌症治疗，我强烈建议将营养补充品纳入与癌症治疗措施（放疗、化疗等方法）并行的步骤中。以下是使用营养补充品来支持癌症治疗的 5 个原因：

- 在癌症治疗的过程中就可以开始个人康复重建
- 减少副作用
- 增强化疗效能
- 降低抗癌药的化学耐药性
- 补充因抗癌药物或放射治疗而流失的营养素和抗氧化剂

理论上讲，由于癌症基因对你来说是独有的，因此很难提供应该服用何种营养补充品的确切信息。但是，即使很难了解疾病的各个方面，个体的病理学改变和诊断，但还是可以遵循某些治疗指导方针，以使治疗效果更好，并且可以确信副作用也会更少。

如果你或你的肿瘤治疗小组对化疗期间使用营养补充品有任何疑问，请考虑在化疗药物使用后的一两天开始使用营养补充品。在使用化疗药物间期，服用浓缩的营养素成分将有助于清除化疗药物的体内伤害；有助于减少副作用，并在化疗期间保持白细胞计数在一定水平。

辅助消化和胃肠道营养补充品

消化酶（酵素）：每餐食物中所含有的酵素将有助于分解食物，因此我们可以从食物中获得最大的营养价值。酶类也可以帮助机体抗癌。《普兰塔医学》报告的数据显示，菠萝蛋白酶是一种蛋白水解酶（一种分解蛋白质的酶），会减少肺癌的转移。

芦荟汁：芦荟可以帮助消化、调节肠道蠕动，调整 pH 值和酸 / 碱平衡，协助正常的肠道菌群（细菌）建立。芦荟也是一种出色的天然抗炎症药物，最好饭前空腹服用芦荟。

芦荟片：便秘是化疗过程中一种非常普遍而且不舒服的副作用。市场上的导泻药的化学成分通常对肠道有害。芦荟片类似于芦荟汁，是一种浓缩的芦荟叶制作成的片剂，可以明显缓解化疗所导致的便秘。它的工作原理是帮助水分吸入到结肠肠腔，使废物更好地通过肠道排泄并被清除。

L- 谷氨酰胺：谷氨酰胺是肌肉中最丰富的氨基酸。除了刺激生长激素的合成外，谷氨酰胺还是大脑、肝脏、肾脏、骨骼肌和免疫系统细胞新陈代谢的燃料。L- 谷氨酰胺具有抗炎作用，是肠壁生长和修复所必需的营养素。癌症会造成谷氨酰胺缺乏症，抗癌药物的毒性作用也会加剧谷氨酰胺的缺乏。根据《印度医学和儿科肿瘤学杂志》报告，补充谷氨酰胺可以减轻黏膜炎症（消化道内黏膜的重度炎症），以及化疗引起的口腔疼痛。谷氨酰胺还可以减少化学诱导的手部和脚部的周围神经病变（比如灼伤和刺痛等）。

抗氧化剂对健康细胞和组织的保护作用

维生素 C：维生素 C（抗坏血酸）是一种必需维生素，因为它不能在体内合成制造，所以必须通过饮食来提供。多年来，证明维生素 C 是一种强大的抗氧化剂和抗癌剂。在抗癌效能作用中，维生素 C 对肿瘤代谢具有深远的影响。肿瘤组织中有低氧区域，这种状态被称为缺氧。为了在低氧环境中生存，癌细胞会释放出一种称为低氧诱导因子 1（HIF1）的蛋白质。这种蛋白质引发新生血管的产生，为肿瘤提供营养素和氧气以维持肿瘤细胞的生存。对肿瘤来讲，一个坏消息是《生化药理学》的报道：维生素 C 可以阻止 HIF1 的产生，从而阻止了血管向肿瘤的生长并最终导致肿瘤"饥饿"，并且还发现维生素 C 与其他的抗氧化剂（维生素 A、维生素 E 和硒）的组合不会保护癌细胞免受化疗的细胞毒性作用。有关抗氧化剂功能的报道是《医药与生物医学杂志》上的一项研究，显示维生素 C 可以中和化疗药物阿霉素（又名红色死亡）引起的自由基损害，从而降低了化疗药物阿霉素相关的毒性作用。

人们还发现维生素 C 会削弱癌细胞，从而使得肿瘤容易受到化疗药物的作用。《化疗杂志》的一项研究表明，维生素 C 可以提高癌细胞对化疗药物的敏感性，使这些癌细胞加速死亡，从而增强了各种抗癌药物的抗肿瘤活性。我们还发现维生素 C 可以关闭炎症因子 NF-κB 的适调器，而炎症因子 NF-κB 在所有癌症的发生和发展中起着至关重要的作用。在《体内研究》和《生化学杂志》上均报道了相关研究，表明维生素 C 可增强化疗药物的反应性。一般来讲，淋巴瘤和肺癌细胞对化疗药物有抵抗作用，而维生素 C 对这两类细胞会起到有效的敏化作用，提高抗肿瘤的效果。

化疗会引起自由基损伤（氧化压力）、维生素 C 水平降低和抗氧化系统的效能降低，这是化疗和放疗相关的毒性和副作用的主要原因。在《美国临床营养杂志》上发表了为期 6 个月的观察性研究结果显示，该研究的对象是患有急性淋巴细胞白血病并接受治疗的儿童。那些饮食中抗氧化剂含量低的患儿出现更多的副作用，更大的毒性以及他们的癌症治疗期间延迟。维生素 C 摄入量充足的患儿，不会出现治疗期间延迟，药物治疗毒性也较小，住院的时间也会缩减。

寡聚原花青素复合物（OPCs）： OPC 是从葡萄籽和海松皮中提取的极强的抗氧化剂。OPC 是由多酚和生物类黄酮的化合物组成。生物类黄酮是植物化学物质，可使水果和蔬菜具有美丽鲜艳的色彩。多酚是在葡萄、红酒、蓝莓、绿茶和其他植物性食品中存在的超级抗氧化剂。那么，为什么如此重要？ OPC 具有强大的抗癌作用，并且 OPC 也显示出可以减轻与化疗毒性相关的副作用。在《前列腺》杂志上的一项研究表明，OPCs 能够抑制前列腺癌细胞的生长，同时打开导致癌细胞自杀的基因（细胞凋亡）。

《癌症预防杂志》和《国际肿瘤学杂志》发表的其他研究表明，OPC 碧萝芷（松树皮提取物）和蔓越莓中的 OPC 也可以打开导致细胞凋亡的基因，从而阻止血管发育，防止为癌细胞提供营养并阻止癌细胞增殖。

抗癌营养素

维生素 D3： 骨化三醇是维生素 D 的活性形式并具有广泛的抗癌特性。根据

《癌症杂志》报道，骨化三醇增强了大多数化疗和放疗的抗癌作用。骨化三醇还被证明可以防止癌细胞的增殖、阻止癌细胞侵袭和转移、诱导癌细胞自杀（细胞凋亡）、防止血管的增生来控制肿瘤的发展。为了使骨化三醇能发挥这些抗癌作用，其含量必须处于足够的水平。血液中的维生素 D 是指 25 羟基维生素 D［25（OH）D］的含量，必须超过 50ng/ml 以上的浓度才能具有抗癌作用。

《癌症研究》的一份报告中提供的数据表明，用维生素 D 预处理的乳腺癌细胞会提高对两种乳腺癌药物：阿霉素（红色死亡）和紫杉醇抗癌作用的敏感性。

低维生素 D 水平与大多数癌症（尤其是结肠癌和乳腺癌）的发病率增加紧密相关。《临床肿瘤学杂志》的研究表明，维生素 D 水平低于 20ng/ml 的早期乳腺癌妇女的预后较差。在个体研究中，不仅维生素 D 的初始水平极低，而且经过仅仅 4 个周期的化疗 25（OH）D 的水平可以从基线水平的 9.03ng/ml 下降到的 6.75ng/ml。

来自营养和癌症的相关信息表明，患有大肠癌的患者中 83% 的患者发现有维生素 D 缺乏症。维生素 D 缺乏（低于 30ng/ml）的患者与癌症患者总体生存率低相关。也有报告指出，结直肠癌患者较高的维生素 D 水平可改善其生存率。在《临床肿瘤学杂志》的研究报告里，提示在淋巴瘤患者中也有类似的研究发现，维生素 D 缺乏症（少于 25ng/ml）与总体存活率较低相关，维生素 D 水平较高的患者则具有较高的长期存活率。

那么，我们到底应该服用多少维生素 D 呢？请参阅第本章"疾病重建的营养补充品"中的"临床注意事项"。我们应该努力使维生素 D 的水平保持在 50~80ng/ml 之间，并使其一直保持在该水平范围之内，使其对癌症具有治疗作用并能增强化疗的功能。

绿茶（EGCG）：茶是世界上消费最多的饮料。每年生产 250 万吨茶叶，其中 20% 是绿茶。绿茶也是地球上最健康的饮料之一，是富含抗氧化剂和其他对人体有益的作用强效的植物化合物。绿茶中发现的最有效的抗病化合物之一是表没食子儿茶素 -3- 没食子酸酯（简称 EGCG）。EGCG 在癌症的预防和化疗方面具有令人印象深刻的作用，在医学研究中引起了科学家的广泛关注，发表在《致癌作用 carcinogenesis》《美国流行病学杂志》和《癌症流行病学、生物标记与预防》上的多项研究表明，绿茶可以降低患乳腺癌、前列腺癌和结肠直肠癌的风险。

绿茶及其所含的 EGCG，不仅可以降低罹患癌症的风险，而且对多种致癌机制具有深远的影响，并可以增强化疗药物的功效。《癌症、转移与癌变》杂志报道说，EGCG 可以重新激活抑制癌症生长和增殖的基因，并且关闭与癌症转移有关的多种机制。EGCG 还被证明可以减少炎症、扑灭自由基，并诱导肺癌、结肠癌、胰腺癌、皮肤癌和乳腺癌癌细胞的凋亡。

增强化疗的营养补充品

化疗成功的最大障碍是化疗药物的耐药性。什么是化疗药物的耐药性？简单地说，就是癌细胞对药物的细胞杀伤作用有抵抗力。为了对付化疗药物的耐药性，肿瘤学界的专家们尝试着将不同类型的化疗药物联合使用，以期最大程度地减少药物毒性和骨髓损伤。

发生这个问题的原因是：通常情况下，肿瘤组织是由不同的混合细胞群组成，其中一些细胞群对化疗敏感，而另一些对化疗有抵抗。化疗药物杀死那些对化疗敏感的细胞群，留下对化疗有抵抗的细胞群。化疗抗性细胞的细胞膜中具有一种"泵"，它可主动排出或吐出化疗药物。研究人员已经确定了两种"泵"：P- 糖蛋白和多药耐药相关蛋白（MRP）。制药公司争先恐后地开发新的抗癌药物，以期阻断这些泵的连接并降低其耐药性，从而使肿瘤细胞对化疗药物产生更好的治疗反应。

尽管化疗本身既昂贵且耗时间，人们在对化疗增敏药物的不断追求和开发中发现了一些天然化合物，它可以通过抑制癌细胞膜上的"泵"而逆转化疗药物的耐药性。最近的许多研究证明，植物化学物质能提高癌细胞对抗癌药物"敏感"能力。天然化合物包括维生素 C、维生素 D、表没食子儿茶素 -3-没食子酸酯（EGCG）和姜黄素，可以通过抑制该泵的功能来逆转癌细胞的耐药性。

以下是一些对抗化疗药物耐药性的天然化疗增敏剂：

维生素 D： 众所周知，维生素 D 调节钙和磷的代谢，也是一种有效的抗癌剂，在抗肿瘤过程中起着重要的作用。维生素 D 阻止癌细胞的生长和增殖、诱导细胞凋亡（细胞程序性死亡）、阻止血管向肿瘤内生长，并可以逆转癌细胞的耐药性。来自《遗传学和分子研究》《细胞》和《癌症发现》的数据表明，维生素 D 通过关闭 P- 糖蛋白和 MPR 泵来提高癌细胞对抗癌药物敏感性，并且它会减少炎症，炎症是化疗耐药性的另一个原因。发表在《自然评论》上的研究表明，在化疗之前或化疗期间服用维生素 D 是癌细胞对化疗药物的杀伤作用产生化学敏感性的最佳选择之一。癌症治疗之后维生素 D 没有相同的作用。

表没食子儿茶素 -3- 没食子酸酯（EGCG）：EGCG 是绿茶中发现的一种神奇的化合物，也是一种有前途并且经过验证的抗癌物质。已经证明它可以阻止癌细胞的生长和分化，激活细胞凋亡，防止血管生成和减少炎症。EGCG 还可以通过阻断 P- 糖蛋白泵来增加抗癌药物在癌细胞中的累积。

《药理学与临床毒理学杂志》中的一项研究表明，EGCG 可以明显地关闭 P 糖蛋白活性以及有效降低 90% 的乳腺癌细胞的耐药性。在另一项涉及使用 EGCG 的乳腺癌研究中，研究人员证明 EGCG 可以提高乳腺癌细胞对抗癌药紫杉醇的敏感性。研究者发现，EGCG 不仅可以降低不同类型癌症化疗药物的耐药性，而且还可以提高这些不同的癌症对许多常见的化疗药物敏感性，包括紫杉醇、阿霉素、顺铂（platinol）和 5- 氟尿嘧啶（efudex，fluoroplex）。EGCG 还被证明可以对抗化疗带来的毒性伤害。

除了是地球上最流行的饮料之一，绿茶还应被公认为是一种最有效的天然抗癌化合物，应成为主流癌症化疗方案的一部分。

注意：EGCG 会干扰抗癌药硼替佐米（velcade）的治疗效果。

姜黄素：姜黄素是指姜黄中的黄色颜料。对这种化合物的广泛研究表明，姜黄素不仅仅是一种着色剂，还是有效的化疗和放疗增敏剂（使细胞对辐射敏感）。《营养与癌症》的研究报告表明，姜黄素可使乳腺癌、结肠癌、胰腺癌、胃癌、血液癌、肝癌、肺癌、前列腺癌、膀胱癌、卵巢癌、头颈癌和脑癌以及多发性骨髓瘤、白血病和淋巴瘤中的癌细胞致敏。通过关闭耐药泵可以使这些癌症对化疗和放疗的敏感性提高。这种令人印象深刻的古老抗癌香料还被证明可以保护正常组织和器官，例如肝脏、肾脏、口腔和心脏，免受化疗和放疗的破坏作用。

由新奥尔良路易斯安那州立大学（Louisiana State University，LSU）健康科学中心妇产科研究教授 Madhwa Raj 博士领导的一项令人印象深刻的研究发现，包括姜黄素在内的 6 种天然化合物的混合物杀死了 100% 的乳腺癌细胞，而没有毒副作用。发表在《癌症杂志》上的结果显示姜黄素、EGCG、吲哚 -3- 甲醇（来自十字花科蔬菜）和其他药物的组合会大大减少对多药耐药的癌细胞数量。防止癌细胞浸润和转移，并激活癌细胞中的特定基因，导致癌细胞死亡。

癌症治疗期间营养补充品的使用原则

癌症的诊断和化疗的严格性时刻折磨着患者。当患者知道化疗是非常有毒的（比如伴随着诸多的副作用以及非常担心它是否有效等等这些事实的时候），会感到无助或失控。当患者尝试着监控所有这些内容的时候，需要确定在进行化疗和放疗同时是否要使用营养补充品。为了帮助患者做出决定，特意列出以下 3 个选项供选择：

1. 避免在癌症治疗期间服用任何营养补充品。

当考虑使用此选项时，请记住，几乎没有研究表明营养补充品会干扰癌症化疗，因此这个选择可能会使患者暴露在抗癌药物和放疗的毒性作用之下。

2. 伴随着化疗和放疗进行，同时摄取浓缩的营养素直到癌症治疗结束。

很明显，如前所述，基于植物的营养物质并不会干扰化疗药物的细胞毒性作用，它们通过使癌细胞对化疗药物"敏感"来增强化疗和放疗的治疗效果。营养物质可保护人体免受化疗药物毒性的损害。

3. 在指定时间服用营养素和抗氧化剂。

在此选项中，患者在服用化疗药物的同时摄取增强化疗功能的营养素。这些营养素包括维生素 D、EGCG 和姜黄素，然后在服用了抗癌剂后的第二天服用其他的营养补充品。这些包括酶、芦荟、谷氨酰胺、维生素 C、OPC、EGCG 和维生素 D。在特定时间服用营养素会增强化疗作用并减少其毒性和副作用，而不会干扰化疗和放疗的功能。

由于每个人对抗癌剂和营养补充品的反应不同，因此请务必咨询有资质的保健人员以制定营养补充剂的确切剂量。植物性化合物的抗癌功效取决于其单独使用以及与化疗药物的联合使用。各种营养素已经广泛使用于临床前期癌症的预防和治疗研究中，并且已经显示出对各种癌症的不同机制（包括抗药性）具有强大作用。

现实情况是，在植物性食品中发现了无数的植物化学物质，其功效与此处提到的营养补充品相同。如果要进行癌症治疗，那么绝对需要制定一份含密集营养素的饮食计划，以提供可杀死癌细胞的营养素，这些营养素还将增强化疗和放疗的效果。首先，请查看本章"其他的问题食物"中的"食物替代品"列表或从我的网站上下载"需要避免食用的食物"列表。再次强调一下：请确保全天吃到更多的植物性食品，包括大蒜、洋葱和十字花科蔬菜（西蓝花、菜花、小圆白菜、卷心菜和白菜）。确保吃到能提供鱼油和抗炎物质的野生鱼类以及能增强免疫力的蘑菇。

🎓 Z 博士提示：

根据《细胞因子》杂志的报道，化疗引起的周围神经病变（CIPN）是患者终止癌症治疗最常见的原因。CIPN 是某些化疗药物的毒性所引起的手脚疼痛症状。现实的数据表明，抗癌药物产生的神经毒性是由炎症所引起的。化学物质会引起那些令人讨厌的破坏性炎症细胞因子（IL-6、TNF）的释放，这些因子就是造成 CIPN 刺痛和灼痛的原因。为了对抗周围神经病变，重点要剔除精制的糖、谷物、乳制品、合成盐和部分氢化油脂来减轻炎症。患者还应该设计适合自己的个人重建饮食计划，包括大量植物性食物和含脂肪多的鱼类。它们含有抗炎的 ω-3 脂肪酸。研究还发现 L- 谷氨酰胺对 CIPN 有帮助。

三、自身免疫性疾病健康重建的营养补充品

正如我们在第一章中学到的那样，免疫系统是由细胞、组织和器官组成的网络系统，它可以保护人体免受感染和其他疾病的侵害。免疫系统的"左膀"Th2 是产生被称作为抗体的特定蛋白质，它们可以识别、攻击和破坏人体不需要的物质，包括细菌、病毒、真菌和其他破坏性蛋白质（如麸质）。免疫系统的"右臂"Th1 是直接杀死外来入侵者，癌细胞以及被病毒和细菌感染的细胞。

当 Th1 和 Th2 免疫状态之间持续不断的运动和交流时，人体的免疫系统被认为是处于平衡状态。有时，免疫系统会被误导而攻击身体自身的特定蛋白质、组织和器官，这被称为自身免疫。在存在有自身免疫性疾病的情况下，免疫系统的 Th1 或 Th2 占主导地位时，会导致人体的免疫系统自我攻击。

通常的处方药物是以对抗免疫反应的不平衡为目标，包括化疗、生物疗法、抗炎药和类固醇激素。这些治疗的重点是控制症状和实现"缓解"。尽管大多数（不是全部）化疗药物都可能产生不良副作用，但它们的目的不是平衡和重建免

疫系统。相反，它们旨在针对炎症混合物中的一种化合物或蛋白质而发挥其抗癌作用。

许多研究表明，来自免疫系统 Th1 和 Th2 的化学信使（细胞因子）的平衡对免疫反应的平衡会产生深远的影响。研究还表明，通过使用廉价且易于获得的植物性化合物，可以改善免疫系统 Th1 或 Th2 的平衡。

如果决定采用植物性营养素来改变免疫系统，那么紫锥菊、蘑菇提取物或人参是比较好的选择，其目的是解决免疫系统失衡的根本原因。通常，这些天然免疫药物只是平衡免疫系统，不能修复肠漏综合征、控制皮质醇升高、减少肾上腺压力、改善维生素 D 含量降低或消除富含过敏原的炎症饮食等，而这些都是导致自身免疫性疾病的潜在原因。

免疫系统复杂而善于适应，能够准确、高效地处理入侵者。虽然我们的防御系统存在漏洞，但仍有一些方法可以支持、增强和调节免疫功能。除了寻找发生自身免疫的原因外，恰当的免疫营养对免疫细胞功能至关重要。当我们通读本书的不同部分时，我们将更多地了解相关知识，并获得制定计划和重建免疫系统，改善健康状况所需的工具。

当 Th1 占主导时，可刺激 Th2 的植物性化合物：

EGCG   姜黄素   番茄红素

碧萝芷   槲皮素

表没食子儿茶素 -3- 没食子酸酯（EGCG）

《分子医学》的研究表明，绿茶中发现的化合物 EGCG 可降低 Th1 的促炎作用。根据《临床和实验室科学年鉴》以及《生药学和植物化学杂志》报道，绿茶会抑制免疫系统 Th2 的 IgE 抗体的产生，同时平衡 Th1 和 Th2 在免疫系统中的和谐作用。

碧萝芷

碧萝芷（松树皮提取物）可作为免疫系统的强大抗氧化剂和调节剂。根据《营养研究与实践》中报道的一项研究，发现碧萝芷可通过减少 Th1 细胞因子的产生和增加 Th2 细胞因子来改变免疫模式，从而使免疫反应更加平衡。

姜黄素

姜黄素是从常见的黄色香料姜黄中提取的黄色化合物，对患有自身免疫功能障碍性结肠炎的患者具有强大的消炎作用。姜黄素会降低 Th1 细胞因子的表达和增加 Th2 细胞因子的表达，从而导致从 Th1 优势转变为 Th2 优势，这个作用远比地塞米松更强大。在《英国药理学杂志》上报到的数据表明姜黄素可以有效减少 Th1 细胞因子，可作为 Th1 介导的自身免疫性疾病的治疗方法。

槲皮素和番茄红素

苹果中的槲皮素和西红柿中的番茄红素都可以关闭炎症因子 NF-κB 的协调器，并产生更加平衡的 Th1/Th2 免疫反应。

当 Th2 占主导时，可刺激 Th1 的植物性化合物：

南非醉茄（ashwagandha）	紫锥菊
舞茸、灵芝和香菇提取物	人参
黄芪	

南非醉茄

南非醉茄是一种环境适应性极强的草药（一种可保持平衡的草药），可以影响甲状腺和肾上腺功能。它还可以激活和增强 Th1 的免疫力。来自《疫苗》杂志的一项研究表明，南非醉茄增加 T 细胞数量及该 T 细胞中的细胞因子，可作为免疫刺激剂来使用。

蘑菇提取物

在我们可以吃的所有天然增强免疫力食物中，没有什么能比全能的蘑菇更胜一筹的了。舞茸的子实体含有一种叫做 β- 葡聚糖的碳水化合物，多年来，它一直被认为可以增强免疫功能。作为一种免疫刺激剂，舞茸中的 β- 葡聚糖通过多种机制来增强我们的防御系统。首先，β- 葡聚糖通过免疫细胞上的受体来激活白细胞的功能。这些碳水化合物也可以从白细胞被释放出来，并被其他免疫细胞再吸收，从而产生各种不同的免疫反应。最终提高了人体的免疫力。在《生物和药物通报》报告中，研究人员发现，β- 葡聚糖触发 Th1，同时关闭 B 细胞（Th2）的抗体产生，从而在 Th2 免疫反应为主导时建立 Th1 的优势。

灵芝和香菇中的 β - 葡聚糖也对免疫系统产生明显影响，并会产生更加平衡的 Th1 和 Th2 反应。《农业和食品化学与炎症媒介杂志》上的研究表明，灵芝和香菇包括其他食用真菌，均提供具有免疫调节和抗肿瘤活性的主要物质。这些蘑菇中发现的碳水化合物和蛋白质已显示出抑制自身免疫性疾病和变态反应的能力，同时会通过适当的免疫调节来防御癌症的发生。这就是说，某些蘑菇及其提取物可以诱导 Th1 反应，而其他蘑菇则倾向于诱导 Th2 反应。因为自身免疫性疾病是复杂的免疫疾病，因此必须咨询合格的保健专业人员以评估各种蘑菇提取物及各种蘑菇之间的活性差异，分离其成分（代谢物）来确定哪些蘑菇产品会对你的特定免疫有益处。

黄芪和紫锥菊

人们还发现传统中草药的黄芪和紫锥菊可以减轻炎症，刺激 Th1 细胞并抑制过度的 Th2 反应。在《生物化学和细胞生物学》以及《中国中西医结合杂志》上进行的研究表明，黄芪和紫锥菊使哮喘患者的慢性炎症显著减少，哮喘患者是 Th2 占优势的疾病。黄芪可改善 Th1 细胞因子并减少 Th2 细胞因子的产生，从而产生更加平衡的免疫反应。紫锥菊一直被认为具有增强免疫功能的能力。研究人员指出，紫锥菊主要通过激活 Th1 来增强免疫功能，从而在 Th1 和 Th2 反应之间产生协同作用。

人参

韩国研究人员发现，人参中的糖化物质诱导 Th1 细胞因子和自然杀伤细胞的产生。人参增强 Th1 免疫力，也被认为是有效的抗癌药。《人参研究杂志》上的数据还表明，人参对免疫系统 Th1 具有刺激作用。

注解：再次强调维生素 D 的重要性，维生素 D 缺乏症是自身免疫性疾病的主要原因。无论是受到 Th1 优势还是 Th2 优势的挑战，都要检测维生素 D 水平。如果维生素 D 含量低于 50ng/ml，请增加日光浴，多吃富含维生素 D 的食物（鲑鱼、沙丁鱼、鱼肝油、虾、鸡蛋），补充维生素 D。

🎓 Z 博士提示：

医疗从业人员越来越多地使用低剂量纳曲酮（LDN）来治疗自身免疫性疾病。LDN 最初用于治疗那些有吸毒成瘾的患者，它能阻断大脑中的阿片受体，从而防止人们使用阿片类药物后感到情绪高涨。LDN 还可以调节 T 调节细胞因子的水平，从而产生更加平衡的 Th1 和 Th2 反应，LDN 可通过增加体内内啡肽水平来协调 T 淋巴细胞（与自身免疫性疾病有关）的活性，最终增强免疫系统的功能。

四、糖尿病健康重建的营养补充品

如果我们还记得的话，糖尿病有两种类型：一种是 1 型，另一种是 2 型。这两种类型都会产生血糖水平异常。1 型糖尿病，也称为胰岛素依赖型糖尿病，是一种隐匿性的自身免疫性疾病，免疫系统攻击了胰腺的 β 细胞，导致胰岛素缺乏。2 型糖尿病，也称为非胰岛素依赖型糖尿病，是一种慢性疾病，我们的身体无法产生足够的胰岛素，或者我们的身体细胞对胰岛素不发生作用（忽视胰岛素的作用），从而导致较少的糖进入细胞。因而，使我们的血糖长期处于高水平状态。如果 1 型糖尿病是缺乏胰岛素的疾病，则 2 型糖尿病并不是胰岛素生产不足的结果。相反，这实际上是由于长期进食高碳水化合物，高糖和高脂肪饮食而产生过多胰岛素的结果。

虽然要饮食健康并定期锻炼以自然控制血糖，但有针对性的营养支持也是达到健康血糖水平的关键组成部分。对于 2 型糖尿病，尚无神药可以治疗，也没有单一营养素可以逆转。但是，把一些营养素添加到个人重建计划中，一定有助于解决血糖的问题。特定营养素可帮助身体使用胰岛素，从而帮助维持健康的血糖水平。

镁

镁是人体内三百多种生化反应所必需的一种矿物质，包括帮助消化和代谢脂肪、碳水化合物和蛋白质，并有助于产生能量和调节血糖水平。但是，由于许多的原因（比如从营养贫瘠土壤中生长的植物到过度的酒精消费等等多种环节）都会导致人体的镁缺乏症。镁在 2 型糖尿病患者血糖控制中的作用机制，引起公共卫生健康问题的研究人员的极大兴趣并对 2 型糖尿病与镁之间的关系进行了研究。

13 项观察性研究的荟萃分析报告发表在《糖尿病护理》杂志上，该报告内容包括了 536 318 例的人群样本和 24 516 例糖尿病患者样本，结果发现较高的镁摄入量与较低的 2 型糖尿病风险紧密相关。来自《欧洲临床研究杂志》的一项随机、双盲、安慰剂对照试验研究是针对 97 名镁含量严重偏低（低镁血症）且无糖尿病的个体进行的，试验组接受了 50ml 氯化镁治疗 3 个月，所有这些参与者的胰岛 β 细胞的功能均得到改善，他们的空腹血糖和胰岛素水平降低。另一项发表在《糖尿病、肥胖与代谢》上的研究发现，每天补充 365 毫克的镁并持续 6 个月，可降低 47 名超重个体的胰岛素抵抗，并且全部受试者的镁含量都回到正常水平范围。

很显然，低镁水平与胰岛素抵抗、葡萄糖耐量降低和胰岛素水平降低相关。基本上，胰腺分泌足够的胰岛素需要足够的镁，为了使糖进入细胞，需要镁来提高细胞对胰岛素的敏感性。这个过程由一种被称为酪氨酸激酶的酶来控制，后者是一种镁依赖性的酶。所以，如果患有 2 型糖尿病和血糖难以控制的话，那么要多吃深绿色的绿叶蔬菜和其他富含镁的食物，这一点很重要。如果正在全力应对血糖问题，那么补充镁是非常重要的选择。

维生素 D

维生素 D（"阳光维生素"）在无数的生物反应过程中起着重要作用，并且它还可以调节血糖水平。与镁缺乏症类似，维生素 D 缺乏症也是一个严重的问题。与镁缺乏症一样，维生素 D 缺乏症也是一种流行病。《内科医学档案》的数据显示，四分之三的美国人缺乏维生素 D。广泛的研究表明，维生素 D 缺乏与多种癌症的发生发展有关，例如结肠癌、前列腺癌和乳腺癌，也与心脏疾病、自身免疫性疾病、关节炎和糖尿病等有关。

越来越多的证据表明，维生素 D 缺乏症与 1 型或 2 型糖尿病有关。证据表明，维生素 D 缺乏症会导致不良的胰岛素分泌和异常的血糖水平。在进行荟萃分析并回顾了维生素 D 对血糖控制的影响后，研究人员得出结论，低水平的维生素 D 会通过干扰胰岛素的作用来阻碍血糖控制。一项观察性健康研究包括了 83 770 名妇女（护士），研究结果发现维生素 D 含量低的人患 2 型糖尿病的风险会增加；每天摄入 800IU 的维生素 D 和 1 000 毫克的钙，可使糖尿病风险降低 33%。一项涉及 70 岁以上的 70 位 2 型糖尿病患者的护理研究表明，维生素 D 含量低于 20ng/ml 的人群罹患 2 型糖尿病的风险增加了一倍。

1 型糖尿病患者需要维生素 D 来调节免疫反应。在芬兰北部进行的一项为期一年的队列研究中，研究人员收集了 10 821 名儿童的有关补充维生素 D 及其与佝偻病相关的数据。他们发现了惊人的数据：每天服用 2 000IU 维生素 D 的儿童患 1 型糖尿病的可能性降低了 80%。除了避免使用麸质和乳制品（乳制品含有破坏性蛋白质——酪蛋白，酪蛋白与 1 型糖尿病有关）外，对于所有儿童而言，尽早服用维生素 D 来预防 1 型糖尿病的发生可能至关重要。尽管维生素 D 在帮助调节血糖中的作用仍在研究中，但似乎很清楚维生素 D 在预防 1 型和 2 型糖尿病中均起着重要的作用。

某些营养素之间具有协同作用，这意味着每一种营养素都能增强另一种营养素的效果。维生素 D 和镁具有协同作用，维生素 D 的吸收和代谢需要足够的镁参与，由于镁能将维生素 D 转变为骨化三醇的活性形式，因此最好同时服用镁和维生素 D。

绿茶（EGCG）

大量研究表明，绿茶及其所含的 EGCG 在 2 型糖尿病、胰岛素抵抗和血糖控制不良的患者中具有重要的作用。总的来说，这些研究的结果表明绿茶和 EGCG 对葡萄糖代谢和胰岛素抵抗有好的作用。在一项研究中，研究人员回顾了 17 项试验，包括 1 133 名受试者，以评估绿茶对血糖控制的影响。数据分析表明，绿茶可以"显著"降低空腹血糖水平，糖化血红蛋白（HbA1c）和空腹胰岛素水平。

在《科学公共图书馆杂志》上发表的一项研究涉及了 92 名受试者，他们患有糖尿病并伴有低密度脂蛋白胆固醇（low-density lipoprotein cholesterol，LDL-C）偏高和甘油三酯血症。受试者被分为两组，试验组每天接受 500 毫克的 EGCG，共 16 周，对照组每天接受 3 次纤维素胶囊（安慰剂）治疗，共 16 周。这项研究的结果表明，服用 EGCG 的患者胰岛素抵抗降低，而且高密度脂蛋白（HDL）显著增加。

看来绿茶多酚（包括 EGCG）可以有效降低血糖。研究者发现 EGCG 会影响葡萄糖从小肠进入血液的转运方式。当吃含淀粉类食物时，需要淀粉酶将淀粉分解成单糖，以便这些单糖可以被吸收。绿茶多酚（例如 EGCG）可抑制淀粉酶活性并降低葡萄糖和胰岛素的升高。

其他营养素

除镁、维生素 D 和绿茶外，其他营养素对血糖控制也显示出可喜的效果。铬是一种微量元素，已被证明可降低胰岛素抵抗和葡萄糖代谢。铬含量高的食物包括西蓝花（健康食品的第一选择）、青豆、西红柿、长叶莴苣、巴西坚果和贝类。α - 硫辛酸是一种强大的抗氧化剂，已被证明可以改善胰岛素敏感性和糖尿病性神经病的症状。生物素是一种 B 族维生素，参与葡萄糖的处理。生物素含量高的食物包括杏仁、地瓜、鸡蛋、洋葱、西红柿、胡萝卜、核桃和鲑鱼。

与体内的所有生化反应一样，维生素、矿物质和其他辅助因子是葡萄糖最佳代谢和胰岛素信号最佳传导所必需的。这些微量营养素中的任何一种缺乏都会损害血糖水平并引起胰岛素抵抗。证据已经很明确：镁和维生素 D 等特定营养素的缺乏会增加患糖尿病的风险。另一方面，服用这些特殊的营养物质可以帮助逆转和纠正异常的血糖和胰岛素抵抗。

虽然服用营养补充品可以帮助人体调节糖代谢并使细胞对胰岛素"重新敏感"，但是当你正在糖尿病治疗中，没有什么能替代高纤维，营养丰富的饮食计划。本书中提供的重建饮食计划旨在通过提供无数的调节血糖的营养素和植物化学物质（包括强大的维生素 D、镁和 EGCG）来帮助你快速调节血糖。

🎓 **Z 博士提示：**

FDA 或任何其他主管卫生当局目前尚未确定针对任何特定疾病状态的最佳营养素剂量。需要由你和你的医生决定最适合你的剂量。

进食营养丰富的食物和营养补充品与疾病康复重建、预防疾病复发和更苗条之间有什么共同点呢？体育锻炼。你可能在想，"呃，现在我必须锻炼身体，"或者，"体育锻炼会花费太长时间。"如果经过科学证明每天进行不到 30 分钟的体育锻炼会改变身体构成成分比例并逆转疾病，是否会对体育锻炼感兴趣？如果有一种会使脂肪燃烧持续数小时或数天的运动，觉得怎么样？锻炼身体可以恢复健康，保持苗条身材并燃烧脂肪，这意味着只需要聪明地选择合适的有效的，而不是非常辛苦无趣的锻炼方法。

在下一章中，我们将了解最有效的运动方法，帮助我们从疾病中重建并减掉危险的脂肪。没有捷径，只是经过实践证明的步骤将锻炼时间减少一半，并使你的躯体变得强健无病。

第 4 章　健康重建第二步:

高强度间歇性运动锻炼（HIIT）

我们在前几章介绍了不健康的以及缺乏各种营养的食物是影响健康的主要因素，人类很多疾病都与饮食有关，食物可以打开身体的某些激素分泌开关，这些激素分泌开关一旦打开，我们吃得会更多，就会导致体内脂肪增加、储存，发胖。很多严重的慢性疾病（如心脏病、糖尿病、自身免疫性疾病等）的另一种主要诱发因素是不健康的身体构成成分比例，如体内脂肪增加、肌肉减少。我们已经了解了如何通过饮食和营养正确地打开和关闭身体内各种健康或者疾病的"开关"，在以下的章节里我们会学到更多的相关知识。

身体构成成分

我在办公室里使用一种叫做身体构成成分生物电子分析仪的设备来测量身体脂肪和肌肉。不是每个人都需要有一台机器来测量自己的身体构成成分，我们可以通过一些简单的计算，比如可以通过体重与身高来确定体重指数（又称身体质量指数），同时根据第3章中介绍的可以计算的基础代谢率和体脂百分比，跟踪个人的脂肪减少和肌肉增加的状况。

一、体重指数计算

体重指数（BMI）是一种通过身高与体重来评价我们是否在健康范围的工具，也是一种通过身体构成成分（肌肉和脂肪比例）来评估相关健康风险的方法。

计算BMI很简单：体重（千克）除以身高（米）的平方；

基本公式是：BMI = 体重（kg）÷ 身高^2（m^2）。

举一个例子：体重73kg，身高1.73米，BMI=73kg÷1.73^2，也就是73kg÷（1.73×1.73）=24.4，其体重指数为24。

我们通常认为BMI在18.5至24.9之间为正常体重，25至29.9之间为超重，30或以上为肥胖。计算自己的BMI值，并记录在锻炼计划工作表（请参照第二部分第8章最后一节"记录健康重建状况"），然后对照体重指数分类表中的BMI数值。每四周计算一次BMI值以跟踪自己的改善进度。

体重指数分类表

分类	风险	BMI 分数
标准体重以下	中等	小于 18.5
正常体重	非常低	18.5~24.9
超重	低	25.0~29.9
肥胖等级 1	中等	30.0~34.9
肥胖等级 2	高	35.0~39.9
极度肥胖	很高	超过 40.0

注：BMI 分类为超重不一定是"过度肥胖"。一位身高 1.67 米，体重 113 千克，经常泡在办公室的人和同样一位身高 1.67 米，体重 113 千克每天锻炼身体的人，具有相同的 BMI。显而易见，两个人的健康程度完全不同，为什么会出现这种情况呢？主要因为 BMI 仅仅是体重与身高的比率，并未考虑构成体重的脂肪与肌肉的比例因素。这就是为什么除了 BMI 数值以外，我们还需要知道自己的体脂百分比

二、坚持测量记录自己的体重

除了计算 BMI 和体脂百分比外，身体的物理测量将提供其他的健康指标变化和进展，以保持自己运动锻炼的积极性。最好的测量方法是不穿衣服；如果你需要有人帮助，可以穿上背心和薄短裤，或类似的轻薄的衣服；如果是穿着衣服测量体重，请记住每次测量时都穿同样的衣服。这样测量的数据才有可比性，BMI 和体脂百分比才有价值。

胸围	乳头平齐测量胸围
腰部	脐部平齐测量腰围
臀围	测量臀部最宽的部位
上臂围	测量上臂二头肌最宽的部分

将这些测量值记录在表格中（请参照第二部分第 8 章最后一节"记录健康重建状况"），分别在 4 周、8 周和 12 周后再进行测量，来了解自己的身体构成成分改善的如何。持续记录自己的进步，直到自己对结果满意为止。

除了跟踪测量结果以外，一个最好的激励办法就是在身体改变的前后都拍个照片留存。试想一下，当我们翻新了一个房间，甚至翻新了整个房子以后，看到

新房间和新房子，那该是多么自豪！如果将这些奇妙的变化与之前的变化进行比较，更是别有一番滋味。当我们拍下自己健康的身材，再回头看当初拍下的不理想的身材或者不是很健康的身材时，这肯定是最好的坚持锻炼的动力。因此，建议我们开始计划前从三个方面拍摄照片：正面、侧面和背面。这些图片将会在后来证明自己所有的辛勤付出。

我们更应该把自己的体重记录在表格上（请参照第二部分第8章最后一节"记录健康重建状态"），因为它是证明自己进步的一个重要标志。但请记住，我们的目标是在保持肌肉的同时专注于消除脂肪（减肥），而不仅仅是减重。

改变我们的身体构成成分

身体改变指的是外观、形态或结构的改变。我们通过实施本书中健康重建的步骤，将会改变自己的精神、身体和生活。还记得以下这四个英文首字母缩略词DIET 的意思吗？ D 代表 decide，是**决定**的意思；I 代表 indulge，是**满足**的意思；E 代表 enjoy，是**享受**的意思；T 代表 transform，是**改变**的意思。跟踪自己的医学检查和干预前后的照片，这是我们从心底做出健康重建**决定**的证明；干预前后的照片将会展示我们所**满足**的各种高营养素和低热量食物改变了身体构成成分，使我们从身体超重的状态转变到我们所期望的体重水平，以及我们所渴望的健康状态；健康和身体组成成分的改变会使我们**享受**到愉悦和幸福，并让我们看到自己努力的累累硕果；最后，医疗化验检查结果和干预前后照片的变化将证明我们能够完成从内到外的自我**改变**。

改变是一个过程，这个过程需要经历几个不同的心理状态。大卫·布利斯（David Bliss）是管理和咨询公司一位已经退休的首席执行官，他描述了一个人从现在到未来经历"状态改变"三个阶段的状态。这三个阶段分别是：现在的状态，未来的状态（是我们梦想成为的状态）和过渡状态（是两者之间的状态）。

一、现在状态

必须处理慢性和严重的健康状况，以及对自己的身体和心情不满意，这很可能是选择这本书的原因。必须相信自己目前的状态，无论是肥胖、过度疲劳、还是正在对抗的慢性健康问题，都不是自己想要的。在现在的状态下，我们可能在想，现在怎么办？问问我们自己为什么要改变。也许我们会担心复发，也许会担心如果不改变就会面临未来健康的问题。我们愿意改变生活方式（习惯和日常规矩），从而有更多的时间和自己的孩子在一起吗？不管理由是什么，我们不仅仅理智上，而是从内心真心认为自己必须要改变。一旦我们做到了这一点，我们就可以启动重建健康和改变身体组成成分的行动了。

二、过渡状态

这种状态是我们不再满意以前不健康的习惯，但还没有达到理想的状态。当我们开始进行改变饮食方式、制定锻炼计划、改变生活方式等重建健康的活动时，我们可能会遇到坎坷。为了让自己更坚强，我们需要支持，需要动力，需要力量，需要衡量状态改变的进步，也需要庆祝过程中的一些小胜利。下面我们来谈谈这些重要的因素。

支持：在进行个人重建健康时，可以与配偶，朋友和家人分享自己的恐惧和挣扎。有时打开心胸，与别人分享自己的恐惧和挣扎是很难的，因为这会使人变得脆弱。寻找一些没有偏见的人，在你脆弱需要拉一把的时候，能让你开怀大笑、能让你振作，这些人也希望重建自己的健康。

动力：有人激励你、给你力量，使你获得成功的动力，这种感觉真的很好。所以，如果健康重建需要动力，一定要依靠那些能和自己一起锻炼、一起烹饪、一起分享食物和食谱的人，他们会带给你力量，帮助你获得持续的动力。

鼓励和衡量健康状态的进步：这些与上面讲的应该是同时进行的。其实改变很困难，过程可能很令人沮丧，但改变是值得的。当我们身体组成成分和身材发生变化时，需要有标准来衡量，就是我们的状态在改变，我们的健康在改善，这些进步需要衡量，以此来鼓励我们坚持自己的健康重建计划。我们可以通过计算BMI、基础代谢率（BMR）和体脂百分比的改变来衡量我们状态改变的进步程度。

怎样衡量我们的健康进步呢？可以通过新的血液化验检查、激素状况分析或最初用于诊断病情的任何其他测试方法（参见第 8 章，检测疾病的状态），看到我们的健康状况有所改善。测试也可以为我们的状况提供一个诊断。也许我们的炎症标志物，如 C 反应蛋白和红细胞沉降率，已经改善，或者空腹血糖和糖化血红蛋白（HbA1c，糖尿病标志物）恢复正常。无论用什么标记来诊断病情，重新测试都可以监测我们的进步。这些测试的改变显示了自己的努力正在得到回报。这是一个值得做的"出色的工作！"。正面鼓励也是一个关键的支持，以防止我们在健康重建的旅程中退缩。

庆祝：当实现了短期目标时，做一些让自己感觉高兴的事情来奖励自己。可以买一双新鞋，或者买一套新的运动装，或者买一个新的移动设备，可以一边听音乐一边测量心跳。也可以在某一个小镇上享受一夜，或享受一个安静轻松的周末。可以用使自己感觉高兴的任何事情来奖励自己，激励自己有动力完成过渡状态。

三、未来的状态

我们必须对我们想要创造的未来状态有一个清晰的、有活力的画面。我们必须为想要达到的目标创造一个激动人心的愿景。我们必须在心里真正感知、真正想拥有这种愿景和理想；不能只听别人说，这种状态对我们有好处。在我们的大脑中必须深切地感受到：未来的状态会是什么样子？一个新的健康身体？可以停用药物，并且逆转了健康出现的问题？也许我们梦想着走进自己喜欢的商店购买我们一直想要的服装；也许我们想过一个健康的生活；也许我们想成为一个更有活力的父母。对于我们来说，无论未来的状态如何，我们必须在心理上有自己的预知，并相信坚持就会发生持续不断的改变。我们改变的动机是什么？我们的终点线是什么？

任何年龄都要减少脂肪，拯救肌肉

让我们来研究一下我们的身体构成成分和重建身体健康所要采取的运动类型。减肥一直是尺寸的代名词。减肥行业花费了数十亿美元来宣传"变得苗条、性感"是美的标准。当然，为了做到这一点，我们必须购买一些产品或健康方案。出于多种原因，保持苗条的身材很重要，但健康体重管理的目标是要有更好的身体构成成分，就是减少脂肪。从今天开始，我们不再关注"减肥"的概念，而要注重"减少脂肪"。

我们可能已经注意到，在整本书中，对重量和脂肪进行了区分。我们都认为自己了解脂肪和肌肉之间的区别。然而，许多试图减肥的人肯定不会在减少脂肪的同时，想着还要拯救肌肉。为了充分利用本章后面概述的锻炼内容，有必要先确保大家了解锻炼的目的。这是我们改变身材的最好方法。

一、什么是脂肪？

脂肪（脂肪组织）是人体的"内置电池"，它的主要作用是储存能量。除了提供能量外，还具有器官隔离和缓冲的作用。脂肪可分为皮下脂肪（在皮肤下面）或内脏脂肪（围绕器官周围的脂肪，这里先提醒一下内脏脂肪更危险，请参阅第一部分第1章癌症部分）。信不信由你，脂肪是一种产生激素的组织。它可以产生激素，如瘦素（有助于控制食欲）和脂连蛋白（有助于燃烧脂肪）。脂肪也会产生雌激素——你还记得芳香酶吗？（如果没记住，请参阅第一部分第1章癌症部分）它也是炎症的来源，会导致免疫系统对身体发动战争并最终导致慢性疾病。

二、什么是健美的肌肉？

肌肉是身体的动力，肌肉通过收缩（缩短）产生力并引起运动。肌肉组织具有生物活性。与脂肪组织相比，肌肉组织自身需要更多的卡路里来提供能量。肌肉越多，新陈代谢就越快，就可以在一天内燃烧更多的卡路里。身体有两种类型的肌肉——平滑肌和骨骼肌。平滑肌主要存在于器官和血管壁中，也是心脏肌肉的成分。而骨骼肌是驱动新陈代谢的主要肌肉，也是身体构成成分的主要组成部分。

真正的"节食"与身体构成成分相关，即减少体内脂肪和增加肌肉。当人们迅速减肥时，不仅会减脂肪，也失去了肌肉。这是不健康的。本书将向我们展示如何减少脂肪并保持肌肉。如果不费吹灰之力就可以做到，那不是很好吗？可能吗？是的！它是通过将营养丰富、燃烧脂肪的食物与正确的锻炼方法结合起来完成的。

身体类型

肥胖是很多严重疾病的主要危险因素。确定患病风险的简单方法是腰围，腰围增大时，患病的风险也会增加。男性腰围等于或大于 101.6 厘米，女性腰围等于或大于 88.9 厘米，是心血管疾病和糖尿病的危险信号。有研究表明，腰围与臀围比例预警严重疾病风险比单独测量腰围要好得多。

要获得腰臀围比，请参阅 354 页记录你身体的测量值（如果尚未完成，现在是时候拿出卷尺了！）。将腰围尺寸除以臀围尺寸，得到腰臀围比值。对于男性，腰臀围比值大于等于 1，表示有疾病风险；对于女性而言，腰臀围比值大于等于 0.8 表示有很大的风险。

腹部脂肪的积聚："苹果形"身体或"大肚子"的特征是身体中部积聚了脂肪（皮下脂肪和内脏脂肪），且与心脏病、糖尿病、胆囊疾病、高血压和中风等高发疾病相关。这种体型在男性和绝经后的女性中更为常见。研究表明，腹部脂肪堆积比臀部周围的脂肪堆积带来的疾病风险更高。这种体型还与胰岛素抵抗、2 型糖尿病和高血脂（如胆固醇和甘油三酯增高）的风险增加相关。

臀部脂肪的积聚：这种体型有时被称为"梨形体"，其特征是臀部比肩部宽。臀部周围多余的脂肪减少了患严重疾病的风险。梨形体可能与高水平雌激素相关，这种状态称为雌激素优势。

无论脂肪组织的位置如何，体内脂肪过多都是不健康的。它可以引发糖尿病、心脏病和体内炎症，从而引发某些癌症。这是建议使用本书中的支持方案对健康非常重要的另一个原因。

在我们谈论运动之前，先谈一下久坐不动的危险。我们的身体、社会和经济环境导致了久坐行为的增加，减少了我们的身体活动。我们花太多时间看电视、在电脑上工作或玩游戏、坐在办公桌前、坐汽车、开车，这已经严重威胁着我们的健康。缺乏身体活动和久坐不动的行为会增加患慢性疾病的风险，包括心脏病、中风、癌症、肥胖、2 型糖尿病和高血压，如果已经患有这些疾病，可能会加重病情。

根据《运动和体育科学评论》的报道，观看电视时间与代谢综合征相关，代谢综合征的特征是体内脂肪增加、血糖和胰岛素水平异常、高血压和高血脂。该研究的作者发现，坐着看电视的时间每增加 1 小时，全因死亡风险增加 18%，包括心血管疾病的死亡率，而这与饮食，吸烟和高血压等其他风险因素无关。发表在《体育与运动的医学与科学》杂志上的一项研究也得出了类似的结论，每周开车超过 10 小时，患心脏病的可能性增加 48%。《美国预防医学杂志》的数据显示，久坐与脂肪引起的炎症水平升高有关。还记得第 1 章中的脂肪细胞因子吗？当你的脂肪生气时，会吐出与严重疾病有关的炎症因子，如瘦素，TNF-α 和 IL-6。久坐与这些炎性化合物的不利水平有关。

警告：不要养成一个糟糕的饮食习惯

想进行各种锻炼之前，必须明确，如果你认为自己可以通过过度训练能消耗掉自己吃的高热量、低营养的加工食品的话，那你的锻炼就是自欺欺人。如果继续吃不健康的食物，运动不会燃烧掉你已经吃的卡路里，那么你的体内脂肪就会增加。如果晚上吃这些食物，身体将把睡觉前没有燃烧掉的糖和卡路里转化为脂肪。只有将运动与健康饮食结合起来，才能获得健康，才能有健美的身材。

通过高强度间歇性运动锻炼（HIIT）健康重建

很多研究已经证明，规律的运动对健康有很多益处，包括改善心血管功能，改善肌肉质量和骨骼健康。运动也被证明有助于免疫系统对抗疾病、减少自由基损伤、减少炎症、调节血糖，并防止体内多余脂肪的产生。

如《斯堪的纳维亚运动医学和科学杂志》（*Scandinavian Journal of Medicine and Science in Sport*）所述，运动可用于治疗各种疾病，如胰岛素抵抗、2 型糖尿病、高血压、肥胖、心脏病、骨质疏松症、抑郁症和癌症。美国心脏协会的《循环》杂志指出，长期的体育锻炼可以通过释放一氧化氮改善血管松弛度，一氧化氮这种化学物质可以使血管松弛，并改善受限制的血液流动，从而改善心脏的状况，并降低高血压。*Acta Biomed* 杂志的另一项研究表明，经常锻炼可以减少内脏脂肪，提高胰岛素敏感性，并改善血糖水平、控制血压和血脂。该研究进一步指出，"由于这些原因，必须将有规律的有氧运动视为治疗 2 型糖尿病的重要组成部分。"

运动可以改善脑功能和与大脑相关的其他状态吗？《心理健康的临床实践和流行病学》杂志的一项研究发现，锻炼可以有效对抗抑郁症，并且可以替代抑郁症药物。

🎓 Z 博士提示：

抑郁症是一种严重的医学疾病，有多种表现和影响因素，包括遗传、大脑生物学和化学变化、情感事件如创伤、失去亲人、不好的人际关系和儿童早期经历及炎症。免疫系统，特别是一种称为巨噬细胞的白细胞，在抑郁症的病理学中起着重要作用。《生物精神病学》《神经科学与生物行为评论》及《药理学》杂志的研究表明，正常情况下，免疫系统会对神经系统中的任何干扰做出反应。物理的和精神的压力可以激活免疫系统释放促炎化合物 IL-6 和 TNF，使血清素、谷氨酸、GABA 和多巴胺等神经递质发生紊乱，所有这些都与抑郁症的病因有关。正如凯莉·布罗根（Kelly Brogan）博士在她的《自己的心灵》（*A Mind of Your Own*）一书中所述，抑郁症不是一种疾病，是一个症状。难怪为什么这么多接受心理治疗的人对这种心理治疗没有反应。他们无法解决抑郁症的物理病因。

因此，现在该是第三个也是最后一个 Z 博士规则了。我们只需要记住三个规则。很难，对吗？你认为你有能力按照规则去合理安排饮食和锻炼来改变自己吗？

一、Z 规则 3：高强度间歇性运动锻炼

长时间的耐力运动与燃烧脂肪有关。健身房里到处都是跑步、摆动身体和爬楼梯的人，持续数小时，以期减少体内脂肪。然而，对于大多数人来说，中等强度的长时间锻炼在短时间内会导致脂肪减少。研究发现，短时间内进行的高强度运动可以比高容量耐力训练能更好地改善脂肪燃烧。

耐力训练包括以稳定的速度锻炼 20 分钟或更长时间。这种类型的锻炼通常在健身房或家中的机器上进行，例如跑步机、椭圆机、爬楼梯或健身房的有氧运动的其他机器。长跑和骑自行车也是耐力运动。铁杆的耐力运动爱好者主要从事长距离骑行和铁人三项比赛。耐力训练一直与心脏健康有关。然而，研究表明，艰苦的长期耐力运动与心脏右心室的损伤和免疫系统的削弱有关。定期有氧运动可以强化心脏，改善血液循环——让更多的氧气进入体内，并提高骨骼肌力量。

高强度间歇性运动锻炼（HIIT）通常是在短时间内进行高强度运动，然后进行一段时间的低强度运动或休息。短跑就是一个很好的例子。短跑是在短时间内剧烈运动，然后步行或休息。使用最多的方案是温盖特方案（the Wingate protocal）：做 4~6 次 30 秒的有一定难度的高强度冲刺，每次间隔休息 4 分钟，每周训练 3 天，这样的锻炼持续 2~6 周。这个方法看起来很简单，但却非常有效。其他的研究人员也使用修改过的高强度方案，所有这些都是减少脂肪和大大改善新陈代谢非常有效的方案。我已经加入了一个非常有效的 HIIT 常规锻炼，花费时间

很少，但效果却很好，会产生你意想不到的结果。

二、HIIT 背后的科学研究

《应用生理学杂志》的一项研究发现，在 2 周的时间内，进行 7 次 HIIT 训练可以改善全身脂肪的燃烧状态，提高骨骼肌燃烧脂肪的能力。很多研究都表明HIIT 是一种非常有效的方法，不仅可以减少皮下脂肪，还可以减少内脏脂肪。根据《代谢综合征及相关疾病》杂志的一个报道，短期高强度有氧运动可以减少超重成年人的内脏脂肪。

《癌症研究》上的一篇文章指出，女性每周进行 5 次、每次 45 分钟的中等强度锻炼，不仅能减少 2% 的体脂，还能显著降低血清雌激素。为什么这对男人和女人都很重要呢？因为身体脂肪会产生雌激素，是女性乳腺癌、子宫内膜癌、卵巢癌以及男性前列腺癌的主要诱因。

发表在《英国医学杂志》和《肿瘤学报》上的研究显示，高强度运动可以改善心肺功能、肌肉力量、有氧代谢能力和情绪，还可以减少晚期癌症化疗患者的疲劳。《生理学评论》上的一项研究发现，短时间、高强度锻炼数小时，会增加自然杀伤细胞（一种能杀死癌细胞的白细胞）的活性。HIIT 是一种自我癌症治疗的完美方法。

对于心脏病，HIIT 也优于中等强度的有氧运动。《澳大利亚家庭医生与循环》杂志的一项研究提示，HIIT 降低低密度脂蛋白胆固醇，同时增加高密度脂蛋白胆固醇。HIIT 还可以改善内皮细胞功能、血压、左心室功能和葡萄糖调节功能。研究表明，高强度锻炼对那些患有心脏病并饱受心脏病发作痛苦的人来说是安全的。此外，发表在《澳大利亚家庭医生》杂志上的一项研究发现，周期性的高强度运动对稳定型心绞痛、心脏支架植入术后和冠状动脉移植术后患者都有益。《新陈代谢》杂志中的一项研究发现 HIIT 在减少皮下脂肪方面要比以中等强度的恒定速度的锻炼好得多。《国际肥胖杂志》的一项研究也发现 HIIT 是一种非常有效的锻炼方式，不仅可以燃烧脂肪，而且还可以减少脂肪在体内的形成，改善新陈代谢。

HIIT 也是调节胰岛素、生长激素、胰高血糖素的特别的锻炼方式。《欧洲应用生理学杂志》《应用生理学杂志》和《营养与代谢杂志》上的研究均证明，剧烈运动可以增加生长激素的释放，有助于平衡胰岛素和胰高血糖素。你应该还记得前面讲过，胰岛素储存脂肪，胰高血糖素燃烧脂肪。因此，运动后释放的生长激素像胰高血糖素一样，燃烧脂肪，且有助于肌肉的形成。

三、更聪明地锻炼，而不是更努力地锻炼！

当我们进行具体的锻炼计划时，请先思考一下你的身体适合什么样的锻炼，并确保没有任何健康问题影响锻炼，或者确保选择的锻炼可以改善健康。因此，开始之前，你可能需要咨询一位有经验的保健医师——一位了解锻炼如何对身体有益的医师。如果你不习惯锻炼，那么，你可能需要先采用一个低强度的锻炼计划，然后逐渐增加锻炼的频率和持续时间，当你的身体能够适应更大的强度进行锻练时，就可以进行常规的锻炼了。

你可能见过不同的高强度训练，比如温盖特方案的锻炼。在这里我想分享一下我使用的比较有效的锻炼方法，每次只需要20分钟。例如，极其寒冷的冬天，在家里使用跑步机进行的高强度有氧训练（如果你有跑步机，是时候拿出来，抹去灰尘，开始锻炼了）。

打开机器，开始低强度（2级）步行2分钟，这种慢走是对机器的适应，也是热身运动；2分钟后，把跑步机的速度提高到中等强度（4或5级），这是从快节奏的步行变成了超快的步行或慢跑，这个速度持续1分钟。这个时候就可以进行高强度的跑步了，把机器的速度提高到8级或9级，以最快的速度跑1分钟，这时我的心率上升，肌肉感觉好像开始膨胀。时间一到，我就会很快地慢下来，回到开始时的低强度状态，持续2分钟。2分钟后，再加速到4或5级，中等强度运动1分钟，然后再加速到8或9级，全力以赴运动1分钟，然后减到低强度运动2分钟。

🎓 **Z博士提示：**

对很多人来说全力以赴1分钟的高强度运动还是很困难的。如果有困难，可以从30秒开始。当状态越来越好的时候，再把时间调整到45秒，再调整到60秒。高强度跑步可以设置只有30秒，但是没关系，每个人燃烧脂肪和新陈代谢的时间是不同的。就是需要找到个人的足够燃烧脂肪和增加新陈代谢锻炼的最高水平。

我重复 5 次这个程序步骤，然后用 3~5 分钟的低强度步行让自己放松，或者只是在跑步机上散一会儿步，然后我稍微休息一下。接下来的几个小时里机体开始燃烧脂肪。这个锻炼的过程大约需要 20 分钟，放松的时间是 5 分钟。但是这个锻炼过程会让你仿佛感觉已经锻炼了很长时间，远超过了 20 分钟。我有时会在室内的固定自行车上这样锻炼，也使用公路自行车在室外锻炼。

　　当你刚开始高强度锻炼时，先从步行、骑自行车开始，或者在跑步机上、椭圆机或爬楼梯运动 4~5 分钟，只是为了让你掌握这种方式。一旦找到了合适锻炼方式，可能就不需要花时间做这些事。一旦调整好自己的状态，就从 2 分钟的低强度运动开始。我们每个人做剧烈运动的能力都不一样。

　　"9 级"的确定是基于自己的健康水平。不要因为和别人比较而有压力，也不要因为觉得自己不能像铁人那样锻炼而感到沮丧。一旦开始了自己的 HIIT 项目，可以先测试初始能力，并随着能力的进步进行改变。

　　如果你是一个跑步爱好者，可以在山上进行高强度的冲刺锻炼；如果附近没有山，可以在平地上进行高强度的冲刺锻炼；如果喜欢骑自行车锻炼，也可以骑上一座陡峭的小山进行高强度的锻炼；如果喜欢健身房的自行车，也可以增加阻力，或者用站起来骑的方式增加锻炼强度。不管是什么运动，都要弄清楚如何分阶段地进行低强度、中等强度、高强度的锻炼。

　　如果你不是短跑运动员，也不要担心。HIIT 可以在自行车、跑步机、振动机以及其他的锻炼机器上进行，或者就用自己的双脚进行锻炼都可以。什么是适合你的 HIIT 锻炼？这很难说，因为我不知道你的能力怎么样？健康程度如何？有什么样的锻炼设备？环境怎么样？这些因素可能是影响运动强度的因素。只要可以间隔增加强度，可以选择任何有氧运动。你可以使用全身抗阻力锻炼（total resistance exercise，TRX）悬挂健身训练、壶铃训练或者训练营的方式锻炼来规划自己的 HIIT 锻炼方案。HIIT 的优势是需要学习的东西和需要的时间都很少。你不必整天泡在健身房，也不必连续几个小时地锻炼至筋疲力尽。20 分钟的高强度运动可以最大程度地燃烧脂肪，促进疾病康复！

四、什么时候锻炼最好？

　　每个人都很忙，所以找时间锻炼对每个人都很有挑战性。HIIT 的好处是，只需要很短时间来锻炼，恢复健康、燃烧脂肪、保持肌肉。关于"什么时候是锻炼的最佳时间？"的问题答案则更多。首先，需要考虑如下的一些事情。

无论是 HIIT、举重训练，还是其他形式的锻炼，都不要空腹进行。因此，比较安全的锻炼时间是在饭后 1~4 小时内。为什么呢？因为饭后的这段时间胃可以排空。这段时间，血糖会升高，胰岛素把它作为糖原储存在肌肉里。

运动前饮食很重要。假设你起床后，喝了一杯咖啡，然后就去健身房。如果前一天晚上就没吃东西，那么血糖一定很低。而在没吃东西的、低血糖的情况下锻炼，身体首先摄取肌肉中的糖分，接着消耗肝脏中的糖分。之后，身体会依靠激素分解肌肉，提供持续锻炼所需的血糖。这当然不是你想要的结果。记得身体构成成分吗？锻炼的目的是改变身体构成成分，减掉脂肪、增加肌肉。在没吃东西的情况下锻炼会使你失去宝贵的肌肉。

我们有必要回顾一下皮质醇在体内的作用。你应该还记得，皮质醇是一种应激状况下由肾上腺分泌的激素。皮质醇是一种抗炎激素，这意味着它有助于控制任何过敏反应、有助于调节血糖。然而，当血糖很低时，皮质醇就会产生负面影响。大脑能量的唯一来源是葡萄糖，所以当血糖低的时候，皮质醇会分解肌肉，将其转化为葡萄糖以维持大脑的生存。肌肉需要糖才能在运动中发挥作用。如果你在锻炼前不吃东西，就可能没有足够的能量来锻炼，皮质醇就会分解肌肉，同时维持脂肪的存在，因为大脑不能通过脂肪来提供能量。

皮质醇遵循昼夜节律，早上最高，晚上最低。一些研究发现，下午锻炼是最好的，有的人建议在早上锻炼。我的观点是，应该在早上锻炼，或者在一天中的某个时候，在吃东西后的一两个小时后。尽量避免在晚上锻炼，它会增加皮质醇，扰乱睡眠。选择一天中适合你的时间，并计划至少在锻炼前 1 小时吃点零食或一点含蛋白质和某种形式的复杂碳水化合物的食物。如果在运动前吃太多或太快，有时可能会感到恶心。这是因为你的身体正在努力消化食物，同时还需要在运动过程中管理你的肌肉和心脏。所以，吃完饭后至少等一个小时再运动。

运动后一定要吃一份蛋白质和一份碳水化合物，以防止皮质醇的影响，同时可以给你的肌肉提供糖原（肌糖）。

我再说一次，如果你无法战胜糟糕的饮食习惯。认为你可以努力锻炼到筋疲力尽来烧掉前一天晚上吃的披萨，那你就大错特错了。健康的饮食加上 HIIT 是燃烧脂肪和变瘦的最佳策略。由于肌肉消耗过多的热量和脂肪，因此增加肌肉对健康的身体构成成分很重要。要想拥有一个脂肪少而且肌肉发达的身体，最好是进行高强度的力量训练，你可以在家里或当地的健身房锻炼。

五、看不到结果？

人们无法减掉脂肪的原因有很多——不知道吃什么、吃多少、什么时候吃以及无法控制的情绪化进食等等。在减肥失败的背后，可能存在一些未被发现的生理原因。这些物理的或者生物的问题不仅会阻止我们减掉脂肪，还会导致我们情绪沮丧。最终，可能会放弃"节食"，认为它们不起作用。我们不要忘记锻炼带来的挫折，锻炼过多或过少都会妨碍获得更好的身体构成成分。如果你在减肥的过程中遇到了障碍，了解所有的关于"为什么我们的身体构成成分没有改变"的原因，将会对我们有很大的帮助。

不要即兴发挥：你吃的什么，还有你的活动水平，决定了你的新陈代谢功能如何。每个人独特的新陈代谢取决于身体的各个系统（如心脏和循环以及消化）和肌肉结构。可摄入热量的计算是为了能停止脂肪的产生，并能燃烧掉现有的脂肪及保持现有的肌肉。如果你吃得过多或过少，你可能是在增加脂肪，也可能将这些脂肪储存继续长胖。能量限制过量还会导致饥饿激素的释放，从而增加食欲，最终导致暴饮暴食。

好的，坏的，丑的：吃什么和吃多少同样重要。吃 1 300 卡（约 5 441.6 焦耳）的披萨、快餐、苏打水和冰淇淋与吃 1 300 卡（约 5 441.6 焦耳）的健康蛋白质、绿色蔬菜、淀粉类蔬菜、坚果、瓜子和水果是完全不同的。食物是一种信息，不仅给我们提供能量，还提供营养，让我们远离疾病。高卡路里的加工食品不仅会导致疾病，还会增加胰岛素，这种激素会让你变胖。

厌恶锻炼："时间太长了。""太费力气了。"这些想法可能会妨碍你开始锻炼。好的消息是锻炼燃烧脂肪，可以从疾病中恢复，可以预防疾病，每天只需20~30分钟，甚至可以间隔一天锻炼一次。花一天在健身房是浪费时间的，实际上也可能会影响你的减肥计划。消除腹肌松弛的最好方法是锻炼强度而不是时间。另一方面，如果你决定放弃运动，那么你减肥的速度肯定会变慢。记住不要训练过度，也不要一开始就用力过猛。要逐渐提高锻炼强度，这样就能坚持到底。而不是突然锻炼一次，那样的话可能会让你感到痛苦和沮丧。

时间不对：太阳下山了，月亮出来了，这是一个减少食物的信号。你应该在白天活动的时候吃东西，而不是在准备睡觉的时候吃东西。如果晚上摄入了大量的卡路里，那肯定是在储存脂肪，并增加了体内的炎症。食物中的卡路里是用来在白天燃烧的，而不是在睡觉的时候储存为脂肪。如果你不得不在晚上吃，那就选择绿色或其他彩色的蔬菜和一小块蛋白质，这几乎不影响睡觉时储存脂肪的激素。

采取错误的方法：如何面对改变身体构成成分而使自己更健康的挑战，首先要做一个决定。对一些人来说，"全有或全无"的方法行得通；而另外一些人喜欢设定小而现实的目标，也许从每天散步开始，逐渐地准备好进行更剧烈的运动。同样，用椰奶冰淇淋代替普通冰淇淋，做这样一些小的改变会让你更容易过渡到一种更健康的饮食和规律的锻炼模式，这不仅有利于改变身体构成成分，也有利于你的长期健康。

睡眠问题：睡眠很重要。不仅对整体健康很重要，而且对消除肥胖也很重要。糟糕的睡眠模式会让人在白天产生对单糖的渴望，不利于减肥。睡眠不好可能由很多原因引起，包括生活压力、黄体酮缺乏、深夜进食和饮酒等。找出和解决睡眠问题背后的罪魁祸首是首要任务。请阅读第6章关于良好睡眠的益处。

压力：压力会增加皮质醇，导致脂肪堆积在腹部。压力也会导致暴饮暴食。当我们筋疲力尽地结束了紧张的一天，我们往往会吃太多精制的、高热量的食物，这些食物会产生我们不想要的腰部赘肉。这些含单糖的食物能使我们暂时放松，增加血清素，使我们产生短暂的快感。找出给自己压力的根源并找到一个不会让自己生病或变胖的方法。有关压力的更多信息，请参阅第5章。

自卫：肥胖与性虐待或其他严重的情感创伤有着密切的联系。当人受到创伤或受到任何形式的侵犯时，自我保护是很自然的。潜意识里，你会觉得过度肥胖会让别人对你的注意力下降，过度肥胖也可能关闭和抑制人的性欲。如果你受到了任何形式的创伤，应该去求助心理咨询师，心理咨询师是专业的，会让你从性虐待和创伤后的压力中恢复过来。

不要放弃自己：如果有一天没锻炼，或者吃了不该吃的东西，不要有压力。只要你忘掉过去，第二天就能回到正轨。糟糕的一天并不意味着你"做不到"或

"一切都完了"重新来看你选择改变自己的真正原因——情感上的原因，会引导你回到已经设计的健康重建模式，并帮助你避免在不工作的时候感到内疚。记住，如果你放弃自己的身体，身体也会放弃你。

力量训练

我知道力量训练对很多人来说是很吓人的。我们都知道，爬上大型机器，或者推着巨大的钢板的画面会让人神经紧张。所以，不要这样做。把巨大的钢板留给那些专业的竞技者和专业做力量训练的人去做。当然，任何年龄、任何性别都可进行力量训练，重量可以从 0.5 千克到数百千克不等，就像用机器进行的力量训练可以是简单的，也可以是复杂的一样，这取决于你改变自己的身体构成成分设定的目标。有人可能认为，如果进行力量训练，可能会变得又大又笨。实际不是这样的，忘掉那些肌肉发达的专业的健身者吧。力量训练不仅适用于足球运动员和健美运动员，也是我们减掉脂肪、强健肌肉、恢复健康的最好方法之一。

为什么力量训练是我们减掉脂肪、强健肌肉、恢复健康的最好方法之一？因为力量训练在改变身体构成成分和逆转疾病方面起着关键作用。它能使你的肌肉受到某种力量或阻力的推动。也许这种运动形式最好的例子就是举重。使用举重或器械推举可以增加肌肉的力量和大小。其他力量训练的例子还有阻力带、沙袋、壶铃、TRX 和 Bowflex 机。

将 HIIT 与力量训练相结合是疾病后恢复身体的最好方法。在《应用生理学杂志》的一篇文章里，研究人员发现，负重阻力训练可以燃烧全身的脂肪，尤其是腹部脂肪。其他已知的益处还包括调节血糖和胰岛素、延缓细胞衰老、提高体力和耐力等。健美的肌肉也是青春的源泉。

首先，确保你的身体能够进行负重训练或使用阻力装置。然后，依据自己的能力，为自己制定一个阻力训练计划。当你进行有阻力或有重量的训练时，要根据自己的健康水平来训练。开始的时候，选择自己可以完成 10~12 次重复的重量。当变得更强健时，可以增加每次锻炼的重量。

这有一个使用 HIIT 和力量训练结合的例子：像坐姿哑铃推举这样的肩部锻炼，通常从 22 千克开始，推举 10 次，对我来说是一个舒适的范围和重量。做完后，休息一分钟或一分半钟。然后选择 27 千克的哑铃，推举 8 次，再休息一分钟或一分半钟。然后 32 千克的哑铃，推举 6 次。休息一分半钟后，推举 4 次 36 千克哑铃。最后一组，我把重量减到 22 千克，再做 10~12 次。这是我的 HIIT 计划。完成后，需要平静几分钟。

我使用 22 千克以上的哑铃，是因为我可以。你完全可以使用 5 或 8 千克的哑铃。确保你对使用的重量感到舒服，这样就不会受伤。试着和你认识的人一起锻炼会更好。如果找一个有经验的教练，在技术上给予指导，可以使你达到最优化的效果，还可以防止受伤。

运动时间表

我已经为你准备了一个锻炼日志来记录自己的锻炼计划，包括上半身和下半身的锻炼。当你设计自己的个人锻炼计划时，可以参考下面的周计划表格来规划你的锻炼目标。也许你更喜欢一周做几天 HIIT，然后做几天力量训练，这些没有对错之分。只要选择适合自己的训练就可以。可以通过很多方法开始训练，比如请一位教练或者在网上搜一种特定类型的锻炼。

这些图表是我的锻炼计划：我采用 HIIT 有氧运动和阻力运动交替训练。给自己足够的时间恢复和训练是一样重要的，所以有时候我一周会休息一两天让自己的身体恢复。恢复之后，再继续前面的训练，从终止的地方重新开始，如果最后的训练是 20 分钟的有氧运动，那就从上半身或下半身的力量训练开始；如果在恢复之前做的是举重训练，那么可以从 20 分钟的有氧运动开始。

星期一	星期二	星期三	星期四	星期五	星期六	星期日
上半身重量	20分钟HIIT	下半身重量	20分钟HIIT	上半身重量	20分钟HIIT	休息日
	有氧运动		有氧运动		有氧运动	
					或者休息日	

星期一	星期二	星期三	星期四	星期五	星期六	星期日
下半身的重量	20分钟HIIT	上半身的重量	20分钟HIIT	下半身重量	20分钟HIIT	休息日
	有氧运动		有氧运动		有氧运动	
					或休息日	

　　如果你使用其他一些形式的无氧运动进行训练，如壶铃、拉力器、体重训练（body weight training）或沙袋，给自己规划一个包含多个组合而且越来越难的训练计划，最后再设置一个高强度的组合。记住：根据你的体力找出能承受的重量和运动，然后锻炼。如果你已经在进行阻力训练，那就通过两三天增加HIIT重量训练来加速脂肪燃烧和增肌。这不仅会使你的力量增强，也会增加你的最大摄氧量。最大摄氧量是一种测量身体在锻炼的时候利用氧气的状况，用来衡量健康的程度，而长期的耐力训练需要良好的最大摄氧量。

　　你可能会想，我不属于健身房或者我不喜欢去健身房。那没关系。我将给你们看的前十个运动可以在家里完成。因为我不建议你去举水泥袋，也不建议你在自己的床板上做运动，所以在家做这些训练需要购买一些东西。可能要买一些你可以承受的哑铃，买一个可以做很多运动的长板凳等。最后，可能还要一个瑜伽垫，这样在做需要躺着或跪在地上的一些运动时会更舒服。

　　你可以找到很多塑造肌肉的锻炼，但我认为在家里的这十大"增肌和燃脂"的运动是个极好的开始。

Z 博士的十大增肌和燃脂运动

1. 俯卧撑

俯卧撑可以锻炼上半身的肌肉和力量，包括胸部、手臂和肩膀，而且不需要器械。俯卧撑看起来很简单，但对有些人来说，却是挑战。就像任何运动一样，要用正确的方法进行。错误的方法可能会导致你的下背部和肩膀受伤。

技术要领（图 4-1）

双手略宽于肩，保持腹肌和臀部（臀大肌）紧绷，以避免下背部过度的伸展，头、脖子保持与身体在一条直线上，面部朝下。

弯曲肘部，直到胸部几乎接触到地面。然后，再把自己推回到起始位置。

这个运动也可以用抗力球或瑜伽球来完成。这可能会稍微有点难，因为你的脚更高（图 4-2），需要通过胸部和手臂支撑更多的重量。

收紧腹肌和臀大肌，用上面的方法重复所需的次数，达到锻炼目标。

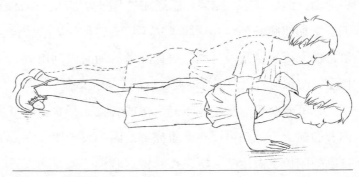

图 4-1　俯卧撑

Z 博士提示：

"对于更具挑战性的俯卧撑，收缩腹肌，绷紧核心肌群，将肚脐拉向脊柱。在收紧腹肌以及吸气时放低身体，呼气时将身体推离地面。"

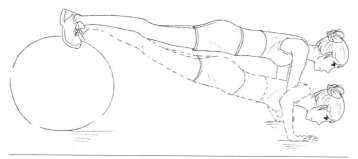

图 4-2　瑜伽球俯卧撑

2. 单臂哑铃划船

单臂哑铃划船是一种很好的锻炼，可以增强、调节和塑造臀部肌肉——这些肌肉使背部呈 V 字形。它也适用于中背和后肩。这幅图显示了垂直于凳子的哑铃的位置。你也可以把哑铃和你的手放在与凳子平行的位置。

技术要领（图 4-3）

自己站在长凳的左侧，右膝和右手放在长凳上（如图 4-3 实线所示）。

左手拿起哑铃，左脚着地。现在将肩胛骨向后拉，同时保持手臂伸直。这是起始位置。

把哑铃拉到你的一侧，直到它刚好接触到你的肋骨。放下哑铃，直到手臂完全伸展，肩膀向下伸展。

重复所需次数，然后换另一侧重复。

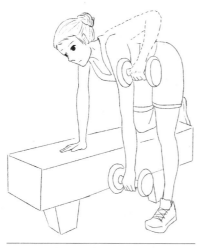

 Z 博士提示：

"另一种握着哑铃的方法是手掌朝向躯干。这也许会让你更舒服，避免伤到身体的另一侧。"

图 4-3　单臂哑铃划船

3. 坐姿哑铃推举

坐姿哑铃推举是最基本的一项肩部训练。强健而有型的肩膀不仅适合穿裙子、西装或在海滩上穿泳装；更能让你在运动中获得强大的竞争优势，并有助于其他形式的训练。

技术要领（图 4-4）

坐在稳定的长凳或椅子上，双脚稳稳地踩在地上，背部靠在椅背上。把重物举到图中实线所示的起始位置。如果哑铃比你能直接举到肩膀的重量要重，可以先把哑铃放在膝盖上，用腿来辅助举起。

从开始的位置，推举哑铃，同时旋转到完成的位置（图中虚线所示）。一旦完成，慢慢降低哑铃的高度到开始的位置。

重复所需次数。

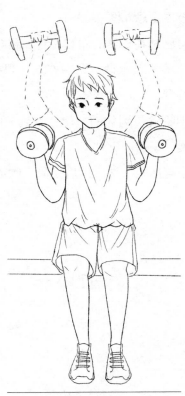

🎓 **Z 博士提示：**

"肩膀有三个关节，被小肌群包围着，如果姿势不当，可能会受伤，所以尽量要有专业教练指导。"

图 4-4 坐姿哑铃推举

4. 站姿哑铃弯举

上臂或肱二头肌是人体最有名的肌肉。当我让你"塑造肌肉"时，你首先想到的肌肉是什么？肯定是肱二头肌。锻炼和塑造肱二头肌的最佳运动就是站姿哑铃弯举。

技术要领（图 4-5）

拿两个哑铃，放在身体两侧，掌心面向身体。

开始运动时，一只手掌面向身体，当哑铃到达你的侧面时，开始旋转它，这样在运动结束时，你的手掌朝上。

当你举起重物时，感觉肱二头肌一直收缩到最大程度。现在慢慢放下哑铃，再次将手掌朝上。当到达你的侧面时，哑铃和手掌应该面向身体。

换另一侧手臂，完成同样动作。重复所需次数。

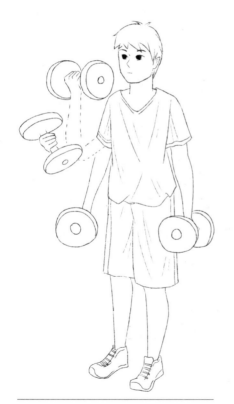

Z博士提示：

"不要试着通过摆动身体或手臂借力。旋起哑铃时保持身体其他部位不动。"

图 4-5　站姿哑铃弯举

5. 肱三头肌回扣

肱三头肌由三个头组成：长头、外侧头和内侧头。当伸展手臂时，外侧头是肱三头肌很明显的一部分。回扣对锻炼肱三头肌功能很有好处，可以防止在挥手告别时手臂后部晃动。

技术要领（图4-6）

用左侧手臂和膝盖支撑身体，右手拿起哑铃，将上身与地板平行。通过收缩肱三头肌来伸展手臂，直到手臂伸直。收回手臂。

重复上述动作达到所需次数，然后换另一侧。

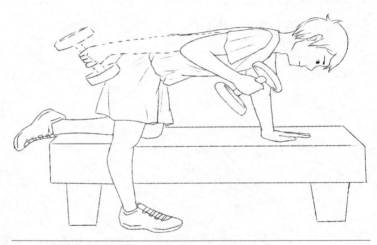

图4-6　肱三头肌回扣

🎓 **Z博士提示：**

"确保你的肘部位于你的侧面，并有足够的高度使运动完整。为了防止活动不到位，肘部要比肩膀稍高一些。你应该能感觉到。"

6. 哑铃深蹲

哑铃深蹲是一种极好的运动，不仅可以锻炼大腿的上部（股四头肌）和臀部（臀大肌），还可以锻炼全身。这项运动的主要好处是可以燃烧大量的卡路里和脂肪。其次，哑铃深蹲还可以提高综合力量、耐力、平衡能力和柔韧性。

技术要领（图 4-7）

保持身体直立，将哑铃放在身体两侧。

当下肢弯曲的时候，脚尖稍微向外侧一点，保证膝盖和脚尖朝向同一个方向。

膝盖向前弯曲，臀部向后向下。尽量保持背部挺直，同时，膝盖和脚尖指向同一个方向。

放低身体，直到大腿与地面平行。然后向上推，伸展膝盖，直至大腿伸直。

在整个运动过程中，保持头、背和胸挺直。同时双脚要牢牢地抓住地板。

重复动作，达到锻炼目标。

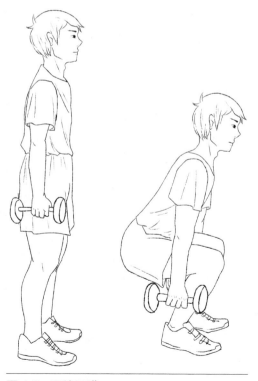

🎓 Z博士提示：

"没有什么比深蹲更能提高力量、柔韧性、协调性和骨质密度了。"在技术方面，保持直立是很重要的。在做的过程中保持向前倾的趋势，胫骨向前移，足跟向下用力。"

图 4-7　哑铃深蹲

7. 箭步蹲

箭步蹲，其实就是迈出一大步。试着迈出一大步，然后把自己推回到站立的位置。你会感知到一些肌肉在运动，这些肌肉就在运动中得到了锻炼。箭步蹲是典型的股四头肌、腿后肌腱和胯部的训练，对稳定重心有很好的作用。

技术要领（图 4-8）

双手各握一哑铃悬垂在体侧，右脚向前迈出一大步。箭步蹲时，脚跟先着地，再用前脚掌着地。当脚稳定下来时，通过弯曲膝盖和臀部来降低身体高度，直到后膝盖几乎接触到地面。

前腿用力向后推，恢复到原来的站立姿势。换另一侧重复。

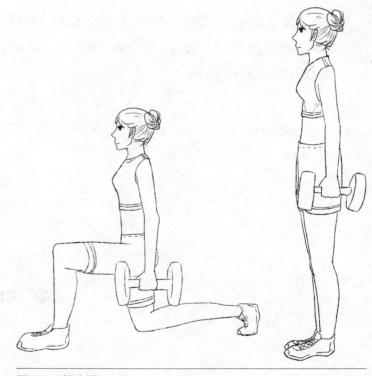

图 4-8　箭步蹲

🎓 **Z 博士提示：**

"保持躯干挺直和收腹，同时把脚放回起始位置。"

8. 高抬膝

我们都想拥有健美的臀大肌（形成臀部的肌肉）和腘绳肌（腿后部的肌肉）。可以通过健康饮食、高强度训练和阻力训练来完善臀部塑形。为了让脂肪远离臀部，并有匀称美观的腿臀肌，高抬膝是一个非常好的锻炼方法。

技术要领（图 4-9）

双手握哑铃，双脚平行站立，与臀部同宽。先从轻一点的重量开始，逐渐找到适合自己的重量。

现在把右脚牢牢的放在一个平台上，同时保持准确的姿势。用左脚把身体推到平台上。到达平台上时，继续把左膝抬高到比左髋稍高的位置，然后把左脚放回右脚旁边。

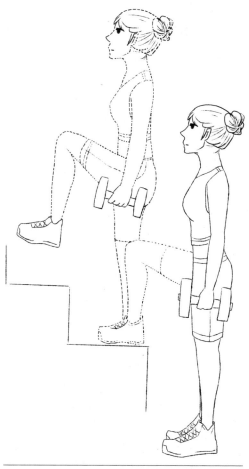

然后，左脚后退，放回起始位置的地面上。在后退的过程中，让身体稍微向前倾，以保持身体平衡。右脚放回左脚的旁边。

换另一侧重复上述步骤，达到锻炼目标。

🎓 **Z博士提示：**

"尽量避免脚和脚踝移动（左右摇摆），因为这会使你失去平衡。不要把这项运动看得太简单，不要用一个只有几厘米高的盒子或平台，这不会训练到腿后肌群和臀大肌。"

图 4-9　高抬膝

9. 哑铃小腿拉伸

没有什么比发达的小腿肌肉更能凸显腿的健美了。小腿很结实，因为每天都在使用小腿来维持我们站立和移动。小腿的肌肉组成是比目鱼肌和腓肠肌，这些肌肉需要很多的锻炼才能保持健美，仅仅走路锻炼是不够的。小腿拉伸是锻炼小腿肌肉的运动。小腿拉伸有多种方式。本书介绍的是使用哑铃的小腿拉伸训练。

技术要领（图 4-10）

你需要一个 5 厘米 ×10 厘米的小板来做这个运动。拿起哑铃，把脚掌放在一个稳定的木板上。让脚后跟接触地面。这是起始位置。

脚趾向前伸直，通过收缩小腿提起脚跟。和所有的运动一样，运动时保持正常呼吸，并在收缩达到最高点时，保持一到两秒钟。

降低脚后跟回到起始位置。重复动作，达到锻炼目的。

选择二：为了更稳定，一次使用一个哑铃。当锻炼右小腿时，右手拿一个哑铃，可以用左手靠在墙上或柱子上保持稳定。然后换手，锻炼左边。

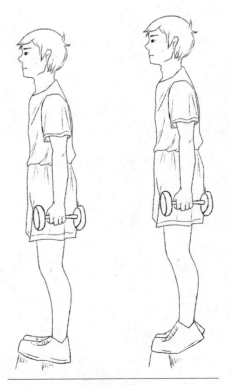

🎓 Z博士提示：

"如果觉得 5 厘米 ×10 厘米的小板太不稳，或者它会使身体晃动，那就在健身器材店或网上买一个踏板平台。这绝对会确保脚趾的稳定性。"

图 4-10　哑铃小腿拉伸

10. 仰卧起坐

如果你愿意，你完全可以拥有一个健美平坦的腹部或者六块腹肌。要记住两件事：一个是必须锻炼腹肌，另外一件事也是最重要的，就是摆脱掉肌肉上的脂肪。仰卧起坐是增加腹肌的好方法。

技术要领（图 4-11）

要做一个完美的仰卧起坐动作，先仰卧在地板上，弯曲膝盖，手放在胸前，不要放在脖子或头的后面。如果把手放在头的后面，会倾向于把头和脖子向前拉，这对腹肌训练没有好处，还可能会伤害到脖子。

当吸气并保持背部与地面平齐时，收缩腹肌，使肩膀离地面约 8~13 厘米。起的时候呼气，脚放在地板上。

起来后，保持几秒钟，然后慢慢躺回去。重新开始。

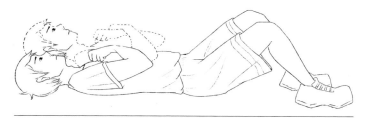

图 4-11　仰卧起坐

🎓 **Z 博士提示：**

"上升的时候呼气收缩腹肌。看看能否连续做 15~20 个，每次做 4~5 组。

高强度力量训练

读完前面的文章后，你可能会渴望更多的锻炼。我提供了一个图表，你可以用它来选择运动方式并结合到你的力量训练中。可以复制这些页面，用它们来记录你选择的运动和使用的重量。下面这个时间表可能适合你。根据个人时间，估算出如何进行几天的强度训练和力量训练。然后，给自己放一天假，休息一天来恢复身体应该是个不错的主意。

星期一	星期二	星期三	星期四	星期五	星期六	星期日
上半身体重	20 分钟 HIIT	下半身体重	20 分钟 HIIT	上半身体重	20 分钟 HIIT	休息

记住这些技巧：

有氧运动时，使用 HIIT 原则。从 2 分钟的低强度开始锻炼，然后增加到 1 分钟的中等强度，最后达到 30 到 60 秒的高强度。

- 交替进行有氧训练和力量训练。
- 这次训练上半身，下次训练下半身。
- 力量训练时，做五组，每组增加相应的重量。从重复 12 次开始，然后是重复 10 次、8 次、6 次，最后一组是高强度的。
- 每组之间留出 1 分钟的休息时间。

下面是一些日常的简单的让你开始上半身和下半身的运动。周一，从上半身开始；周三，锻炼下半身。如上所述，每项运动包括 5 组：重复 12 次、10 次、8 次、6 次，加上最后一组，作为高强度训练。

胸部	杠铃卧推
背部	高拉机训练
肩部	坐姿哑铃推举
肱三头肌	肱三头肌下推
肱二头肌	哑铃弯举
股四头肌	哑铃深蹲
腘绳肌	俯卧后屈腿
臀大肌	高抬膝
小腿	史密斯机小腿拉伸

请参阅下表附加的训练。

重建运动日志

上身运动

运动——从每组中选择一个		重复次数	举重
胸部	杠铃卧推 | 倾斜哑铃卧推	×12	
	杠铃上斜卧推 | 哑铃扩胸	×10	
	哑铃卧推 | 哑铃平椅扩胸	×8	
	选择运动	×6	
	强度设置	×12	
背部	引体向上 | 坐姿划船	×12	
	高拉机训练机 | 背部伸展	×10	
	单臂哑铃划船 | 超人训练	×8	
	| 抗力球扩展		
	选择运动	×6	
	强度设置	×12	
肩部	坐姿哑铃卧推 | 后方哑铃推举	×12	
	坐姿杠铃推举 | 站姿杠铃划船	×10	
	| 哑铃前平举	×8	
	选择运动	×6	
	强度设置	×12	
肱二头肌	站立式哑铃弯举 | 托板屈臂伸	×12	
	站立式杠铃屈臂 | 集中弯举	×10	
	| 拉力器弯举	×8	
	选择运动	×6	
	强度设置	×12	
肱三头肌	坐姿肱三头肌扩展 | 肱三头肌下推	×12	
	卧位杠铃肱三头肌伸展 | 引体向上	×10	
	肱三头肌屈伸 | 哑铃肱三头肌扩展	×8	
	选择运动	×6	
	强度设置	×12	

重建运动日志

下身运动

运动——从每组中选择一个			次数	举重
股四头肌	哑铃深蹲	腿部伸展	×12	
	腿部推举	杠铃深蹲	×10	
			×8	
	选择运动		×6	
	强度设置		×12	
腘绳肌	俯卧后屈腿		×12	
	箭步蹲		×10	
	高抬膝		×8	
	选择运动		×6	
	强度设置		×12	
臀大肌	箭步蹲		×12	
	高抬膝		×10	
	深蹲		×8	
	选择运动		×6	
	强度设置		×12	
小腿	站立式小腿上提		×12	
	哑铃小腿上提		×10	
	坐姿哑铃小腿上提		×8	
	选择运动		×6	
	强度设置		×12	
腹肌	仰卧起坐	抗力球仰卧起坐	×12	
	健身实心球仰卧起坐	腹斜肌训练	×10	
			×8	
	选择运动		×6	
	强度设置		×12	

上身运动

胸部
● 杠铃卧推　● 杠铃上斜卧推　● 哑铃扩胸　● 倾斜哑铃卧推　● 俯卧撑

背部
● 背部伸展　● 高拉机训练机　● 单臂哑铃划船　● 引体向上　● 坐姿划船
● 超人训练

肩部
● 直臂前举　● 坐姿杠铃推举　● 后方哑铃推举　● 坐姿哑铃卧推
● 站姿杠铃划船

肱二头肌
● 拉力器弯举　● 集中弯举　● 托板屈臂伸　● 站立式杠铃屈臂
● 站立式哑铃弯举

肱三头肌
● 引体向上　● 卧位肱三头肌伸展　● 肱三头肌下推　● 坐姿三头肌扩展

下身运动

股四头肌
● 哑铃深蹲　● 腿部伸展　● 腿部推举

腘绳肌
● 高抬膝　● 后屈腿　● 箭步蹲

臀大肌
● 高抬膝　● 箭步蹲　● 深蹲

小腿
● 哑铃小腿上提　● 坐姿哑铃小腿上提　● 站立式小腿上提

腹肌
● 腹斜肌训练　● 仰卧起坐　● 健身实心球仰卧起坐　● 抗力球仰卧起坐

杠铃卧推

杠铃卧推大概是健身房里最受欢迎的举重运动，是一种非常靠谱的可以锻炼和塑形胸部（胸肌）、肩前部和上臂后部（肱三头肌）的运动。

技术要领（图4-12）

背部平躺在长凳上，双脚稳稳地放在地上。

握住杠铃杆，两手间距比肩稍宽，从架子上取下杠铃，慢慢地、有控制地移动，放到胸部平乳头的高度。

在杠铃触及胸部之前，将杠铃向上推举到肘部锁定的位置。

重复所需次数。

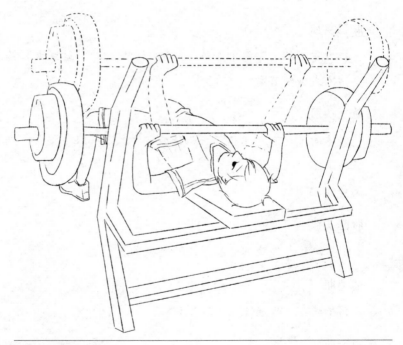

图4-12　杠铃卧推

🎓 **Z博士提示：**

"双脚平放在地上，不要弓起背部。否则可能会导致下背部扭伤或拉伤。"

216

哑铃卧推

哑铃卧推是锻炼胸肌的运动。

技术要领（图 4-13）

坐在凳子的末端，哑铃放在你的大腿上。当你躺在长凳上时，将哑铃向上移动至胸部两侧，手臂弯曲。

用肘部向上推哑铃，直到手臂伸直——此时两个哑铃几乎接触到一起。

直到感觉胸肌被拉伸，然后将哑铃降低到胸部的两侧。重复所需次数。

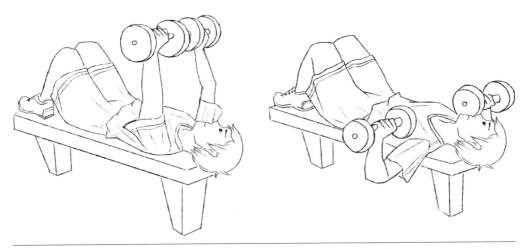

图 4-13　哑铃卧推

Z 博士提示：

"要做到动作全程连贯。当完成的时候，先不要放下哑铃。而是转动哑铃，让手掌相对。就这样，抬起膝盖，把重量放在膝盖上。推动上身而把重量移到大腿上。这样就能在手持哑铃的情况下站立起来。"

倾斜哑铃卧推

就像哑铃卧推一样，倾斜推举对胸部肌肉非常有帮助，尤其对上胸部（胸大肌）肌群。

技术要领（图4-14）

坐在凳子的末端，把哑铃放在大腿上。躺在长凳上，把哑铃向上移动，至胸部两侧，弯曲手臂。然后，肘部用力向上推至手臂伸直——此时两个哑铃几乎接触。

然后将哑铃降低到胸部的两侧，可以感觉到胸肌的拉伸。

重复所需次数。

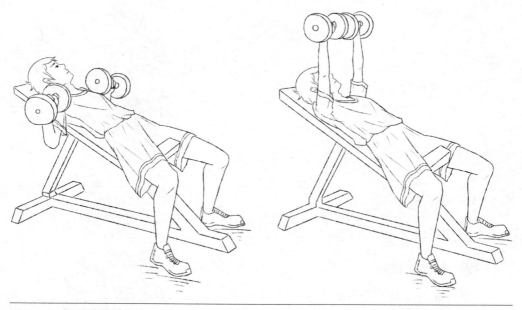

图4-14 倾斜哑铃卧推

🎓 **Z博士提示：**

"当完成的时候，不要马上丢掉哑铃；这个举动可能会损害肩肘肌群。相反的，要把哑铃转过来，手掌相对，把哑铃放在大腿上，然后站起。"

哑铃平椅扩胸

平椅扩胸是我最喜欢的塑造胸的外部、中部和下部的运动方式之一。这种锻炼能够使胸肌真正的运动起来。

技术要领（图 4-15）

坐在凳子的末端，把哑铃放在大腿上。然后，仰卧在长凳上，向上移动哑铃。当仰卧在长凳上时，将哑铃在你的上方举起并保持双手相对。

将哑铃向两侧放下，直到胸肌拉伸，肘部稍微弯曲。到达最底部时，重复动作和所需次数。

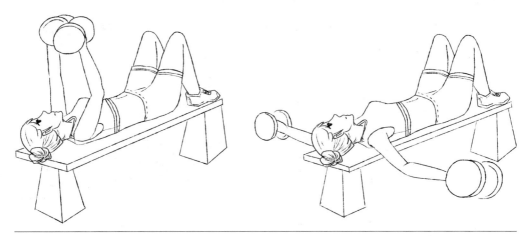

图 4-15　哑铃平椅扩胸

🎓 **Z 博士提示：**

"在完成上一个动作后，哑铃在你的上方，抬起膝盖。连贯动作，放下腿，把哑铃放在大腿上的同时坐起来。举重时，这是一种安全的起立方式。"

高拉机训练

如果想锻炼背部，拥有一个好看的，肌肉发达且强健的背部，高拉机训练是一个很重要的锻炼方式。这个运动可以锻炼背阔肌，可以使背部呈 V 形，对肩膀和手臂也有效果，不过效果不明显。

技术要领（图 4-16）

坐在座位上，把膝盖放在大腿垫的下面，这样可以使膝盖更舒服。大腿垫的作用是可以防止重物把你拉离座位。

掌心向前握住拉杆。坐下时，应该刚好够到拉杆。如果不能，试着在坐下之前调整大腿垫。以舒适的宽度握住扶手，然后让体重把你拉到座位上，膝盖滑到大腿垫下。

保持背部挺直，将拉杆向下拉到背上部。慢慢地把拉杆放回原来的位置，同时可以感觉手臂的伸展。

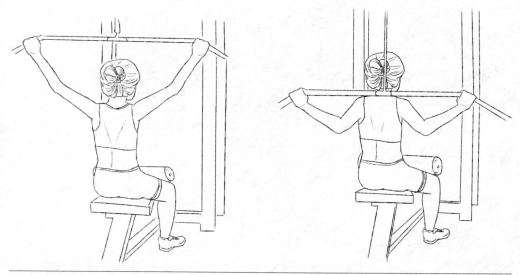

图 4-16　高拉机训练

🎓 **Z 博士提示：**

"当向下拉拉杆的时候，尽量不要把头向前。这会给颈关节带来压力。把拉杆放在上胸部前面，试试同样的下拉。"

引体向上

引体向上很难做。但是，就像高拉机训练一样，引体向上是一个锻炼和强健背部肌肉的很好的运动。可以用其他的背部运动来做准备活动，以便更好地开始引体向上训练。当做引体向上时，手臂承受了太多的重量，而你又没有足够的力量，容易造成心理的挫败感。但是，为了减掉脂肪、强身健体，可以循序渐进地把引体向上添加到日常生活中。

技术要领（图 4-17）

做起来其实很简单。

抓住引体向上拉杆，双手与肩同宽，掌心朝外。

把自己向上拉，直到下巴越过栏杆。运动完成后，慢慢地回到悬挂的位置，这样手臂和肩膀就会得到充分的伸展。

重复所需次数。

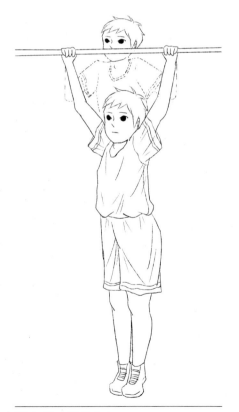

🎓 **Z 博士提示：**

"完成引体向上是一种动力。努力做到不只是一次，而是成为日常生活的一部分。健身房有引体向上的辅助器械，可以帮助完成训练，使自己足够强健。正如 Nike 所说，去做就对了！"

图 4-17　引体向上

坐姿划船

坐姿划船是另一种"必须做"的训练背部肌肉的运动。就像训练腿部的深蹲一样，坐姿划船也是一种很好的复合运动。复合运动是多关节运动，可以锻炼许多肌群的动作和稳定性。坐姿划船可以锻炼到背阔肌、姿势肌、肩胛骨上的后方肌群和手臂上的肌肉。

技术要领（图4-18）

坐在长凳上，臀部向后，膝盖微微弯曲，双脚垂直放在平台上。把手伸向拉杆，会感到腘绳肌和下背部肌肉有轻微的拉伸。

将拉杆拉到胸部以下，与此同时保持身体挺直。拉的时候，肩膀向后，胸部向前，同时稍微拱起背部。

让手臂伸展，肩膀拉伸以及下背部向前弯曲，然后将拉杆放回起始位置。

重复所需次数。

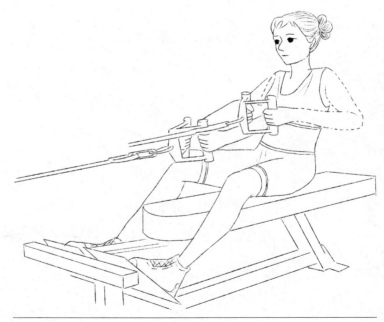

图4-18　坐姿划船

🎓 **Z博士提示：**

"当向后拉或伸展手臂时，尽量不要过度伸展。这会给脊椎关节带来不必要的压力，加重背部受力。"

超人训练

拥有钢铁之躯的人并不一定拥有好身材。这是一个很好的强健下背部肌肉、臀大肌和腘绳肌的运动。不要上当，这个实际训练比看起来要难，但必须做。

技术要领（图 4-19）

面朝下趴在地板上，双臂伸展，双腿并拢同样伸展。保持头部和颈部在中间的位置。

保持四肢伸直，上半身固定；同时将手臂和腿向上，举向天花板，与身体形成一条曲线。当抬起腿和手臂时呼气。坚持数到 10，保持正常呼吸。吸气，然后把四肢放下来完成一次动作。

重复所需次数。

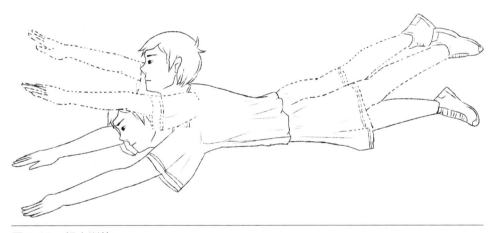

图 4-19　超人训练

🎓 **Z 博士提示：**

"这对任何背部有问题的人来说都是很好的锻炼。它有助于恢复正常的关节运动，增强支撑脊柱的肌肉，是一种很好的治疗性锻炼。"

抗力球伸展

超人运动的另一种选择是在抗力球（或瑜伽球）上进行伸展训练。这种锻炼可以增强肩膀背部（或后方三角肌）和中背部的肌肉，是另一个很好的矫正不良坐姿和调整体态的运动。

技术要领（图4-20）

跪在地上，弯下身子捡起放在健身球旁边的哑铃。抬起躯干并远离球，同时举起手臂。

躯干（上身）回到球上，重复所需次数。

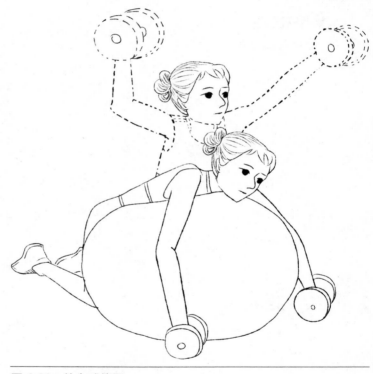

图4-20　抗力球伸展

🎓 Z博士提示：

"当举起手臂时，转动手并且让手掌朝下，以水平的姿势握住哑铃。最危险的是在运动期间球从身边移开。注意。为了防止球远离，可以在球的前缘下面楔入一双鞋。"

背部伸展

就像超人运动一样，在长凳上做背部伸展运动是加强下背部肌肉和姿势肌锻炼的好方法。

技术要领（图 4-21）

坐上长凳之前，将垫子的高度设置在不高于骨盆顶部（腰部骨头）的高度。

站在护垫的前面让自己在背部伸展凳上就位，然后把大腿放在护垫上，同时把脚放在后面。如果不确定怎么做就向专业教练求助。

开始时要保持背和脊椎挺直，慢慢降低上半身，直到上半身指向地面。然后通过下背部的肌肉缓慢地、有控制地把自己抬高到起始位置。

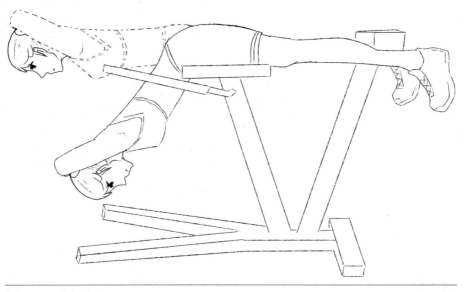

图 4-21 背部伸展

🎓 Z 博士提示：

"不要强迫自己抬的太高，也不要让下背部形成过度拉伸的曲线。这样做会压迫腰部的关节，导致扭伤和疼痛。"

坐姿杠铃推举

肩部锻炼的最佳方式之一是坐姿杠铃推举。多年来，推举杠铃一直是衡量上半身力量的标尺，现在依然如此。实际上在做的时候，坐姿杠铃推举主要用于锻炼肩膀，其次是使锻炼肱三头肌（手臂后部）和腹肌。

技术要领（图 4-22）

坐在凳子上，双手握住杠铃，两手的距离略宽于肩，把杠铃放在胸部上方。

双脚稳稳地踩在地上，举起杠铃直到双臂伸直。举起时呼气。然后，把杠铃放回胸前。上举时，收紧腹肌，效果会更好。

重复所需次数。

🎓 **Z 博士提示：**

可以站着做，也可以坐在史密斯机器前（请参阅本节后面"站立式小腿上提"部分）。如果您的下背部不好，最好坐着做这个动作。

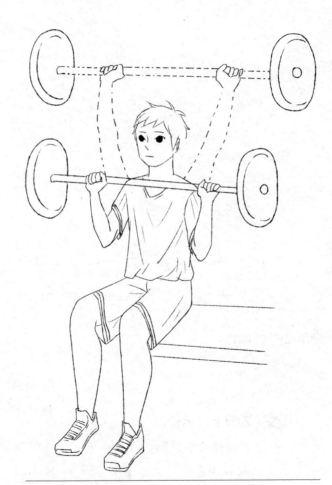

图 4-22 坐姿杠铃推举

哑铃直臂前举

除了好看，前肩（或"前胸"）还与日常生活活动有关，比如提购物袋或公文包。这个运动的关键是方式，所以使用轻的哑铃，进行缓慢的有控制的运动。

技术要领（图 4-23）

双手握住哑铃，肘部伸直或微微弯曲，放在大腿前。

将哑铃向前向上举起，直到手臂超过水平线。举起时呼气。然后，慢慢地把哑铃放低到起始位置。

重复所要求的次数。

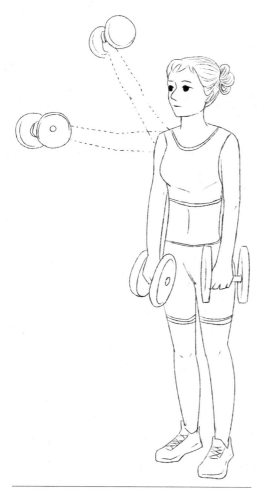

🎓 **Z 博士提示：**

"注意仅仅是移动肩膀，避免哑铃摆动。否则会伤到肩膀和腰背。"

图 4-23　哑铃直臂前举

后方哑铃推举

并不是所有的肩部锻炼都能平等地训练所有肌肉。大多数人训练前三角肌和侧三角肌，却忽视了后三角肌。三角肌有三个头——前侧、内侧和后部。如果想拥有好看丰满的肩膀，这三个部位都需要相同的训练。

技术要领（图4-24）

坐在凳子的尾端拿起哑铃，双脚放在膝盖前方。身体弯曲使上身贴在大腿上，把哑铃放在脚后。手肘微微弯曲，掌心朝下握住哑铃。

将手臂向两侧抬起，直到肘部与肩同高。在整个动作中保持上臂伸直。

放下并重复所需次数。

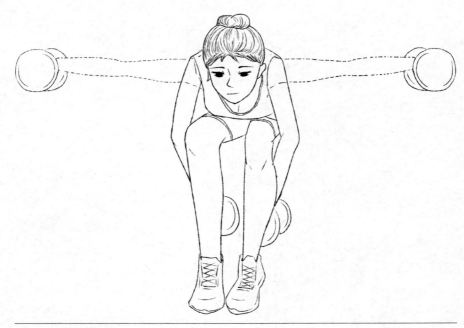

图4-24　后方哑铃推举

Z博士提示：

"保持躯干紧贴大腿。比如，如果把躯干放在45°的位置，那锻炼的目标就不是后三角肌。保持身体向下双脚向前，尽量让身体向下压住大腿。"

站姿杠铃划船

站姿杠铃划船是最好的复合运动之一，强调锻炼上半身（"按摩肩部"的肌肉）和三角肌。站姿杠铃划船有助于肩部和斜方肌得到充分均衡的锻炼。

技术要领（图4-25）

双手与肩同宽，握住杠铃。

保持背部挺直，眼睛直视前方。利用肘部力量把杠铃抬起。当杠铃抬起时，手腕弯曲。

放下并重复所需次数。

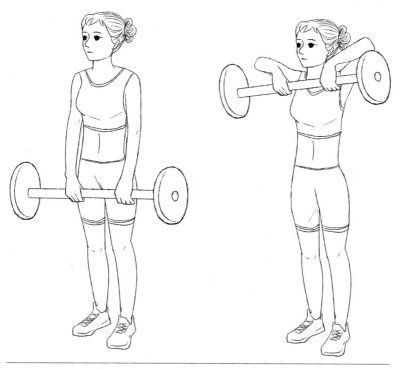

图4-25　站姿杠铃划船

🎓 **Z博士提示：**

"注意保持手肘部高于前臂。另外，不要向前或向后倾斜，因为身体的移动会使运动更容易。抬起后，为了增加一点强度，暂停一会儿，对锻炼斜方肌和肩部更有益。"

杠铃屈臂

杠铃屈臂是锻炼肱二头肌的一种锻炼方式，因为杠铃屈臂能使上臂达到立竿见影的锻炼效果，所以是我最喜欢的锻炼方式。肱二头肌是由两个头组成——短头和长头。

技术要领（图 4-26）

站直，手心朝上抓住杠铃，两手间的距离大于肩宽，肘部放在身体两侧。

保持上臂不动，将杠铃向上弯举到与肩同高。举起时呼气。

当杠铃被举起时，应该感觉到上臂前部或肱二头肌收缩。

然后，将杠铃慢慢放到开始的位置。

重复所需次数。

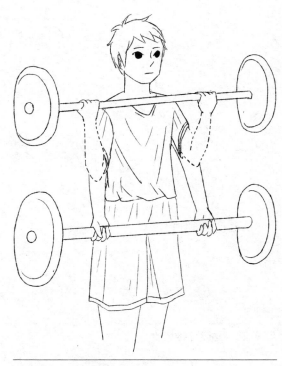

图 4-26　杠铃屈臂

Z 博士提示：

"姿势是关键！"为了有助于举重，许多人在举重过程中摇摆，可能会损伤下背部。为了防止这种情况发生，在举杠铃和放杠铃的时候都要收腹。"

集中弯举

集中弯举是一种极好的锻炼方式，可以只锻炼肱二头肌，是锻炼肱二头肌的最佳选择，同时也能使肱二头肌达到最好的塑形效果。因为可以只锻炼肱二头肌，所以可以用它来解决手臂的不对称的问题，例如，如果一只手臂比另一只粗。

技术要领（图 4-27）

坐在长凳上，双脚分开。用两脚夹住一个哑铃，同时将左上臂的后部放在左大腿内侧。

举起（弯举）哑铃至前肩。然后放下哑铃，直到手臂完全伸展。

重复所需次数，然后换手。

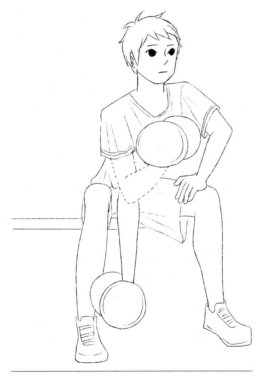

图 4-27　集中弯举

🎓 **Z 博士提示：**

"举起哑铃时呼气。在肌肉收缩达到最大程度时，保持这个姿势一秒钟，达到挤压肱二头肌目的。注意：任何时候身体都不要晃动。"

托板臂屈伸

托板臂屈伸运动是坐在弯举凳上所做的杠铃弯举的另一种运动形式。这也是一个锻炼肱二头肌力量和塑形上臂肌肉的很好的运动。作为另一种形式，也可以用单个的哑铃来完成。

技术要领（图4-28）

把哑铃放在屈臂的长凳上。坐在长凳上抓住哑铃，手掌向上，双手与肩同宽。

举起（弯举）哑铃，直到与前臂垂直；同时，挤压肱二头肌。动作完成，慢慢放下哑铃，至手臂完全伸展。

重复所需次数。

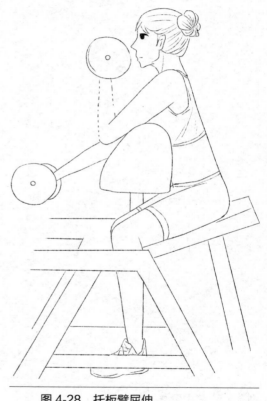

图4-28　托板臂屈伸

🎓 **Z博士提示：**

"在放哑铃的时候，注意不要过度伸展肘部。这会对肘部附近的肱二头肌肌腱造成压力。移动到最底端时，使手臂轻微的弯曲以消除施加在肌腱上的压力。"

肱三头肌下推

肱三头肌下推是锻炼手臂背部（肱三头肌）的最佳方式之一。和听起来的一样，肱三头肌有三个头，当手臂伸展时，会呈现出典型的马蹄形。这是一个有助于"火鸡臂"综合征（"turkey arm" syndrome）的很好的锻炼方法。

技术要领（图 4-29）

站在机器前，用手向上握住拉杆。起点是胸部的高度。

双脚与肩同宽或略宽，肘部与身体两侧平行。

从轻量级开始。

收紧腹部（腹肌）来支撑身体。向下推拉杆，至肘部完全伸展。

控制拉杆的移动，让拉杆回到起点。

重复所需次数。

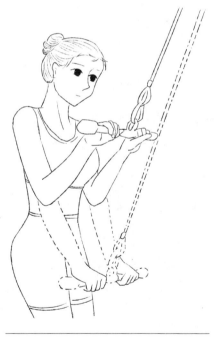

图 4-29　肱三头肌下推

🎓 **Z 博士提示：**

"向下推拉杆时，膝盖稍微弯曲，尽可能保持直立。向下推的时候，尽量不要向前弯曲太多，因为这可能会让肩膀和下背部受力太多。"

卧位杠铃肱三头肌伸展

卧位肱三头肌伸展是最好的锻炼肱三头肌的运动之一。在这个过程中，大多数人都有将肘部拉直的倾向。开始之前，记得保持好肘部位置，不要把肘部固定在动作的顶部。通过这样做，可以消除肱三头肌紧张时的痛苦感。

技术要领（图4-30）

仰卧在长凳上，头在长凳的末端。杠铃放在凳子头侧一端的地上，手向后伸，掌心向上抓住杠铃。把杠铃举起至前额上方的位置，手臂伸展。

手臂完全伸展，弯曲肘部放低杠铃。当杠铃靠近头部时，把它稍微向头后移动，这样可以形成一条弧线。随着杠铃通过头部，充分伸展手臂。重复所需次数。

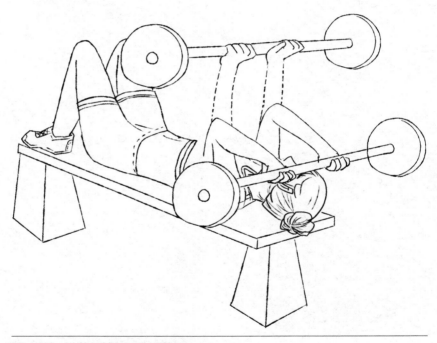

图4-30 卧位杠铃肱三头肌伸展

🎓 **Z博士提示：**

"吸气时肘部弯曲降低杠铃，呼气时将杠铃推至手臂伸直的位置。这个过程要保持上臂不动，只有下臂参与活动。"

哑铃肱三头肌伸展

这是另一个独立的肱三头肌的运动方式。在所有可以选择的肱三头肌运动中，这个特别的动作肯定会使手臂背部变得更结实。

技术要领（图 4-31）

坐在座位或长凳上。左手拿哑铃，同时将哑铃放在头顶上方，手臂伸直或稍微向后。与此同时，用另一只手支撑要伸展的手臂后部。这有助于防止整个手臂在伸展时移动。

降低脖子或肩膀后面哑铃高度，同时在整个运动过程中保持上臂的垂直位置。伸展手臂至伸直。

重复所需次数，然后交换手臂。

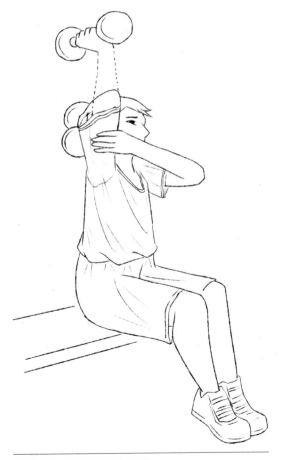

Z 博士提示：

"放下哑铃的时候，让它把手臂拉回来，使肱三头肌得到很好的伸展。如果做得正确，应该只感觉到肱三头肌在运动。"

图 4-31　哑铃肱三头肌伸展

双杠臂屈伸

双杠臂屈伸是一种很好的复合运动，可以锻炼上半身的多块肌肉，比如胸部、肩部和肱三头肌。可以用来锻炼胸肌，也可以用来锻炼肱三头肌。

技术要领（图4-32）

站在双杠中间，身体垂直于地面。如果身体前倾，会着重锻炼胸部和肩部。

撑起自己的同时，双膝弯曲，双脚交叉放在身后。慢慢放下身体，至肩关节与肘部平行。向上推，至肘部几乎伸直但不固定肘部。

重复所需次数。

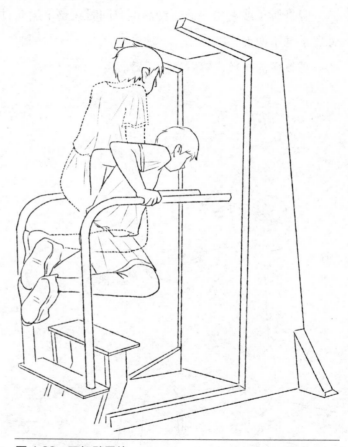

图4-32　双杠臂屈伸

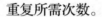 **Z博士提示：**

"对一些人来说，这可能会对肩膀和胸肌造成伤害。如果在做这个动作时感到疼痛，可以考虑做其他的运动。如果没有疼痛感，这种方法对肱三头肌、胸部和肩部都是极好的。"

杠铃深蹲

如果不深蹲，那就没有在训练。深蹲是一种极好的运动，不仅针对大腿上部（股四头肌）和臀部（臀大肌）肌肉，它也锻炼整个身体。这项运动的主要好处是，不仅燃烧了大量的卡路里，还燃烧脂肪。深蹲可以用杠铃来完成。

技术要领（图 4-33）

把杠铃放在肩膀上方，在上背部或斜方肌上保持静止状态。如果觉得不舒服，可以在杠铃上围一条毛巾来保护上背部。

双脚分开大致与肩同宽，脚尖稍微向外。

弯曲膝盖，然后蹲下。大腿与小腿垂直时停止。尽量保持下背部的自然曲线。

用上半身稳定杠铃，用腿和臀大肌将杠铃推到站立的位置，同时保持膝盖与脚趾在一条垂直线上。

重复所需次数。

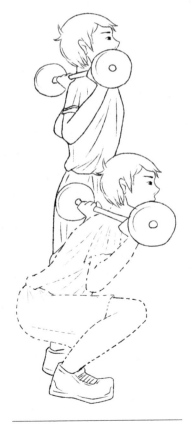

Z 博士提示：

"常常要从轻的重量开始，当掌握了正确姿势，可以增加重量，来达到更好的锻炼效果。确保膝盖与脚在一条直线上，脚稍微向外突出。下降时，尽量保持下背部曲线。如果重量太重，就会使背部处于不自然的姿势。"

图 4-33　杠铃深蹲

腿部推举

腿部推举是一种复合运动，用来锻炼股四头肌（大腿）和臀大肌（臀部）。这是一项很好的运动，可以为所有运动做好准备，包括滑雪、骑自行车、短跑，以及所有其他需要下半身力量的运动。

技术要领（图 4-34）

调整好锻炼的机器，背靠坐垫。脚放在平台上。脚放得越高，腿后肌群和臀部越能参与其中；脚放得越低，股四头肌和臀部参与运动的部分越少。伸展臀部和膝盖用脚去推。松开基座（支撑）杆，抓住两侧的把手。

通过弯曲臀部和膝盖来降低所推的重量板，直到膝盖靠近胸部。在这个动作的最后，推动伸展膝盖和臀部。

重复所需次数。

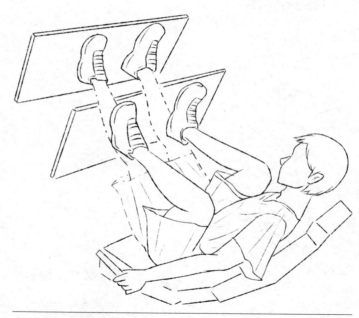

图 4-34　腿部推举

🎓 **Z 博士提示：**

"为了防止膝盖和腰部承受过大的压力，不要把腿放得太靠近躯干。让大腿接触下肋外侧。"

238

腿部伸展

如果想要给大腿前部塑形，腿前部肌肉伸展可以完成这个愿望。

技术要领（图 4-35）

背靠衬垫支架坐在机器上。小腿前下部放在加垫的杠杆下面。膝盖的后方应该位于座位的前端。抓住侧边把手用来支撑，并保持自己在座位上。

伸展双腿直到膝盖伸直。保持这个姿势数到三，然后慢慢地弯曲膝盖，把加垫的杠杆放回原来的位置。

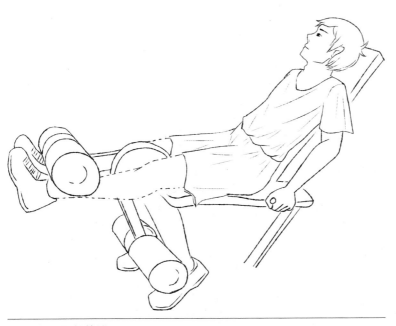

图 4-35　腿部伸展

🎓 **Z 博士提示：**

"为了避免膝盖或腰部受伤，要确保您的背部紧紧压在椅背上。举起时，不要摇晃或左右摇摆。调整下肢的护垫，使它们不会离胫骨太远。如果膝盖有伤，请不要做这个运动。"

俯卧后屈腿

如果没有很好的腿后肌群，那么就不可能拥有健美的大腿。俯卧后屈腿是一种单独的锻炼，用来锻炼和塑造大腿后部。

技术要领（图 4-36）

身体面朝下在屈腿机上。调整腿垫，使它们位于小腿的最低处。

抓住凳子的把手，把重量拉向身体。感觉腿后肌群收缩，并在顶部位置挤压。

从顶部位置开始，再慢慢地将重量放回起始位置。

重复所需次数。

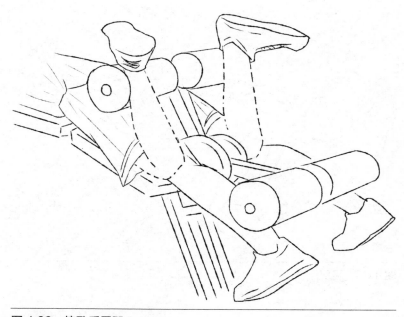

图 4-36　俯卧后屈腿

🎓 **Z 博士提示：**

"在整个运动过程中动作要连贯，尽可能把重量向上卷起至几乎到垫子碰到臀部为止。"让自己的肌肉在动作最后得到充分的伸展。"

站立式小腿上提

有人有小腿肚，有些人没有。那些小腿肚的发育不受遗传基因影响的人需要多参加锻炼。小腿肌肉——腓肠肌和比目鱼肌是很难形成的，因此，需要非常具体的特定的训练。站立式小腿上提是小腿肚锻炼的最好方法。

技术要领（图 4-37）

站立式小腿上提可以在史密斯机器上（如图 4-37 所示）、站立式小腿训练机上、台阶或拿着哑铃进行锻炼。在史密斯机上做小腿上提时，先把史密斯机上的横杆调整到肩高，然后把台阶或小腿踏板放在横杆下面，踩上踏板，把双脚放在踏板边缘，脚趾稍微向内。自己在史密斯杠杆下面，杠杆横跨在肩膀上。把杠铃从架子上拉下来，脚跟尽量往下。慢慢地把脚后跟尽可能地抬高，抬得越高，小腿肌肉收到挤压的强度越大。再慢慢地将脚跟放回起始位置。

重复所需次数。

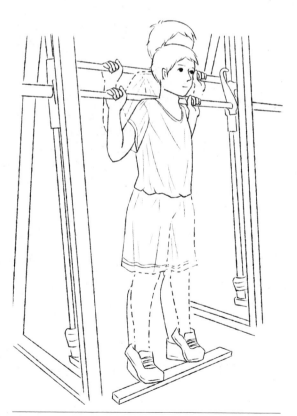

🎓 **Z博士提示：**

"放低脚后跟时，不要用力弹跳或落地，因为这可能会给跟腱带来太大的压力。这项运动最佳效果，是挤压小腿上部。"

图 4-37　站立式小腿上提

坐姿哑铃小腿上提

小腿包括深肌（比目鱼肌）和浅肌（腓肠肌），我们可以明显地看到腓肠肌收缩。比目鱼肌决定了小腿宽度，而腓肠肌使小腿呈现出菱形。坐姿哑铃小腿上提是锻炼小腿肚最好的方法。

技术要领（图 4-38）

坐在长凳边缘，把脚掌放在 5 厘米 ×10 厘米的台阶平台上。哑铃放在双膝上。脚后跟尽量放低来感受小腿伸展。

用脚尖推起，抬起脚跟同时收缩小腿。

将脚跟放回起始位置。

如果需要更重的哑铃，那就找一个坐姿小腿训练器。

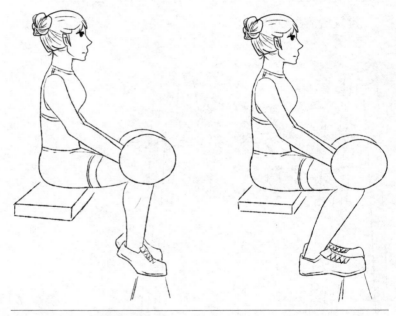

图 4-38　坐姿哑铃小腿上提

🎓 Z博士提示：

"小腿很结实也非常强壮，所以一定要给它们施加压力。当放下脚跟时，慢慢地且不要反弹。否则可能会伤到跟腱。"

健身实心球仰卧起坐

为了锻炼腹肌这里有另一种仰卧起坐改良运动。有点挑战性，因为需要拿着一个较重的实心球。试试 2 千克、3 千克或 4 千克的球。

技术要领（图 4-39）

拿一个小点的实心球放在胸前。双脚平放在地上，膝盖与肩同宽。

把球抱在胸前收缩腹肌；呼气时，挤压腹肌；保持一到两秒钟，然后慢慢放下。

重复所需次数。

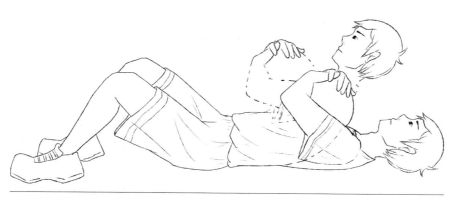

图 4-39 健身实心球仰卧起坐

Z 博士提示：

"再次强调，姿势是关键。当挺胸时，呼气收缩腹肌。一定会得到好的'燃脂'效果。"

稳定球（抗力球）仰卧起坐

对于那些腰部有问题的人来说，这是除了地板上仰卧起坐之外另一个很好的选择。

技术要领（图 4-40）

用泡沫楔形物或运动鞋固定健身球，防止它向后滚动。坐在球上，双脚和膝盖与肩同宽，手指交叉放在脑后。

在球上保持自己的位置同时，收缩腹肌，把上半身抬高30°。身体上升时呼气，降低时吸气。

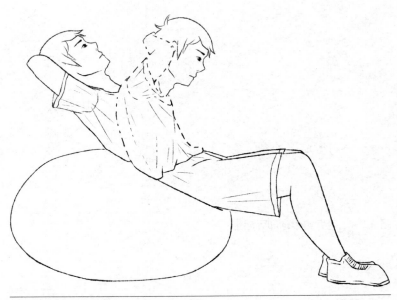

图 4-40　稳定球（抗力球）仰卧起坐

🎓 **Z博士提示：**

"做仰卧起坐时，不要在球上移动。只是用它来支持自己。卷腹时呼气，回来时吸气。"

腹斜肌训练

为了塑造性感的腹肌，需要锻炼腹部两侧的肌肉（腹斜肌）。如果有"腰间赘肉"，那就是脂肪覆盖了这一重要的肌群。如果你是一个想拥有玲珑标致身材的女人，或者是一个想要 V 形身材的绅士，那就去锻炼腹斜肌吧。

技术要领（图 4-41）

坐在健身球上。双脚放成向前走路的姿势，将球放在背中间。同时，手指交叉放在脑后。头应该与身体处于水平位置。

在这个位置，收缩腹肌和弯曲腰部。同时，稍微扭转左肘向身体另一侧。

重复上述动作达到所需次数，换另一侧。仰卧起坐也可以交替进行：从左到右，从右到左。

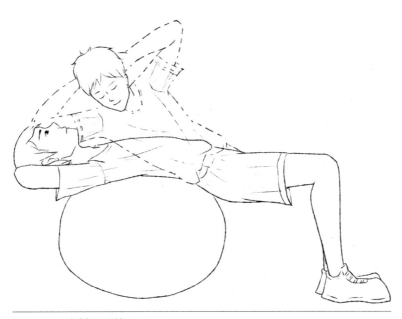

图 4-41　腹斜肌训练

🎓 **Z 博士提示：**

"不要用腹肌提拉头或脖子。为了锻炼腹肌和腹斜肌，可以试着拿一个哑铃或实心球（3~5 千克）放在胸前。手持哑铃，呼气时收缩腹肌。"

小结

在开始锻炼计划之前，使用高强度间歇性运动锻炼塑造自己，应该有一个可以遵循的步骤小结。首先，记得在锻炼前至少 60~90 分钟吃一份蛋白质和复合碳水化合物。如果血糖没有升高，肌肉里没有糖原，身体就会释放皮质醇，它会分解肌肉，为大脑提供能量。第二，运动后吃蛋白质、复合碳水化合物和一些水果，帮助快速补充肌肉中的糖原。

HIIT 包括从慢速开始 2 分钟，加速到中等水平 1 分钟，然后全力以赴 1 分钟。在这个高强度的训练之后，放慢速度，以 2 分钟的慢速再次开始这个过程，再加快到 1 分钟的中等速度，再一次，以最大的努力锻炼 1 分钟。在高强度锻炼之后，减速到慢速水平。这样做五次，总共 20 分钟。

每隔一天，做同样的高强度锻炼。第一天训练上半身，第二天训练下半身。休息一两天用来恢复体力。如果没有恢复时间，可能容易出现疼痛、扭伤和拉伤，所以需要让身体恢复调整一段时间。在这段时间里，要确保食用非常健康的食物，包括蛋白质、复合碳水化合物、脂肪、蔬菜，以及富含抗氧化剂的低糖水果（蓝莓、黑莓和草莓等）。

把高强度的训练融入到日常生活习惯中，很快就会体验到身体构成成分的惊人变化。运动和 HIIT 还能帮助快速恢复健康、改善体内环境，以防止疾病复发和任何其他慢性健康问题，这才是锻炼的价值所在。我希望你的转变发生在生活的各个方面，以饱满的精神状态和健康的体魄去工作和生活，真正提高我们的生活质量和意义。

第 5 章　健康重建第三步：
为压力反应踩刹车

压力到底有多糟糕呢？有一段时间我曾一度认为自己已经幸福到了极点。那时，我刚刚获得了神经病学委员会的专业认证，工作也是最繁忙的。我的患者在一一康复，转诊人数达到了历史最高水平。我买了一个新房子，而且还存了一些钱以备不时之需。也有了一个心仪的女朋友，并朝着结婚的方向发展，至少我是这么认为的。

不过，不久，我的世界就开始崩溃。在我事业生涯最繁忙的时候，我发现一个值得信赖的员工海洛因成瘾，从我和她的保险公司中骗钱。新房子装修过程中，和女朋友的关系也变坏了。日复一日，周复一周，月复一月，处理办公室和家里的各种问题的压力成了常态。

忙于办公室和家里的各种事情，而把自己的想法和情绪憋在心里是我的一贯作风。但我从未想到，这种压力会危及生命。几个月后，在工作、家庭那些危机结束很久之后，我开始感到"失落"。在健身房的状态不是很好，而且经常需要咖啡因和维生素 B 来提神。

曾经，一个朋友问我是不是故意在减肥。随着时间的流逝，我开始觉得比平时更累了，就好像我得了流感或正在与流感作斗争。弯腰的时候，我开始感到头疼，这是以前从未有过的感觉。

一天晚上，我被汗水湿透的床单惊醒了。我吓了一跳，觉得床上全是水，好像有人半夜用水管浇了我一身水一样。我知道身体可能发生了问题。就去验血，发现乳酸脱氢酶（一种指示组织破坏的生物标志物）异常增高。我打电话给放射科医生，做了胸部 X 光检查。我们看结果时，他指着片子说："您胸部有一个巨大的肿块。"

我们经常听到压力是危险的，现在看来，我本人这个例子，就是这种说法的证据。

压力的致命影响

压力的根源和压力反应对身体有很多影响，涉及各种各样的健康问题，包括癌症、心脏病、肠道渗漏以及影响伤口愈合等等。压力改变了体内环境，也可能是促进疾病发生的心理因素。

我们忙碌的生活中，很多问题的解决都有最后的期限要求，还会遇到挫折。我们生活在压力之中。现代社会，很多人一直生活在高压力之中，似乎已经是一种常规的生活方式了。如果你是一个听众，演讲者尖锐的声音会使你不舒服。如果你开车，眼睛离开红绿灯一会儿，没有看到已经变成了绿灯，不耐烦的司机就会在你车后狂按喇叭。如果你参加一个重要考试的前一小时，你可能会胃绞痛，会去卫生间。这些描述听起来是不是很熟悉？我们都经历过这样的身体上的反应。经历是紧张性刺激，身体上的反应是对紧张性刺激的应激反应。

压力本身是对短暂威胁的一种感知，它会在身体中产生适应性反应——例如，冷的时候会颤抖、热的时候会出汗。压力可以是物理的（感染、毒素或创伤），也可以是情感上的（虐待、愤怒、内疚、恐惧、丧失亲人）。压力反应是人体为了"战斗或逃跑"做的准备。只有压力因素恒定存在且身体的压力反应不停止时，压力才对健康构成危害。当我们回不到压力前的状态时，可能就会生病。

我们一直认为压力是负面的、是消极的。事实上，它有助于维持身体的自然运行。也有一些积极性的刺激被认为是压力因素。运动就是最好的例子。运动这种形式的刺激会导致身体发生变化以适应身体运动的需要。这种形式的压力是有益的。心率上升，释放激素来维持血糖，血管扩张将血液输送到骨骼肌，为骨骼肌提供氧气和葡萄糖。这种压力是自然的。一旦身体的活动停止，身体就会恢复到正常的功能状态。

消极性的刺激，就像是情绪上的压力，会对特定的事件产生生理上的变化。在情绪压力下，大脑和身体会释放出有针对性的激素，以及其他大脑化学物质，以应对感知到的威胁。这些急性应激反应和随之而来的激素是暂时的。一旦威胁过去，身体应该会回到正常状态。

让我们来看看应激激素。肾上腺素、去甲肾上腺素和皮质醇是导致所有慢性疾病产生和发展的三种激素。这三种激素都来自位于肾脏上方的肾上腺。

肾上腺素：在压力下，肾上腺素会导致心率加快和血管收缩、能扩张气道、增加能量。

去甲肾上腺素：去甲肾上腺素有助于提供能量、增加心率、为大脑提供氧气、为肌肉提供血流量。

皮质醇：当身体处于压力之下时，皮质醇有助于增加血糖、帮助分解为我们提供能量的蛋白质、脂肪和碳水化合物，还有抗炎作用。

人体内的压力反应非常复杂，涉及不同的器官、代谢系统和激素。短暂的压力会导致应激激素快速释放到血液，为应对威胁做好准备。一般情况下，身体的应激症状包括疼痛、头晕、腹泻或便秘、胸痛和心跳加速等。情绪的应激症状包括焦虑、情绪低落、易怒和焦躁不安等。

当压力因素导致激素的持续释放（类似于一个滴水的水龙头），危险就会发生。长期的压力，身体已经不能适应，疾病就会发生了。那么压力到底有多糟糕呢？让我们从内脏开始讲。

一、压力和肠漏

压力作为一种应激，对胃肠道功能既有短期影响，也有长期影响。在紧张的时候，皮质醇激素、肾上腺素和去甲肾上腺素作用于免疫系统，导致组胺和前列腺素释放。组胺和前列腺素这些化合物可以引起类似季节性过敏的痛苦症状，还会增加肠道的通透性，导致肠道渗漏。正如前面我们讲过的，肠道渗漏使有害物质从肠道进入体内，从而导致严重的免疫功能紊乱。《胃肠病学杂志》和《肝脏病学》杂志上的研究清楚地描绘了应激反应对肠道功能和疾病的影响。长期和短期的压力会导致肠道渗漏，减少水、钠和钙的吸收。压力也会导致反流、消化不良和胃溃疡。

每个人对压力的感知和反应都有不同的方式。他们也用不同的方式来处理压力。有些人吃高糖、高盐和高脂肪的食物，而有些人喝酒或抽烟来缓解压力。我看到的有些患者选择冥想、瑜伽和运动来缓解压力。然而，并不是所有形式的运动都是有益的。很多时候，我们认为健康的活动越多越好。长时间的运动并不一定有好处。发表在《应用生理学杂志》上的一项研究对参加三项全能运动的（铁人三项赛——译者注）运动员进行了观察，其中包括 2.4 英里（约等于 3.9 千米）的公开水域游泳、112 英里（约等于 180.2 千米）的自行车骑行，以及 26.2 英里（42.2 千米）的长跑。比赛结束后，运动员们喝了一份含乳糖和鼠李糖的糖水。研究人员发现这些糖通过运动员的肠道进入血液（说明有肠渗漏——译者注）。

二、压力和炎症

当我们想到炎症时，我们一定会想到肿胀、发红、疼痛、晒伤或脚踝扭伤，所有这些都是局部炎症反应。另一方面，全身炎症是免疫系统向血液中释放化学信使的一种状态，它可以改变人体正常功能，导致疾病的发生。

细胞因子是一种小的化学信使，在细胞间传递信息。皮质醇、肾上腺素和去甲肾上腺素在压力下会释放出来。这些激素刺激免疫细胞分泌促进炎症的细胞因子，如白介素 1（IL-1）、白介素 6（IL-6）和肿瘤坏死因子（TNF）。这些活性化合物在炎症过程中发挥作用，炎症是慢性疾病的诱因。

三、压力和免疫系统

皮质醇，是一种"应激激素"，在体内有多种作用。皮质醇具有抗炎作用，可以帮助调节血糖，促进脂肪、蛋白质和碳水化合物的新陈代谢。然而，当皮质醇水平长期过高时，会抑制免疫系统，降低人体对抗细菌和病毒的能力。免疫系统是人体内部的"武装力量"。当入侵者（如病毒）进入人体时，人体会释放出一种叫做自然杀伤（NK）细胞的白细胞，它的作用是寻找和破坏被病毒和癌细胞感染的细胞。在长期的压力下，皮质醇会抑制 NK 细胞的功能，从而使病毒和癌细胞在体内存活。在持续不断的压力下，人可能经常会出现带状疱疹和 / 或唇疱疹；在某些情况下，压力会导致癌症的发生或复发。发表在《自然评论》上的数据表明，升高的皮质醇会增加对感染源的易感性，影响传染病的严重程度，减弱对疫苗的免疫反应强度，重新激活潜伏的疱疹病毒，减缓伤口的愈合等。

《健康心理学》上的一项研究，对 276 名志愿者进行了跟踪调查，评估他们在经历了急性和慢性压力的生活后，感染普通感冒病毒的速度。研究发现，经历过持续不到一个月的严重急性压力事件的人患感冒的可能性更小。那些经历了持续一个月或更长时间的慢性压力的人更容易感冒。

四、压力与伤口愈合

多项研究表明压力会影响伤口愈合。《柳叶刀》杂志上的一项研究发现，照顾患有阿尔茨海默病亲戚的女性，3 毫米的伤口愈合时间比对照组长 24%。身心医学的另一项研究表明，一种常见的压力，如学术考试期间，硬腭（上腭）的小伤口愈合速度比暑假期间的愈合速度慢 40%。这项群体研究表明，心理压力会增加皮质醇，减少某些组织修复和愈合所需的化学信使物质。

五、压力与癌症微环境

在癌症的发生与进展的所有过程中，压力起着重要的作用。发表在《自然评论》上的一项研究发现，应激激素的释放会破坏 DNA 修复机制，从而导致癌症的发生。随着癌症的发展，皮质醇、肾上腺素和去甲肾上腺素对肿瘤及其周围环境会产生重大的影响。

NK 细胞和细胞毒性 T（CT）细胞是另一类杀死癌症的白细胞，它们通过细胞表面的某种配体（标志）识别癌细胞并将其作为杀伤目标。像 NK 细胞一样，CT 细胞附着在癌细胞上并向其注入强大的酶，最终导致癌细胞死亡。皮质醇、肾上腺素和去甲肾上腺素降低了 NK 细胞和 CT 细胞"识别"癌细胞和肿瘤的能力。发表在《柳叶刀》杂志上的研究发现，压力可以抑制 NK 细胞的活性，导致了肿瘤的发展。

已证明肾上腺素和去甲肾上腺素能促进血管生成，促进肿瘤生长的血管发育。还发现这些激素也可以保护癌细胞免于程序性细胞自杀（细胞凋亡）。

最后，当癌细胞从原来的位置转移时，只有在环境有利于它们生存的情况下，它们才能存活。发表在《癌症研究》杂志上的一项研究表明，肾上腺素不仅能在癌细胞移动时抑制免疫系统，还能消除癌细胞转移的障碍，从而使转移过程得以发生。

我对压力反应在癌症微环境中所起的作用只是略知皮毛。压力反应还受到另一个来源的刺激：细胞因子和炎症。促炎细胞因子 IL-1、IL-6、TNF 均有助于肿瘤的发生发展。IL-6 在癌细胞增殖和存活中的作用已得到充分的证实。《临床研究杂志》的研究指出，IL-6 在卡波西肉瘤（Kaposi's sarcoma）和多发性骨髓瘤的发生发展中起着关键作用。IL-6 还被发现与其他癌症有关，如结肠癌、淋巴瘤和乳腺癌。研究也发现，IL-1 可增加肿瘤的侵袭性和转移。在肿瘤发生部位，IL-1 使肿瘤黏附在健康组织上，辅助恶性细胞侵袭远处的组织。

在同一项研究中，肿瘤坏死因子（TNF）是另一种参与炎症反应的细胞因子，它通过抑制杀死癌细胞的白细胞，促进肿瘤发展，刺激血管生成和转移，损害免疫系统。

六、压力与心脏病

情绪紧张与冠状动脉疾病患者的死亡增加和动脉粥样硬化的进展有关。在压力下，大脑向肾上腺发出信号，然后肾上腺分泌皮质醇、肾上腺素和去甲肾上腺素。这种反应发生得太快了，大多数人都没有意识到。《循环》和《临床内分泌与代谢》杂志的研究表明，体内压力激素的暴发对冠状动脉和心脏有多种影响。

有研究对健康男性受试者进行了精神压力测试，研究了他们的血管内皮功能状态。用高分辨率超声测量了给予受试者精神压力前和给予精神压力后30、90、240分钟的动脉扩张（由内皮细胞控制）情况。研究结果显示，短暂的精神压力和压力激素的激增会在压力减轻后4小时内迅速损害内皮细胞。这些发现表明，我们每天都会面对的短期的情绪压力对心脏有不良影响。

也有研究证明，精神压力会导致心肌缺血（减少流向心脏的血液）。发表在《循环》杂志上的一项研究，对196名冠心病患者进行了随访，来研究精神压力对心脏供氧的影响。参与者进行了自行车运动和心理压力测试，应用放射性核素成像检测来比较运动引起的心脏缺血和由于精神压力导致的心脏血流减少。发现精神压力更能减少心脏供血。他们的数据还显示，在精神压力下缺血的患者死亡率也更高。

其他关于应激反应和冠状动脉疾病的研究表明，皮质醇、肾上腺素和去甲肾上腺素都对心脏有害。愤怒会导致左心室功能障碍，减少左心的血液输出，损伤动脉，增加血压。精神压力会提高皮质醇。研究表明，皮质醇会增加体内有毒脂肪，从而加速动脉粥样硬化，进而导致炎症和胰岛素抵抗。

七、压力与糖尿病

众所周知，压力大的糖尿病患者很难调节他们的血糖。当有2型糖尿病时，压力可能会使血糖升高，变得更加难以控制。因此，可能需要服用更多的糖尿病药物或胰岛素。这就是问题所在：高水平的皮质醇会导致细胞对胰岛素产生抵抗。然后胰腺就很难满足机体对胰岛素的高需求。细胞得不到需要的糖，并且循环还在继续。高皮质醇＝无效胰岛素＝高血糖。

处理血糖异常带来的持续的情绪紧张和挫败感会让人疲惫不堪，不仅会让自己忽视自己的糖尿病，还会让自己继续吃垃圾食品和加工食品，喝更多的酒，或者吸烟。有时候，压力和血糖的变化会让人意识到自己患有糖尿病。

八、压力与身体组成

皮质醇的长期释放会导致睡眠障碍、焦虑、肌肉萎缩、免疫抑制和腹部脂肪增加。《肥胖综述》的一项研究表明，慢性压力"会抑制生长激素、睾丸激素和17种雌二醇（雌激素）的分泌，而所有这些激素都是对抗皮质醇的"。最终的结果是导致内脏脂肪的堆积。《心身医学》杂志上发表的另一篇研究文章中，研究人员发现，高水平的皮质醇会导致循环脂肪作为内脏脂肪沉积在腹部，这是一种危险的脂肪。

内脏脂肪有高浓度的皮质醇受体。当皮质醇过高时，循环中的脂肪细胞或脂肪酸都会储存在内脏脂肪中。内脏脂肪会损害肝脏。威克森林大学（Wake Forest University）医学院的研究人员发现，应激反应及其破坏性激素导致脂肪细胞从内脏脂肪中释放出来，最后进入肝脏，导致葡萄糖耐受不良和胰岛素升高。

皮质醇与血糖/胰岛素功能障碍也有关。高血糖和胰岛素抑制导致细胞没有了能量。没有能量会引起食欲增加，就会吃太多高热量的食物。未使用的能量以脂肪的形式储存。

苏珊的故事

苏珊有两个孩子，是一个非常有活力的母亲，她工作时间很长，喜欢跑步和骑自行车。在预定的骨科手术之前，她来找我，她的右肩和右腰部疼痛。也说了对疲劳、睡眠不好和难以减掉多余脂肪的沮丧心情。咨询之后，我给她做了激素测试，并对她进行了身体和神经系统检查，以确定她疼痛的原因。激素测试显示，从白天到晚上皮质醇水平都很高。这就解释了她为什么疲劳、睡眠不好和减肥困难。虽然她的饮食很好，但是我们还是重新设计了她的饮食，使饮食更适合她的生活方式。为了控制皮质醇，让她的身体释放胰高血糖素，我把她每天的蛋白质摄入量增加到3~4份，用不增加血糖的高纤维碳水化合物代替了升高血糖的碳水化合物。接下来，她在运动前进食，补充能量后运动，控制她的皮质醇。最后，她减少了花在锻炼上的时间，并在短时间内增加了锻炼强度。

结果，苏珊控制了她的皮质醇并提高了她的胰高血糖素水平。8周的时间，她减掉了8千克的体脂，拥有了更多的精力，并且开始能睡好觉了。她的肩痛和腰痛是由未解决的肌肉不平衡引起的，需要关节处理和治疗性运动。在不到4周的时间里，她的症状消失了90%，并取消了不必要的手术。

压力和自身免疫性疾病

心理压力也与自身免疫性疾病的发展有关。事实上，《自身免疫评论》上的一项研究表明，多达 80% 的自身免疫性疾病患者在发病前都曾有过不寻常的情绪压力。据推测，皮质醇、肾上腺素和去甲肾上腺素的激增会导致免疫失调和细胞因子的产生，从而导致自身免疫性疾病的发生。

应激反应也会导致炎症和抗炎细胞因子的失衡。皮质醇、肾上腺素和去甲肾上腺素已经被证明可以改变 Th1 和 Th2 白细胞及其特定细胞因子之间的平衡，使免疫反应从防御转向攻击自身的自身免疫性疾病。

Z 博士关于控制压力的建议

你是如何应对压力的？是否因为自己就是这样长大的，所以对某些情况反应过度？是否处于过度关注的状况？能区分压力因素吗？如果你正在从重大疾病中恢复，那你必须改变对压力的看法。处理压力的最好方法是当它发生时就加以管理。尝试这些方法来预防与长期压力相关的健康问题。

改变看法：生活中充满了挫折、痛苦、失望和其他不可预知的行为。虽然不能改变这些必须发生的事儿，但可以改变对这些压力的看法。通过这样做，可以减少皮质醇、肾上腺素和去甲肾上腺素的释放，以及它们对身体的破坏性影响。

放松：放松是压力的反义词，它可以创造一种平静的感觉。可以通过简单地坐着，做平静缓慢的、放松的呼吸，或参加几次令人放松的瑜伽来进入放松的状态。

睡个好觉：每晚 8 小时的睡眠会增加有益于健康的激素，比如生长激素。它有助于修复身体，也可调节其他控制食欲的激素。这一点很重要，因为没有适当的睡眠，我们往往会吃一些没有营养价值的食物（简单的碳水化合物）。

吃健康食品：食物可以提供无限的宏观和微观营养，为我们提供一天所需的能量，但我们大多数人很少利用这种资源。为了达到最佳状态，我们都可以成为健康饮食者。当我们有压力时，很喜欢吃东西，吃垃圾食品或快餐。然而，在压力大的情况下，身体比以往任何时候都更需要维生素和矿物质。为了健康，也为了未来的美好生活，由绿色蔬菜、低糖水果、瘦肉蛋白、复合碳水化合物和优质脂肪组成的饮食应该更好。少食多餐不仅为身体提供了源源不断的能量，同时也为自己提供了一天所需的能量。

定期运动：研究表明，有规律的锻炼可以减少应激激素。有规律的锻炼可以增强免疫系统功能，增加有益于健康的激素，降低血压，降低患心脏病、糖尿病和肥胖症的风险。不同类型的高强度运动可以进行不同的时长，这取决于活动的强度。这些运动包括跳舞、滑冰、滑雪、跑步、步行、骑自行车、爬楼梯、举重、集训（boot-camp training）或循环训练（circuit training）以及游泳。基本上，以低、中、高强度间隔进行的任何可以承受的体力活动，都有助于减轻压力。

消除消极情绪：创造思维可以使你成长并可给你带来丰富的生活。关注那些可以控制的情况，摆脱那些消极的人。表观遗传学研究表明，我们是思想的产物，我们关注的东西会影响我们的身体和环境。所以积极思考，创造自己的命运。

冥想：冥想是自我改变的强有力工具。科学家已经发现，有证据表明冥想对身体产生生物学影响，从而改变大脑和自主神经系统的状态。研究人员认为，这些变化说明了冥想的积极作用。美国国立卫生研究院（National Institutes of Health, NIH）报告称，定期冥想可以减少慢性疼痛、焦虑、血压、药物滥用、创伤后应激反应以及血液中的应激激素水平。

尝试导引主动呼吸：已经出现了一种新的治疗方法，它将传统的谈话疗法与指导呼吸相结合，同时在放松的和能激发情绪的音乐笼罩下帮助你进行"情绪再训练"。这个方法需要专业的呼吸指导（包括你的积极参与），同时通过谈话和轻柔的触摸来帮助你处理压力和隐藏的情绪或记忆。就像一个作曲家指挥一个管弦乐队一样，教练会引导你完成整个过程，指导你呼吸的深度和速度，同时帮助你处理思想和情绪，直到你发现并处理了那些被卡住的精神碎片。

小结

"压力杀人"不仅仅是广告中看到的话。压力是一种真正的、非常易燃的燃料，会导致慢性疾病。学会管理压力比找到一个方法来掩盖压力要重要得多。依靠酒精、药物和破坏性行为等来掩盖压力，以缓解外在症状对改善现状起不到什么作用。学会用工具来消除压力永远都不晚。

第6章 健康重建第四步：
重启体内生物钟（高质量睡眠）

我曾经认为睡觉只是为了在漫长的一天之后给自己充电，并总是觉得这是在浪费时间。毕竟，睡的时间少，就会有更多的时间来完成更多的事情。从社会角度讲，我们将晚起床与懒惰和不好的价值观联系在一起，而将早起与成功和好的价值观联系在一起。

然而，睡眠不好不仅会感到疲劳，还会增加患病风险。如果正在从慢性疾病中康复，睡眠不足会阻碍疾病的恢复，并可能增加复发或病情恶化的风险。新的研究揭示睡眠不足与心脏病、癌症、糖尿病、免疫功能障碍、肥胖和死亡率增加相关。睡觉绝不是在浪费时间。

睡眠不足与疾病

合适的睡眠时间是多少？大约每晚7~8小时。少于这个数字，就是睡眠不足。睡眠过多或不足都可能是未来出现严重健康问题的隐患。睡眠不足的主要症状是白天极度嗜睡、疲劳、记忆力差、注意力不集中、易怒、情绪低落等。睡眠不足还会导致反应迟钝，易分心，易犯错（比如把滚烫的咖啡洒到脚上）。

有许多原因可以导致睡眠不足。有些是人为的、自己制造的，而有些则是组织器官的或身体的原因。

- 导致睡眠不足的外部因素包括工作上的各种原因，如长时间工作、时差、轮班工作，包括生活方式，如整夜看电视或上网。
- 压力会激活应激反应，从而增加皮质醇、去甲肾上腺素和肾上腺素的水平，因此破坏昼夜节律和睡眠生物钟。
- 食物会破环睡眠。碳水化合物和高血糖的精制食品会影响血糖和胰岛素，从而干扰褪黑激素和生长激素的释放。
- 过度使用酒精和其他兴奋剂会干扰睡眠。
- 激素失衡，如黄体酮低和皮质醇高，会扰乱睡眠周期。
- 晚上锻炼也会增加皮质醇和肾上腺素，不过这只是瞬时的应激反应。
- 胰岛素抵抗和血糖调节异常导致的睡眠呼吸暂停也会影响睡眠，因为睡眠呼吸暂停使人在夜间经常醒来。
- 失眠和不宁腿综合征（也称为镁缺乏症）等情况更会影响睡眠质量。

基本上，睡眠是身体和精神都不活跃的休息时间，在这段时间里，我们对外界刺激的反应较弱。睡眠时，大脑和身体处于"离线"状态，这时身体会经历一些生理变化，包括血压、体温、呼吸和心率的降低。然而，睡眠时身体的某些功能减慢，其他的活动会增加。例如，一旦进入睡眠状态，大脑就会释放生长激素（GH），会刺激细胞生长，激活细胞再生。生长激素有助于调节新陈代谢，减少脂肪细胞，帮助调节血糖，促进细胞内蛋白质的合成。

我们的身体有自己的生物钟来控制自然的作息模式。这个生物钟还控制着睡眠激素（褪黑素）的分泌。褪黑素有节奏地分泌到血液中，在半夜中达到峰值，白天下降。暴露在光线下会突然抑制体内褪黑素的释放。睡眠期间，是生长激素和褪黑素的释放过程，细胞就忙于自我修复，伤口会愈合，大脑会飞快地运输代谢废物。不幸的是，由于我们现在快节奏的生活，近年来睡眠不足的情况有所增加，导致许多行为和生理上的变化。最近的研究报道了睡眠不足与炎症反应以及心脏病、癌症、糖尿病、肥胖症和其他慢性健康危机的发生密切相关。

一、睡眠不足与炎症

炎症是所有慢性疾病的关键的生理催化剂。高热量、饮食缺乏营养、脂肪过多、压力过大和环境毒素都会增加炎症水平。研究表明，睡眠轻度障碍或失眠也会增加炎性因子 IL-1、IL-6、TNF 和 CRP 的水平。

《大脑、行为和免疫》和《内科学文献》杂志上的研究都表明，睡眠障碍是由引起炎症的基因引起的。在炎症反应中，白细胞产生一种叫做细胞因子的炎症信使。一些细胞因子与其他白细胞相互作用参与了炎症反应；一些细胞因子，包括 IL-6、TNF 和 CRP，与心脏病、糖尿病、某些癌症、肥胖和其他炎症性疾病（如类风湿关节炎和克罗恩病）的风险增加有关。在《临床内分泌学实践与研究》杂志上，研究人员发现每晚睡眠时间减少 2~4 个小时会增加 IL-6、TNF 和 CRP 的水平。

发表在《过敏与临床免疫学杂志》上的一项研究表明，睡眠不足会导致血液中影响神经、激素和免疫系统的 TNF 和 IL-6 信使水平显著升高。《最佳实践与临床内分泌学研究》杂志上发表的一项研究中，研究人员还发现，每减少一个小时的睡眠（其实并不多），都会增加促进疾病细胞因子的循环水平。《生物精神病学》上的一项研究表明，一个晚上的睡眠减少了 50%，就会激活 NF-κB——炎症的调节因子。当 NF-κB 被激活时，会导致促炎因子的增加，从而为疾病的发生埋下了隐患。

二、睡眠不足与心脏病

冠状动脉疾病是一种炎症性疾病，主要涉及向心脏供血的动脉壁中的自由基和免疫系统之间的相互作用。《松果体研究杂志》的数据显示，褪黑素通过减少细胞损伤和防止 LDL 氧化来保护心脏。包括《柳叶刀》的一项研究在内的几项研究也显示，患有冠状动脉疾病和高血压的人褪黑素水平明显降低。事实上，他们发现低水平的褪黑素与疾病的严重程度加重有关。

《最佳实践与临床内分泌学研究》杂志的另一项研究发现，睡眠不足会导致血压升高，并引起内皮细胞改变。由于内皮细胞是血液循环和动脉本身之间的屏障，因此内皮细胞功能障碍会使白细胞和有害物质进入动脉壁。此外，内皮功能障碍还会导致多余的血小板黏附在动脉壁上，并引起血管收缩，进而导致高血压。

发表在《欧洲心脏杂志》上的研究发现，长时间睡眠不足是心血管病发生的预测指标。据作者收集的数据显示，睡眠时间短的人（每晚少于 7~8 小时）患冠状动脉疾病和中风的风险更大，而睡眠时间少于 5 小时的人患心血管疾病和死亡的风险更高。

三、睡眠不足与癌症

研究人员继续研究了睡眠不足对癌症等疾病的生物学影响。睡眠不足会破坏免疫功能，增加炎症，这两种情况都会促进癌症的发生发展。黑暗刺激褪黑素分泌增加，光刺激褪黑素分泌减少，对肿瘤微环境有多重影响。发表在《医学与生命杂志》上的研究表明，褪黑素对肿瘤生物学有着深远的影响。褪黑素能减少细胞增殖和肿瘤生长，抑制肿瘤血管的生长。褪黑素还参与激活免疫系统，以防止肿瘤的发展。更吸引人的结果是，这种强大的睡眠激素可以防止癌细胞转移和入侵其他组织。

研究还发现褪黑素可以预防由雌激素引起的乳腺癌。雌激素参与恶性肿瘤的发生发展，包括细胞增殖、血管生成和转移。发表在《生物化学杂志》上的一项研究表明，褪黑素阻断了雌激素对乳腺癌细胞的刺激作用。其他研究也表明，乳腺癌患者的褪黑素水平降低，且乳腺癌患者夜间血液中褪黑素浓度的峰值显著降低。

优质的睡眠对康复和正常的免疫功能很重要，因此保证不少于 7~8 个小时的睡眠至关重要。对于癌症患者来说，睡眠不足严重影响患者的治疗效果。近年来的研究表明，睡眠不足与癌症的主要形式之间也有关系。《癌症流行病学》《生物标志物和预防》《癌症》以及《乳腺癌研究和治疗》等杂志的研究都发现，睡眠不足的人更容易患结肠直肠癌、前列腺癌和乳腺癌。研究还表明，长期睡眠不足的女性不仅患乳腺癌的风险更大，而且患恶性乳腺癌的风险也更大。

许多类型的癌症是由电离辐射、毒素或营养缺乏引起 DNA 损伤造成的。当DNA 受损时，特定的肿瘤抑制基因和 DNA 修复基因变得活跃，产生蛋白质来修复受损的 DNA 物质。由于多种原因，这些修复机制无法发挥作用，导致癌症的发生。睡眠和昼夜节律是另一种帮助修复的备用系统。已证明昼夜节律基因 *NPAS2*有助于 DNA 修复，并且是肿瘤抑制基因。

也有证据表明，睡眠和昼夜节律紊乱会增加患癌症的风险。在防止致癌和癌症所有进展阶段中褪黑素似乎是一个关键因素。睡眠不足会打乱人体的昼夜节律和褪黑素的分泌，从而导致癌症的发生和发展。

四、睡眠不足、糖尿病和肥胖

睡眠不足与心脏病和癌症的发生和发展密切相关。睡眠不足也可能会导致糖耐量受损和糖尿病。睡觉时，身体必须维持正常的血糖水平，这样在没有食物的情况下大脑才能继续运转。当睡眠不足 7~8 小时，患糖尿病的几率就会增加。《内科学文献》上的一项研究发现，那些睡眠不足 7~8 小时的人，以及睡眠经常被打断的人，会出现葡萄糖耐量受损的情况，患糖尿病的几率也会增加。有人提出，睡眠不足是一种应激源，导致应激激素去甲肾上腺素的释放。去甲肾上腺素会导致脂肪细胞释放脂肪酸，从而导致胰岛素抵抗和血糖失控。研究还发现，睡眠不足还会改变生长激素和皮质醇的分泌，这两种激素都会干扰正常的血糖水平。

当入睡时（假设没有吃大量的碳水化合物），由于胰岛素减少和对胰岛素的敏感性降低，细胞对葡萄糖的耐受性降低。随着夜晚时间的推移，葡萄糖耐量开始改善，在醒来之前血糖水平开始下降。睡眠不足和睡眠中断都会破坏胰岛素和血糖调节功能。血糖问题和睡眠不足之间的另一个关联是炎症。睡眠不足会增加炎性细胞因子 IL-6 的分泌，IL-6 也会导致胰岛素抵抗和血糖异常。

睡眠不足会导致血糖调节出现问题，从而直接导致胰岛素抵抗和糖尿病的发生，还会间接导致食欲变化，从而导致肥胖。肥胖是胰岛素抵抗和糖尿病的主要危险因素。调节食欲的主要激素有两种：饥饿激素和瘦素。胃饥饿素会让人感到饥饿，而脂肪细胞中的瘦素会让人有饱腹感。当睡眠不足时，饥饿激素水平上升，瘦素水平下降。这就可能会导致食欲发生变化，因此，睡眠不足时，会感到更饿，会吃得更多，增加肥胖的风险。

《美国营养学杂志》的一项研究发现，睡眠不足会导致人们吃过多的高能量零食而不是正餐。虽然饥饿激素和瘦素水平较高，但那些睡眠不足的人身体活动也较少。食欲增加和缺乏体育活动是影响身体构成成分的重要因素。总之，睡眠不足会增加食欲，从而导致人们吃太多高热量、高碳水化合物含量的食物。因此，人会变得懒惰，最终这会打破能量平衡，导致体脂增高和肥胖。

除了影响了身体构成成分外，体脂增高还会增加炎症细胞因子（IL-6、TNF），这些炎症因子与所有慢性疾病有关。高体脂也增加了胰岛素抵抗，这是癌症发生和发展的主要因素。吃太多高热量、高糖的食物也意味着少吃营养丰富的食物，因此，更会导致疾病。

重建优质睡眠

有时入睡是一个挑战。以下是一些改善睡眠质量、保证充足睡眠的方法。首先，确保卧室和床的舒适，然后使用以下技巧：

- 每天按时上床睡觉。
- 避免兴奋剂，包括咖啡因、尼古丁和过量酒精。
- 不要在正常就寝时间前5~6个小时锻炼。锻炼会增加皮质醇和肾上腺素，扰乱正常的睡眠周期和昼夜节律。
- 尽量只在困的时候睡觉。
- 确保房间很暗，并关掉所有的电子设备。

- 听一些放松的音乐，睡前阅读 15~30 分钟。晚上读书对我的睡眠有很大的帮助。试着在床上昏暗的灯光下看书可以更快地入睡。顺便说一句，不可以读那些让人彻夜难眠的畅销谋杀悬疑小说或引人入胜的书籍。

- 晚饭后不要吃高能量食物。应该选择低碳水化合物的蔬菜（黄瓜，番茄，青椒）。主要是不要破坏生长激素、胰岛素和皮质醇的自然平衡。吃高能量、高碳水化合物的食物会增加能量，让人很难入睡。

- 晚餐食用健康的蛋白质，如鸡肉、鸡蛋等。这些食物富含色氨酸，色氨酸会增加血清素和褪黑素的水平，而这些都有助于晚上睡个好觉。

- 避免奶制品，包括奶酪。乳制品富含酪氨酸，一种有助于产生能量的氨基酸。

- 处理好产生压力的因素。环境压力会激发应激反应，释放应激激素皮质醇、肾上腺素和去甲肾上腺素，它们会让人保持清醒，或者导致晚上睡不好觉。请阅读压力部分，并尝试改变对压力的认识，这样就能阻止使人保持清醒的应激激素的泛滥释放。

- 保证 8 小时睡眠。当没有睡好觉时，会感觉很糟糕，对吧？嗯，睡个好觉有很多好处。当入睡时，身体会释放生长激素来帮助身体重建，也有助于燃烧脂肪。睡眠提高了免疫系统抵抗感染的能力。我们快节奏的生活提高了应激激素水平，而睡眠可以通过降低血压和应激激素水平来减轻压力。睡眠还可以调节血糖，降低患糖尿病的几率。

小结

好睡眠对健康至关重要。只有 7~8 小时不间断的睡眠，才能让人保持正常的心身功能，促进细胞和组织的重建和修复，提高免疫力，预防疾病。

如果每晚睡眠不足 7~8 小时，会让你一天都过得很艰难，并会导致最严重疾病的发生和发展，包括心脏病、癌症和糖尿病。睡眠不足还会增加炎症，导致过多高热量食物的摄入，进而导致肥胖和疾病发生。

随着我们生活节奏的加快，人人都在努力工作，我们暴露在室内灯光和室外阳光下的时间越来越多，因此许多人的褪黑素水平都很低，由此带来很多问题。由于褪黑素可以保护我们远离疾病（而其分泌不足会导致疾病），我们需要遵循之前列出的策略来获得充足的睡眠，这样我们的身体才可能恢复正常。

第7章 健康重建第五步：
排除体内毒素

日常毒素对人体也是一种严重危害。从我们吃的食物、喝的水到各种各样的环境化学物质，我们每天都被已知毒性和未知毒性的不可控制的物质所污染。毒素的浓度足够高时就会对我们的细胞、组织和器官造成损害。这些化合物可以是水溶性的，可通过尿液迅速排出；也可以是脂溶性的，长时间隐藏在身体的脂肪组织中。不管怎样，毒素会改变体内环境，最终威胁我们的健康，增加患癌症、糖尿病、肥胖症和其他慢性疾病的风险。

重金属，如鱼类中含有的汞，会导致神经功能障碍以及心脏和肾脏损伤。双酚A（BPA）是一种来自塑料的化学物质，类似于雌激素，可以刺激细胞生长和肿瘤生长。酪蛋白是一种存在于乳制品中的蛋白质，可以引起免疫反应，从而导致糖尿病的发生。

要想从疾病中健康重建，就需要找到可能含有毒素的食物和饮料，这些食物和饮料会减慢甚至阻止你个人的健康重建。这并不意味着你固执地一定要选择某种特殊食物。只要了解日常食物毒素的潜在危害，自己就可以做出吃什么和喝什么的最佳选择。

关于食物毒素和环境污染物的信息很多，我将把毒素和疾病的关系分为两部分讲：第一部分，食物中的毒素；第二部分，与严重慢性疾病相关的环境毒素。

食物中的毒素

在"三种食物杀手"一节中，我们了解到每天食用面包、乳制品和糖，会引起严重的健康问题。含有麸质的谷物会导致肠道渗漏，这是一种肠道屏障被破坏的情况，不需要的蛋白质进入了循环。麸质会引起免疫反应，从而引发威胁健康的疾病。乳制品中含有生长因子和炎症蛋白，包括酪蛋白，它们也能增加肠道的通透性，从而为自身免疫性疾病、心脏病、神经发育障碍、自闭症和大脑紊乱、精神分裂症埋下了隐患。精制糖，包括蔗糖等会导致糖尿病、胰岛素抵抗和肥胖。高胰岛素和炎症会引发某些癌症和冠状动脉疾病。

在谷物和豆类中发现的被称为凝集素和植酸盐的毒素也会对我们的健康产生不良影响。凝集素和植酸盐是保护植物免受恶劣环境和昆虫侵害的化学物质。凝集素会导致肠道通透性增加，触发免疫反应，从而导致自身免疫性疾病和过敏。植酸盐是抗营养物质和矿物质的"磁铁"，它能结合并从身体中去除矿物质，如铁。实验表明，以小麦为基础的食物中的植酸盐会影响 90% 的铁吸收。植酸盐还会去除钙、锌、镁和铜等矿物质，这些矿物质在人体无数的新陈代谢反应中起着至关重要的作用。因此，避免含植酸盐的食物，可以服用维生素 C 或食用含维生素 C 的食物改善矿物质吸收。

花生含有一种危险的霉菌，会产生黄曲霉毒素。黄曲霉毒素是一种强效致癌物，由黄曲霉菌和寄生曲霉菌产生，这些寄生菌生长在花生、玉米和棉籽上，甚至在牛奶中。黄曲霉毒素可引起肝损伤和癌症，胃肠功能障碍，食欲下降，生殖功能下降。

重金属是另一种以食物为载体、严重危害健康的毒素。汞、铅、镍和镉不能被降解或破坏，它们通过食物、饮用水和空气进入我们的身体。重金属是一个大问题，由于它们清除速度缓慢，随着时间的推移，会在体内积累。它们从工业废料（发电厂、纸浆厂、垃圾焚烧厂）和酸雨中进入我们的供水系统，这些酸雨会将这些金属冲进小溪、湖泊和河流。有机汞也叫甲基汞，主要存在海鲜中被人们食用。甲基汞是在海底的水生微生物和沉积物中发现的。这些沉积物被小鱼吃掉，小鱼再被大鱼吃掉。汞沿着食物链上传，最后进入了我们周末的晚餐。据自然资源保护委员会称，在鲭鱼王（King mackerel）、马林鱼（marlin）、鲨鱼、剑鱼、方头鱼（tilefish）和大眼金枪鱼中发现了危险的汞含量。在竹荚鱼、石斑鱼、智利海鲈鱼、长鳍鱼和黄鳍金枪鱼中也发现了高浓度汞。

汞中毒会损害中枢神经系统、外周神经系统、胃肠道系统、肾脏和心脏等。发表在《心血管疾病诊断杂志》上的数据显示，汞对心血管系统有多种损害，包括内皮功能障碍、血管平滑肌功能障碍和高水平氧化反应——所有这些都与动脉粥样硬化的形成有关。汞最终会引发疾病，包括冠状动脉疾病、高血压、心律失常、颈动脉厚度增加、左心室肥大和心脏病发作。汞中毒也会导致自身免疫性疾病。《环境与健康展望》杂志上的一项研究发现，低水平的甲基汞就会导致自身抗体产生和免疫失调，导致亚临床（无体征和症状）的自身免疫功能障碍。《国际环境》杂志上的研究表明，女性体内汞含量升高与甲状腺抗体水平升高相关。

如果这还不够糟糕，已经发现重金属可干扰正常的基因表达和DNA修复，可能是癌症的诱发因素。重金属还与神经退行性疾病有关，如阿尔茨海默病、帕金森病和肌萎缩性侧索硬化症（ALS）等。

好的方面是，身体可以通过强大的解毒系统和排毒蛋白（金属硫蛋白），把重金属排出体外。比如，金属硫蛋白可以与这些重金属结合并将其运输到肝脏，在肝脏中进行加工，解毒，释放到肠中并通过粪便排出体外。

鱼不是唯一有毒的蛋白质来源。肉类也有潜在的危险。高温下烹饪，例如，烧烤时，会杀死细菌和其他食物传播的病原体，但也会导致肉类中的蛋白质产生一种叫做杂环胺的化合物。当肉被烧焦时，产生了一些化合物可能致癌（有关此主题的更多信息，请参见第3章介绍的蛋白质部分）。也要完全避免食用加工和腌制的肉类，包括传统的冷盘、香肠和培根。某些情况下，作为防腐剂添加到这些食物中的亚硝酸盐会转变成一种叫做亚硝胺的分子，也会导致癌症。加工过的肉类还含有大量其他有害化合物，会影响健康。所以不要吃那些加工过的肉类。坚持吃一些自由放养的食草肉类作为健康的蛋白质来源。

当我和患者一起讨论他们如何获得恰当的营养饮食时，他们经常问到像阿斯巴甜（NutraSweet）和三氯蔗糖（splenda）这样的人造甜味剂。节食者的梦想是继续吃甜食，不含卡路里，也不感到内疚。对许多人来说，用人造甜味剂代替蔗糖是一种常见的减肥策略。奖励自己一些不含糖的甜的东西可能会减少卡路里。还没有确切的研究证明这种非自然的物质对人类无害，那么食用这些非自然的物质，无疑你就成为了"吞下它，看看会发生什么"实验的测试对象。人造甜味剂对我们的健康是有威胁的。

阿斯巴甜由天冬氨酸和苯丙氨酸（都是氨基酸）和甲醇（木醇）组成。天冬氨酸可以通过血-脑屏障，作为一种兴奋毒素，引起神经元的过度刺激和死亡。对于那些摄入过多苯丙氨酸或无法分解苯丙氨酸的人，可产生头痛、头晕、癫痫和脑损伤等副作用。阿斯巴甜一旦进入小肠，就会释放甲醇并吸收到体内。然后甲醇被分解成甲醛（防腐液，就是存放解剖青蛙的那种液体）和甲酸，甲酸就是红蚂蚁叮咬产生的毒素。甲醇中毒可导致头晕、视力障碍或失明、头痛、恶心和肠胃紊乱、虚弱、疲劳、记忆丧失和行为问题。

另一种受欢迎的人造甜味剂是三氯蔗糖，它是通过向蔗糖中添加氯原子而制成的一种化学物质。组成三氯蔗糖的氯碳化合物的结构与农药相似。三氯蔗糖安全吗？截至 2006 年，仅发表了 6 项关于三氯蔗糖的人体试验。对三氯蔗糖的研究大多是在动物身上进行的。尽管动物的健康问题很明显，但研究人员淡化了三氯蔗糖对动物健康的不良影响，使三氯蔗糖看起来很安全，而不是确保不会伤害到人。

环境中的毒素

有机污染物是一种化学物质，它持久存在于环境中，进入食物链，最终在人体脂肪组织中积累。这些有机污染物可加速疾病的发展，并影响从健康危机中恢复的能力。这些有机污染物包括：

➢ 双酚 A（BPA）：存在金属容器、罐子和塑料瓶中

➢ 多氯联苯（PCBs）：存在鱼类中，包括蓝鳍金枪鱼、岩鱼、比目鱼、虹鳟鱼、人工养殖的鲑鱼、白姑鱼和贝类。当吃鱼的时候，一定要切掉肥肉、去皮，因为多氯联苯储存在鱼的脂肪部分。乳制品中也含有多氯联苯。

➢ 邻苯二甲酸盐：存在塑料袋、家用油漆、指甲油和胶水等塑料中。

➢ 有机锡化合物：存在药品、除草剂、杀菌剂、杀虫剂、塑料和消毒剂中。

➢ 全氟化合物（PFCs）：存在微波炉爆米花袋、披萨盒、特氟龙炊具（Teflon cookware）、洗发水、假牙清洁剂、油漆、黏合剂和杀虫剂中。

➢ 聚氯乙烯（PVC）：存在乙烯基浴帘、药丸涂料和芳香剂中。

➢ 二氯二苯三氯乙烷（DDT）：存在鱼类和贝类、杀虫剂和气溶胶中。

众所周知，农药和除草剂喷洒在我们的农产品上。土壤和水源中含有多氯联苯，还有家用塑料产品中的二噁英、双酚 A 和邻苯二甲酸盐。有机污染物会破坏细胞 DNA，破坏免疫系统，促进肿瘤生长，使癌症更具侵袭性。这些化学物质通常也被称为内分泌干扰物，它们干扰激素系统，从而对生殖、发育、神经和代谢产生不利影响。

《环境与健康展望》上发表越来越多的证据表明，2 型糖尿病与二氯二苯三氯乙烷和多氯联苯有关。研究人员发现，这些有机污染物破坏了葡萄糖代谢和胰岛素敏感性，增加了腹型肥胖，导致高血糖和患 2 型糖尿病的高风险。这些毒素也是已知的致癌物。发表在《美国流行病学杂志》和《乳腺癌研究进展》上的研究发现，这些化学物质作为弱雌激素，会导致恶性乳腺癌和恶性前列腺癌发生。

毒素致癌的另一个重要途径是化学物质附着在细胞的 DNA 上，这叫做 DNA 加合物（adducts）。DNA 加合物可以引起突变，干扰 DNA 修复，并破坏负责调节细胞生长和增殖的基因——这些都是导致癌症发展的必要因素。发表在《致癌》杂志上的研究表明，杀虫剂、除草剂、重金属、香烟烟雾中的化学物质以及加工食品中的化学物质都影响 DNA。化疗药物，环磷酰胺和顺铂也是已知的 DNA 加合物，已被证明会导致继发性癌症。香烟烟雾中发现的有毒化合物会破坏 DNA 修复基因 *p53*，*p53* 除了修复遗传损伤外，还会在遗传损伤过大时，激活细胞的自毁机制（凋亡）。

现在肥胖是一个全球性的问题，不仅仅对个人而言，而且也对医疗保健系统和经济都是一个问题。高热量、缺乏营养的食物、加上缺乏体育活动，是引起肥胖大流行的主要原因。然而，最近发表在《内分泌学与环境健康展望》杂志上的研究发现，肥胖问题背后还有第三个罪魁祸首。报告中说，内分泌干扰物如二氯二苯三氯乙烷、双酚 A、多氯联苯和有机锡（含铅、锡和汞的金属化合物）可以增加脂肪细胞的数量、改变脂肪细胞的大小，改变与食欲、饱腹感和食物偏好有关的激素。加工食品类，缺乏体育运动，以及这些致肥物质（制造更多脂肪的化学物质）是现在肥胖形成的主要因素。

毒素还与不孕、神经障碍、注意力缺陷障碍和其他学习障碍有关。

解毒

毒性和人体对毒素的反应，取决于肝脏内的解毒系统。有效的解毒依赖于一系列将毒素结合到特定分子上的反应，这些反应将毒素送出肝脏，进入肠道进行清除。肝脏的解毒系统依赖于特定的氨基酸和营养物质，如从食物中提取的半胱氨酸、硒和锌等。

如果体内环境因为多年食用加工食品、过量的酒精和过量的处方药而已经受到伤害，那么肝脏的解毒系统就不能有效地清除有害物质。如果接触毒素并且无法迅速解毒和排毒，就没有办法保护自己并快速有效地进行健康重建。肝脏负担过重、缺乏营养（食用缺乏营养的食物），还有食物、空气和水中不断有新的有毒化学物质，这些都会导致严重的疾病。

谷胱甘肽是人体最重要的抗氧化剂之一，是包括重金属在内的毒素解毒所必需的。谷胱甘肽存在身体的每个细胞中，通过循环利用其他抗氧化剂（维生素 C 和维生素 E）来保护细胞免受自由基损伤。谷胱甘肽是由半胱氨酸和谷氨酸形成的，是肝脏需要分解的主要成分，并是消除食物和环境中毒素的主要成分。谷胱甘肽的作用主要来自于半胱氨酸。半胱氨酸富含硫，硫在鸡蛋、大蒜和洋葱中含量丰富。这些食物和十字花科蔬菜（西蓝花、菜花、小圆白菜和卷心菜）都有助于补充谷胱甘肽水平。

谷胱甘肽不是药，主要由不同食物来源中的营养物质提供。这也是我们需要吃各种天然食物的另一个原因，这些食物提供了解毒、排除体内毒素功能的基本成分。包括 N- 乙酰半胱氨酸、烟酸、硫辛酸和辅酶 Q_{10} 在内的营养品也可以帮助补充谷胱甘肽，从而改善人体的解毒作用，这样人体就可以从健康危机中恢复，并防止疾病复发。

小结

为了从疾病中康复并防止复发，必须剔除含有添加剂和防腐剂的精制谷物、奶制品和糖等加工食品，减少日常用品中有机污染物的接触，包括塑料瓶、金属食品易拉罐、洗涤剂、阻燃剂、食品、玩具、化妆品和杀虫剂等。

为了减少摄入毒素，也为了减少毒素潜在的健康风险，那么，就要成为一个现代的"狩猎者"和"采集者"，寻找不含高水平汞的天然食物、草饲肉类和鱼类。考虑购买有机农产品。同样，用蔬果清洗剂清洗农产品。也可以寻找不含双酚A、邻苯二甲酸盐和二噁英的家用产品。这些化学物质不仅对细菌有害，而且对我们也构成真正的威胁。

第8章 检测疾病的状态

为了自己健康重建并防止另一场健康灾难，需要了解自己身体内部哪些因素可能导致疾病或慢性健康问题。在本章中，我列出了一些生物标志物和医学检查方法，它们可以提示引起健康状况不佳的原因。

什么是生物标志物？生物标志物是可以通过血液、唾液或尿液检测来提示健康或者疾病的生物学线索，用于评估正常的生理功能、病理性（疾病）过程、以及对药物或补充疗法的反应。生物标志物可以提示潜在的发生疾病的可能性，以及疾病的当前状态和严重程度，也有助于预测疾病的发生和复发的可能性。对某些生物标志物的检测，可以为采取适当的健康重建措施提供信息。这些检测除了能提供有关健康状况不佳的线索，还能提供有关活动性疾病（如目前的状况）的信息。识别这里列出的具体线索，使你能够判别存在的的生理功能障碍，然后制定最佳的行动计划来解决这些问题，从而重建健康。

大多数慢性病都有共同的诱发因素。例如，炎症是人体的核心反应，是慢性疾病发生和发展的主要因素。血糖水平异常（血糖代谢障碍）和高胰岛素（高胰岛素血症）是另一种与癌症、心脏病、痴呆、阿尔茨海默病和其他慢性疾病有关的标志，也是这些重要疾病进展过程的标志。高血糖和高胰岛素水平也会导致内分泌（激素）紊乱，包括多囊卵巢综合征（polycystic ovarian syndrome，PCOS）。如果你有冠状动脉疾病或癌症，而且正在康复中，或者如果你担心未来会患上阿尔茨海默病，那么也应该阅读糖尿病部分。如果想了解那些提出的主要的慢性疾病，一定要阅读关于肥胖和代谢综合征的章节。生物标志物中的特定线索会使你了解自己的生理功能障碍，从而制定最佳的行动计划来重建健康。

亚历克斯的故事

　　亚历克斯是一名大学生，她和父母一起来到我这里，主要想寻找体重增加、闭经（没有月经）、体毛增多和痤疮的原因。她还得应对焦虑和强迫症等神经精神方面的问题。另一位医生告诉亚历克斯，她的问题是由多种蜱虫感染引起的，包括莱姆病和巴贝虫病（babesiosis）。她服用了4个月的四种不同药物来抗感染。我问，那位医生告诉你们什么指标可以提示亚历克斯正在好转。她的父母回答说："当巴贝虫病患者皮肤变白的时候。"巴贝虫病好转的标记是皮肤变白？我不是传染病专家，但这听起来很奇怪。我看了她的皮肤状况，但看到的是妊娠纹样表现，让我震惊。那位医生让亚历克斯和她的父母相信，她腰围上的妊娠纹样改变是由蜱虫感染引起的，而她的妊娠纹样改变变浅（通常是粉红色到淡红色）是对药物的反应。当我在谷歌上搜索的无数图片上向他们展示类似的妊娠纹时，他们感到惊讶和愤怒。亚历克斯立即停止了所有治疗莱姆病和巴贝虫病的药物。

　　我认为快速增重、闭经和更多的体毛听起来都像是多囊卵巢综合征（PCOS）引起的。通过唾液和血液测试评估激素，发现亚历克斯的黄体酮和雌激素水平很低，而她的睾丸激素水平略有升高。除了激素检测，一般的血液检查也显示血糖升高。这种情况经常出现在患有多囊卵巢综合征的年轻女性身上。为了调节她的血糖，我和她一起从她的饮食中去除所有的面包、奶制品和加工糖，同时提供替代品，包括健康的植物性碳水化合物和奶制品的替代品。还给她补充营养，帮助她克服激素缺乏。三个月后，她的体重（身体脂肪）下降了，月经周期也规律了。

当你需要重建自己的健康时，你和你的健康专家可以使用这些测试来评估目前的健康状况，以及健康状况是如何随着时间的推移而改善的。在个人健康重建的开始和过程中，依据存在的健康问题测试相应的生物标志物。其中一些生物标志物也许很熟悉，但许多可能并不熟悉。不用担心，和医生谈谈，或者找一位功能医学专家，他会帮你做这些测试，并帮你解释结果。

心血管疾病

如果你正在从心脏病中康复，或者想要预防下一次发病，检测心血管情况和潜在发生冠状动脉疾病的可能性，必须包括炎症、心肌损伤和动脉粥样硬化潜在因素的生物标志物等。

一、动脉炎症标志物

这组生物标志物提供了动脉炎症的信息。由于动脉粥样硬化是动脉管壁的炎症状态，而不是胆固醇的积累，这些生物标志物可以提供关于斑块破裂和即将发生的心脏病或中风的潜在信息。测试动脉炎症必须包括：

- 氧化低密度脂蛋白
- 髓过氧化物酶（MPO）
- 超敏 C 反应蛋白
- LP- 磷脂酶 A2
- F2-isoprostanes
- 微量白蛋白 / 肌酐比值

注：多囊卵巢综合征（PCOS）是育龄妇女常见的一种激素紊乱，其特征是慢性排卵不足（无排卵）和雄激素睾酮升高。因为慢性升高的血糖和胰岛素水平，卵巢发生小囊肿。高胰岛素血症（胰岛素升高）可以维持升高的雄激素（男性激素），包括睾酮，会导致体毛增加和痤疮，以及月经不调。改善或解决多囊卵巢综合征的关键是控制血糖和胰岛素。

- 非对称二甲基精氨酸（ADMA）
- 高敏感心肌肌钙蛋白 T（hs-cTnT）

这些测试应该是第一选择。毕竟，对许多人来说，冠状动脉疾病的首发征象是猝死。

二、心肌损伤标志物

这组生物标志物可以评价心脏病发作后心肌是否受损：

- 肌钙蛋白
- 肌酸激酶（CK）
- 肌酸激酶 MB 同工酶（CK-MB）
- B 型钠尿肽（BNP）
- 高敏感心肌肌钙蛋白 T（hs-cTnT）

三、心血管病标志物

动脉内皮细胞损伤是心脏病发生的第一步。以下的生物标志物为我们提供了一些线索，包括内皮细胞如何受损，动脉粥样硬化的病因，以及预防疾病复发或判断疾病好转需要进行检测的生物标志物：

- 空腹血糖和糖化血红蛋白
- 维生素 D（25- 羟维生素 D）
- 甲状腺激素（游离 T_3 和游离 T_4）
- 超敏 C 反应蛋白
- 血脂测试（胆固醇、低密度脂蛋白、高密度脂蛋白、甘油三酯）
- 全血细胞计数及分类细胞计数
- 高级脂质检测（载脂蛋白 A1 抗体，载脂蛋白 B，载脂蛋白 B/ 载脂蛋白 A 的比值，脂蛋白 a）
- 尿酸
- 同型半胱氨酸

🔊 临床提示：

　　高同型半胱氨酸可氧化低密度脂蛋白，提示有动脉粥样硬化和冠状动脉疾病的风险。缺乏维生素 B_{12} 或叶酸会导致同型半胱氨酸升高。为了确定是否缺乏 B_{12} 或叶酸，要检查红细胞的健康状况。真正缺乏 B_{12} 或叶酸会导致平均红细胞体积（MCV）和平均红细胞血红蛋白（MCH）升高。平均红细胞体积（MCV）是对红细胞平均大小的测量，MCH 是对红细胞内平均血红蛋白量的计算。大多数的血液检查会检测这些水平。同型半胱氨酸水平升高也见于一种常见的基因变异，即亚甲基四氢叶酸还原酶（MTHFR）。这种有缺陷的基因会导致一些从父母双方遗传到 MTHFR 变异的人，体内同型半胱氨酸水平升高。血液检测可以确定是否有 MTHFR 基因突变。

注： 发表在《循环》杂志上的研究发现，甲状腺激素对心脏和血管也有深远的影响。甲状腺功能过弱或过强会引起心脏收缩力和输出量、血压和内皮功能的变化。如果你正在从心脏疾病中康复，并正在重建自己的健康以防止动脉粥样硬化的进展，请评估自己的甲状腺激素（T_3 和 T_4）水平。

癌症

　　从最初的基因功能障碍和不受控制的细胞生长到血管生成（血管生长）和转移（癌症从原发部位扩散），癌症发展的所有阶段都是由于自身生理、人体内部情况的一些干扰而发生的。血液中的生物标志物可以提示患上癌症的遗传风险、患上癌症的原因、预后，以及治疗效果。

一、致癌风险标志物

患上癌症的可能性被称为致癌风险。如果你正处在癌症治疗后的恢复期，一定期望能防止复发，那么必须评估持续致癌风险力。以下的生物标志物指标提供了关于体内情况和被破坏的生理结构的有价值的信息，这些生理结构增加了致癌风险，为癌症发展打下了基础。致癌风险测试包括：

- 空腹血糖和胰岛素，胰岛素样生长因子 1（IGF1），糖化血红蛋白
- 乳果糖／甘露醇（检测肠道通透性障碍或肠道渗漏的尿检）
- 粪便乳铁蛋白（用于检测肠道炎症的粪便测试）
- 自由基损伤和氧化应激的检测，包括：
  ◎ 脂质过氧化物
  ◎ 8-氢氧根-脱氧鸟苷（8-OHdG）
  ◎ 异前列素
- 甾体激素分析及激素代谢物：雌二醇、孕酮、睾酮、2-羟乙酮、4-羟乙酮、16-羟乙酮
- 自身免疫功能障碍的自身抗体检测：甲状腺过氧化物酶（TPO），抗核抗体（ANA），抗麦醇溶蛋白抗体（用于检测可能的乳糜泻病和麸质不耐受）
- 25-羟维生素 D 和 1，25-二羟维生素 D
- 评估炎症的超敏 C 反应蛋白，肿瘤坏死因子，Lp-磷脂酶 A2，半乳糖凝集素 -3，尿酸等。
- 幽门螺杆菌抗体，乙型肝炎、丙型肝炎和 EB 病毒检测
- 与免疫抑制相关的皮质醇检测（通过唾液检测，一天测试四次）

二、癌症预后和治疗效果的生物标志物

与癌症相关的生物标志物通常用于监测疾病的严重程度，确定预后（可能的结果），并评估治疗的效果。如果你正在积极地接受癌症治疗，癌症治疗团队应该进行这些生物标志物的测试，监测病情进展情况，以确定治疗效果如何。以下生物标志物与不同类型的癌症有关：

- CA125：卵巢癌、肺癌和乳腺癌
- CA15-3：乳腺癌、胰腺癌、卵巢癌、肺癌和结肠癌
- CA19-9：胰腺癌和胆道癌
- CA27.29：乳腺癌

- CEA：结肠直肠癌、乳腺癌、胰腺癌、肝癌和胃癌
- CYFRA21-1：肺癌
- Cyclin E：胃癌、结肠直肠癌、血癌、肺癌、皮肤癌和泌尿生殖系统癌
- MCM 和 p16：膀胱癌
- 骨桥蛋白：黑色素瘤、乳腺癌、肺癌、结直肠癌、胃癌、卵巢癌和甲状腺癌
- BCL-2：卵巢癌
- VEGF：血管内皮生长因子，是一种促进肿瘤新生血管生长的蛋白
- 甲胎蛋白：肝癌和睾丸癌
- 前列腺特异性抗原（PSA）：前列腺癌
- β2 微球蛋白：多发性骨髓瘤

如果每年或每两年进行一次癌症筛检，请考虑：

- 检测子宫颈癌的巴氏试验（子宫颈涂片检查）
- 结肠镜检查大肠息肉和结肠直肠癌
- 皮肤科（皮肤）筛查皮肤癌
- 早期口腔癌的口腔筛查
- 超声波和乳房 X 线摄影检查乳腺癌

🎓 Z博士提示：

　　自 20 世纪 60 年代末以来，乳腺钼靶照相检查一直是检测乳腺癌的标准成像方法。从那以后，技术发生了变化，有了更先进的机器和更少的 X 射线暴露。然而，目前的研究正在重新确定检测乳腺组织的最佳的成像方法，最具竞争力的是乳腺钼靶、超声和 MRI。研究人员发现，超声对致密乳腺组织更准确，而乳房钼靶更适合于肥胖乳腺组织。发表在《美国外科杂志》和《马来西亚医学杂志》上的数据显示，在检测乳腺致密组织中的乳腺癌时，超声是一种比乳腺钼靶更准确的诊断方法。超声诊断在预测化疗后残余肿瘤大小方面也比乳腺钼靶更准确。发表在《美国 X 射线学杂志》上的一项研究发现，在检测 45 岁及以下女性的乳腺癌时，超声比乳腺钼靶更准确。超声可检测出 84.9% 的癌症，而乳腺钼靶检测出 71.7%。然而，乳腺钼靶检查在检测肥胖乳

房和 50 岁以上妇女的乳腺癌应该是一种更好的工具。如果超声和乳腺钼靶检测后，还存在疑问，建议使用 MRI 来评估病灶。与医生讨论这些检测，以确定哪种筛查方法更合适。

🔊 **临床提示：**

对许多人来说，化疗的毒副作用在癌症治疗期间和在治疗后很长时间内都是毁灭性的。化疗可能会引起慢性贫血，包括低红细胞、血红蛋白和红细胞压积。可能还会感到疲劳，精神不振，大脑一片混乱。如果是这样的话，那就去检查一下甲状腺。甲状腺素 T_3 影响身体的所有系统，也影响肾脏产生的一种称为促红细胞生成素（EPO），EPO 可以使骨髓产生更多的红细胞。通过增加红细胞数量，可以从化疗引起的贫血中迅速恢复，所以确保甲状腺功能处于最佳状态是至关重要的。

三、遗传危险性的生物标志物

如果你有癌症家族史或者正处于癌症治疗的痛苦中，就找医生谈谈，看看应该做哪些基因测试（如果有的话）。记住，基因不能决定是否会患上某种疾病，但可以提示可能有患上这种疾病的风险。以下是一些可以用来检测某些癌症风险的基因标志物：

- *KRAS* 和 *APC* 基因：与转移性结直肠癌相关
- *HER2*：乳腺癌细胞中发现的一种控制癌细胞生长和扩散的蛋白质
- *BRCA1* 和 *BRCA2*：众所周知的与乳腺癌相关的抑癌基因
- *Tp53*：一种抑癌基因，它能产生肿瘤蛋白 p53，从而阻止细胞失控生长，并在细胞 DNA 受损时引起细胞自杀（凋亡）
- *BAT26* 基因突变：与胃癌、结直肠癌相关

可能不需要做所有的这些基因测试。和医生讨论一下，哪一种测试合适。

糖尿病和阿尔茨海默病

糖尿病是由于胰岛素分泌不足（1型糖尿病）或细胞对胰岛素反应降低（2型糖尿病）而导致的高血糖状态。阿尔茨海默病还与血糖异常、胰岛素抵抗和炎症有关。

糖尿病和阿尔茨海默病的风险标志物

如果你正在从糖尿病中康复，或者想了解患阿尔茨海默病的风险，一定要检测这些生物标志物：

- 空腹血糖
- 空腹胰岛素
- 糖化血红蛋白
- 生化全套检测，包括尿素氮/肌酐比率
- 尿酸
- C肽蛋白
- 肿瘤坏死因子-α
- 超敏C反应蛋白
- 胰岛素样生长因子1（IGF1）

临床提示：

空腹血糖水平必须在至少8小时没有进食时检测。如果在检测前8小时没有禁食，那么测试结果是不准确的。

自身免疫性疾病

自身免疫性疾病是一种复杂的免疫系统功能失调，包括 Th1 和 Th2 免疫反应失衡。如果患有自身免疫性疾病，或者正在接受其他积极的治疗，请咨询医生，测试 Th1 和 Th2 细胞因子以及 CD4 和 CD8T 淋巴细胞之间的平衡。还必须考虑检查是否有肠漏。即使在食用麸质后没有明显的症状，也要从饮食中去除任何含有麸质的食物，这是至关重要的。

一、免疫应答检测

这些生物标志物检测会更深入地了解异常的免疫反应：

- Th1 细胞因子（白介素 -2，白介素 -6，γ- 干扰素，肿瘤坏死因子 -α）
- Th2 细胞因子（白介素 -4，白介素 -6，白介素 -10，白介素 -13）
- Th17 细胞因子（白介素 -17）
- 腹腔状况，包括抗麦醇溶蛋白抗体 IgA 和转谷氨酰胺酶
- 通过粪便检测幽门螺杆菌

二、乳糜泻病检测

- 组织转谷氨酰胺酶抗体（tTG-IgA）
- IgA 肌内膜抗体（EMA）
- 人类白细胞抗原 DQ2 和 DQ8 基因

三、肠漏检测

- 乳果糖和甘露醇测试（Genova 诊断法，www.gdx.net）
- 肠道抗原通透性筛查（Cyrex 实验室，www.cyrexlabs.com）
- 使用连蛋白对粪便进行 GI 效应综合分析（Genova 诊断法，www.gdx.net）

🔊 临床提示：

　　检测乳糜泻或其他与麸质和连蛋白有关的疾病时，不要限制食用含有麸质的食物。组织转谷氨酰胺酶抗体测试是一种敏感测试，但只有在食用含麸质食物时检测才有意义。如果这个测试和其他测试结果呈阳性，那么必须放弃吃任何含麸质食物。请注意，并非所有对麸质过敏的人都患有乳糜泻病。如果吃了含麸质的食物后出现了任何症状，但检测结果呈阴性，也必须避免食用含麸质的食物。

四、原发性胆汁性肝硬化检测

- 谷丙转氨酶（ALT）
- 碱性磷酸酶（ALP）
- 抗线粒体抗体
- 谷草转氨酶（AST）
- γ - 谷氨酰转肽酶（GGT）
- 免疫球蛋白 M（IgM）
- 肝活检

五、多发性硬化检测

- 脑干和听觉诱发电位检测
- 磁共振成像（检查神经系统病变）
- 腰椎穿刺（检查脑脊液的侵入性操作）

六、类风湿关节炎检测

- 14-3-3eta 蛋白
- 抗瓜氨酸蛋白抗体（ACPA）
- 瓜氨酸蛋白
- C 反应蛋白
- 类风湿因子

七、桥本甲状腺炎检测

- 抗核抗体（ANA）
- 抗甲状腺球蛋白抗体（TgAb）
- 抗甲状腺过氧化物酶抗体
- 双链 DNA（dsDNA）
- 对于 Grave's 病或甲状腺功能亢进：
  - 促甲状腺免疫球蛋白（TSI）
  - 促甲状腺激素受体抗体（TRAb）
- 游离 T_3（游离三碘甲腺原氨酸）
- 游离 T_4（游离四碘甲腺原氨酸）
- 促甲状腺激素

肥胖

过多的身体脂肪和内脏脂肪（器官周围的脂肪）可以释放激素、增加食欲、增加炎症、增加患癌症、心脏病和糖尿病的风险。代谢综合征可以表现为躯干肥胖、高血压、高血脂（甘油三酯）和高血糖的状态。当从肥胖和 / 或代谢综合征中健康重建时，考虑进行以下检测：

- 脂连蛋白
- 谷丙转氨酶
- 谷草转氨酶
- 血压（双臂测量）。为什么？因为双臂都有动脉血压。左右两边血压常常是不同的。
- 体重指数（BMI，请参阅第二部分第 4 章"身体构成成分"）
- 空腹血糖

- 空腹胰岛素

- 糖化血红蛋白

- 超敏 C 反应蛋白

- 血脂测试包括胆固醇、低密度脂蛋白、高密度脂蛋白、甘油三酯、载脂蛋白 B 和载脂蛋白 A

- 尿酸

- 维生素 D，25- 羟维生素 D

- 腰臀围比（请参阅第二部分第 4 章 "身体类型" 部分）

一般健康状况

如果因为不健康的生活方式而想要恢复身体健康，或者想要尽快摆脱疾病，这里有一个很好的全面的生物标志物来评估身体状况。如果有任何标志物超出范围，将需要进一步调查。

- 全血细胞计数与白细胞分类计数
- 综合代谢检测
- 血脂检测包括胆固醇、低密度脂蛋白、高密度脂蛋白、甘油三酯、载脂蛋白 B 和载脂蛋白 A
- 空腹血糖
- 糖化血红蛋白
- 尿酸
  - 游离 T_3（游离三碘甲腺原氨酸）
  - 游离 T_4（游离四碘甲腺原氨酸）
  - 维生素 D，25- 羟维生素 D

注：检查贫血时，应包括：

- 叶酸
- 维生素 B_{12}
- 血清铁和铁结合力
- 铁蛋白

- 乳糜泻检测，包括组织转谷氨酰胺酶抗体（tTG-IgA）和 IgA 肌内膜抗体（EMA）
- 考虑检查是否有肠漏（请参阅本章"糖尿病和阿尔茨海默病"部分）

记录健康重建状况

当使用这本书中提供的数据列表时，记录下最初的体检结果和个人健康重建的过程。输入体检报告中的检查名称和结果，以便跟踪进程。在健康重建时，请对比过去检测的结果来核查当前的身体状况水平，并记录所有改变。如果血糖有问题，应该检查一下糖化血红蛋白和空腹血糖。如果有心血管疾病，应该检查血脂和炎症生化指标。检查的频率取决于病情的严重程度。询问医生是否应该每 12 或 24 周复查一次。

当正在进行健康重建时，请考虑记录身体构成成分的变化。我们已经介绍了计算体重指数、总代谢率、身体脂肪百分比的方法，以及如何进行身体测量。计算完成后，在 12 周进度报告中输入初始值。每隔 4 周，重新测量体重，重新计算 BMI 和其他数值，并将它们输入相应的栏中。这些数据会提供健康重建进度的信息。

以下是体检报告样例：

体检报告			
检查名称	开始	12 周	24 周
糖化血红蛋白	6.8%	5.3%	5.1%
葡萄糖	6.7mmol/L	5.4mmol/L	4.8mmol/L

这是供你使用的空白工作表：

体检报告			
检查名称	开始	12 周	24 周

12 周进度报告				
检查名称	开始	4 周	8 周	12 周
体重指数（BMI）				
总代谢率（TMR）				
基础代谢（BMR）				
体脂百分比				
身体测量				
胸围				
腰围				
臀围				
体重				

还注意到了什么变化？精力充沛吗？睡得好点了吗？消化系统改善了吗？记录下可能有过的任何症状的变化。

4 周：

8 周：

12 周：

　　无论你是正在从疾病中康复，还是想要防止疾病的复发，期望改善身体构成成分，还是仅仅只是想要知道自己的健康状态信息，生物标志物检测都可以提供关于体内状况的信息，并且可以展示通过个人重建来改善的健康状况的进展。

　　这是胜利的展示。

第三部分

食谱

恭喜！你已经到达重建的最终目的地。 在开始品尝美味食物之前，先看看下面灵活多样的图表。有些食谱在一天的早些时候很适用，而有些则较适合午餐或晚餐。也可以混合搭配，创造多样化。这样，不管一天中什么时候，都知道吃什么是对的！

	早餐	午餐	晚餐	零食
水果沙拉	√			√
红卷心菜沙拉	√	√	√	√
牛肉／羊腿		√	√	
蓝莓冰沙	√			√
西蓝花卷心菜意大利面		√	√	
西蓝花		√	√	
卷心菜胡萝卜汤		√	√	√
菜花韭菜馅饼	√	√		√
炸鸡／虾仁		√	√	
红薯鸡肉香肠		√	√	
中式鸡肉		√		
浓醇蔬菜汤		√	√	
清姜白菜汤		√	√	√
鳕鱼		√	√	
煸炒虾仁		√	√	
咖喱鸡肉沙拉	√	√	√	
咖喱鸡蛋	√			√
Dr.Z 零食				√
简易肉饼		√	√	
鸡蛋橄榄沙拉	√	√		√
茄子橄榄酱				√
新鲜水果薄荷沙拉	√	√		√

	早餐	午餐	晚餐	零食
蒜泥菠菜				
烤鸡肉、牛肉或羊肉		√	√	
牛油果酱	√	√	√	√
即兴沙拉		√	√	
经典醋汁				
"石头"沙拉				
地中海沙拉				
脆白菜沙拉				
健心沙拉				
储存沙拉				
卷心菜沙拉				
自制运动饮料				√
鹰嘴豆泥				√
卷心菜白豆汤		√	√	√
香草柠檬鲜藜麦	√	√	√	√
芒果黑豆莎莎酱	√	√	√	√
蛤蜊杂烩		√	√	
腌鸡排		√	√	
中东汉堡		√	√	
蘑菇西蓝花意式烘蛋	√	√	√	
杏米酸橙虾		√	√	
水煮鱼泡		√	√	
燕麦粉	√			
柠檬鸡		√	√	
藜麦西芹叶沙拉	√	√	√	√
红卷心菜、洋葱和橘子		√	√	
烤小圆白菜		√	√	√

	早餐	午餐	晚餐	零食
三文鱼沙拉	✓	✓		✓
炒三文鱼和青豆		✓	✓	
红薯炒鸡蛋	✓	✓		
海鲜生菜玉米卷		✓	✓	
芝麻菜花		✓	✓	
泡椒		✓	✓	
香番薯块	✓	✓	✓	
香辣蒜泥				✓
四季豆和西红柿		✓	✓	
夏日水果沙拉	✓	✓		✓
夏季水煮三文鱼		✓	✓	
多汁鸡肉丸		✓	✓	✓
香菇沙拉		✓	✓	✓
玉米卷沙拉		✓	✓	
咖喱鳕鱼或鸡肉		✓	✓	
番茄酱				✓
番茄汤		✓	✓	✓
金枪鱼沙拉		✓	✓	✓
蔬菜炖鸡肉		✓	✓	
鸡肉酱		✓		
五彩鸡肉或牛肉		✓	✓	
蔬菜炒菜		✓	✓	
华尔道夫沙拉	✓	✓		
西葫芦煎饼	✓	✓		
无面粉杏仁黄油曲奇				✓
无谷香蕉松饼				✓

咖喱蛋

咖喱粉，带一点甜，这种超级食物是早餐或开胃菜健康蛋白质的来源。鸡蛋也是一种极好的蛋白质来源，含有所需九种必需氨基酸，并富含其他对健康重要的营养素。

早餐 6 份（每份 267 卡，约 1 117.6 焦耳），小吃 12 份（每份 133 卡，约为 556.7 焦耳）

【备菜】

（早餐 2 个鸡蛋，各分两半；零食 1 个鸡蛋，分两半）：● 12 个鸡蛋（最好是散养鸡蛋），煮熟 ● 3 杯蛋黄酱或蔬菜酱，如果需要，还可以添加更多 ● 1 汤匙芥末（光滑，无颗粒）● 2 茶匙热咖喱粉 ● 1/2 茶匙洋葱粉 ● 1/2 茶匙海盐（可用，也可以不用）● 6~8 个西班牙橄榄，去核切片

【做法】

把煮熟的鸡蛋纵向切成两半，去掉蛋黄，把蛋白放在一边。用手或在食品加工机中，将蛋黄打碎，调匀使其具有良好的稠度。加入蛋黄酱、芥末、咖喱粉和洋葱粉，充分搅拌至光滑。如有必要，再加一点蛋黄酱，调至合适的稠度。

尝尝是否需要加盐。通常不需要盐，但那要看芥末了。用勺子把混合物舀进糕点制作袋，把馅料挤进蛋白里（或者，用勺子将混合物舀到可重新密封的塑料袋中，然后排出塑料袋空气。把袋子的一个小角剪下来，从这个角把馅料挤进蛋白里）。用橄榄片装饰每个鸡蛋。

【其他类似备选】

熏鲑鱼蛋：省去芥末、咖喱粉、盐和橄榄。在捣碎的蛋黄中加入 1/4 杯烟熏三文鱼末和 1/2 柠檬的皮和果汁。

茴香蛋：省去芥末、咖喱粉和橄榄。在捣碎的蛋黄中加入 1 汤匙切碎的鲜茴香，并用鲜茴香装饰。

熏肉蛋：省去芥末、咖喱粉、盐和橄榄。煮两片自然腌制的鸡肉培根，冷却后切碎。在捣碎的蛋黄中加入腌肉末和 1/4 茶匙辣椒（可选）。

蘑菇西蓝花煎蛋饼

毫无疑问，盛有西蓝花和蘑菇的意大利煎饼是一种完美的食物。在这个菜中，鸡蛋提供足够的蛋白质，蘑菇增强您的免疫系统，菜花帮助身体排毒。调味品、蔬菜和鸡蛋的组合味道很好，而且这道菜的价格也不贵。

> 4~6份（4份时每份210卡；6份时每份141卡，分别约为879焦耳和590焦耳）

【备菜】

● 1½ 杯切碎的西蓝花 ● 1 汤匙加 1 茶匙牛油果油 ● 1 束葱，切片 ● 1 包（约 227 克）蘑菇，切片 ● 1/4 红椒，切碎 ● 海盐和现磨的黑胡椒粉 ● 1 茶匙干薄荷 ● 7 个大鸡蛋（最好是有机鸡蛋或散养鸡蛋）● 1 茶匙洋葱粉

【做法】

把切碎的西蓝花蒸至变软，备用。

在 25 厘米大小的平底锅中，放入 1 汤匙油用中火加热。加入葱、蘑菇、胡椒粉、少许盐和黑胡椒粉。烹调搅拌几分钟以减少水分。加入蒸软的西蓝花和薄荷，再加点盐和黑胡椒。煮几分钟，使味道充分混合起来；尝一尝看看咸淡是否合适。把蔬菜混合物从锅里盛出来放在一边。

把鸡蛋、洋葱粉、盐和胡椒粉混合调味，放入一个中等大小的碗里，用叉子把蛋黄搅碎。

在同一个平底锅刷上剩余的 1 茶匙油，然后开小火。将一小部分鸡蛋混合物倒入平底锅中，将蔬菜混合物均匀地加入平底锅中。把剩下的鸡蛋混合物再撒在上面。用叉子轻轻地把蔬菜推到鸡蛋里搅拌。盖上锅盖，煎煮约 15 分钟，直到顶部凝固；然后在锅面上放一个大盘子，将锅盖和盘子放在一起，小心地将煎饼翻到盘子上。将煎蛋饼滑回平底锅，不盖锅盖烹调反面 5 分钟，以消除多余水分。

能量燕麦

为什么是能量燕麦？我们还能怎么形容一份丰盛的燕麦？燕麦片不含麸质，是一种很好的运动前膳食，可以协助您完成训练课程。刀切燕麦即未经碾磨的燕麦富含可溶性和不溶性纤维、维生素和矿物质。新鲜水果的加入增加了营养价值，也可以试着加入核桃以获得更全面的膳食营养。一定要购买经认证为"无麸质"的燕麦，因为有些燕麦与含麸质谷物在同一设施加工，这可能会导致交互沾染。

1份（每份400卡，约为1674.3焦耳）

【备菜】

● ¾ 杯刀切燕麦 ● 半勺蛋白粉（乳清、蛋清或大米蛋白）● 1/4 杯新鲜草莓切片 ● 1/4 杯新鲜蓝莓 ● 肉桂粉（可选）

【做法】

按照包装上的指示煮燕麦。将蛋白粉加入煮熟的燕麦中，充分混合。上面加浆果和少许肉桂。

【备选】

香蕉燕麦片：燕麦片煮熟时，加入半杯香蕉泥。在食用前加入 6 个切碎的核桃，1/4 茶匙海盐，1/2 茶匙香草精和 1 茶匙芝麻籽（每份 389 卡，约为 1 628.3 焦耳）。

南瓜燕麦片：燕麦片煮熟时，加入 1/4 杯罐装纯南瓜泥。食用前加入 1 茶匙南瓜派香料（或肉桂粉）、1/4 茶匙海盐、1 茶匙芝麻籽和 1 汤匙龙舌兰糖浆（每份 509 卡，约为 2 131 焦耳）。

红薯炒鸡蛋

这道简单而有营养的菜对我来说是一道好菜，因为当时我正在接受癌症治疗，并已经开始进行健康重建。鸡蛋、红薯、蘑菇、西红柿和蔬菜的味道组合实在是太好了。

2份（每份217卡，约为908.3焦耳）

【备菜】

● 1~2 茶匙牛油果油 ● 1 个鸡蛋（最好是有机蛋）● 3 个鸡蛋白 ● 1/4 杯红薯丁 ● 1/4 杯切碎的黄色或白色洋葱 ● 1/2 杯切碎的绿叶菜（新鲜或冷冻菠菜或绿叶菜，如芥菜或卷心菜）● 1/4 杯切碎的白蘑菇 ● 1/4 杯切碎的葡萄西红柿 ● 海盐和现磨的黑胡椒粉 ● 红辣椒片（可选）

【做法】

在中锅中，用中火加热油。把 1 个鸡蛋和 3 个蛋白放在一个小碗里搅拌均匀。当油热时，加入鸡蛋混合物。当混合物开始凝固时，加入红薯、洋葱、青菜、蘑菇和西红柿并充分搅拌，煮透。用盐、黑胡椒粉和红胡椒片调味。分两个盘子趁热吃。

【备选】

用半杯煮熟的糙米代替红薯。加入蔬菜时，把米饭拌入鸡蛋中，或者把鸡蛋混合物放在米饭上。

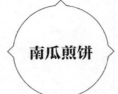

南瓜煎饼

这可不是那种传统的让你吃了一小块之后就会睡着的在佛蒙特州的枫糖浆中涂满奶油的薄煎饼。葡萄干和椰子的甜味，再加上南瓜和糙米的自然芬芳，会让你吃个不停。这种南瓜能提供抗氧化剂、电解质、ω-3 脂肪酸、锌和烟酸，是健康所需 B 族维生素的良好来源。

5~6 份（制作 30~36 个煎饼）
（6 个煎饼 174 卡，约为 728.3 焦耳）

【备菜】

● 3 杯碎南瓜 ● 海盐 ● 1 杯熟糙米 ● 1/4 杯未加糖椰丝 ● 半束葱，仅白色和浅绿色部分，切片 ● 1/3 杯葡萄干 ● 1 茶匙磨碎的生姜 ● 1 汤匙咖喱粉 ● 2 个鸡蛋（最好是有机鸡蛋或散养鸡蛋），轻轻打碎 ● 3 汤匙糙米粉，如果需要的话可以多加点 ● 1 罐（约 227 克）水栗子，沥干，切碎 ● 1 汤匙牛油果油

【做法】

把切碎的南瓜放在漏勺里，撒上盐。尽可能多的挤出水分，然后将南瓜转移到食品加工机。

加入糙米、椰子、葱、葡萄干、姜、咖喱粉和 2 茶匙盐，打成颗粒状。

把糙米粉和鸡蛋放在一个大碗里，打匀。加入南瓜和水栗子，拌匀。此混合物可以在密封的容器中冷藏几天，然后再烹调。也可以冷冻保鲜。

在不粘锅中，用中火加热油。用南瓜的混合物做成一个 5 厘米大小的薄煎饼；如果不成形，可再在面糊中加入一茶匙糙米粉。尝一口煎饼的咸淡，看是否需要再加盐，然后将剩余的煎饼分批烹调（烹调到略微变黄）。最后大概可以做 30~36 个（5 厘米左右）的煎饼。

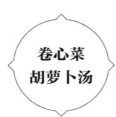

卷心菜胡萝卜汤

这是一碗能让人身心愉悦的热汤。卷心菜的温和蔬菜味，胡萝卜的甜味，还有姜的味道都会让您回味无穷。卷心菜是十字花科蔬菜，它是植物化学物质的动力，包括吲哚-3-甲醇（I3C），它有助于减轻药物和其他可摄入的毒素的毒性，同时保护心脏和帮助预防乳腺癌、结肠癌和前列腺癌。

6份（每份90卡，约为376.7焦耳）

【备菜】

● 1 汤匙芝麻油 ● 1 束葱，切片 ● 半个卷心菜，切成 1.3 厘米宽的条状 ● 2 杯半新鲜青豆 ● 3 个大胡萝卜，切片 ● 1 个青椒 ● 10 个蘑菇，切成薄片 ● 海盐和现磨的黑胡椒粉 ● 2~3 份有机低钠鸡汤 ● 1/4 杯椰子氨基酸（类似酱油，比酱油健康）液体，或根据需要添加 ● 半束新鲜香菜，切碎 ● 新鲜生姜片（可以切的厚一些，使片够大，易于取出）

【做法】

把芝麻油和大葱放入一个大汤锅里，中低火炒 1 分钟，使大葱变软。加入卷心菜、青豆、胡萝卜、青椒和蘑菇，搅拌均匀，用盐和黑胡椒调味。煮几分钟使蔬菜变软，然后加入汤，把火调到中高。待混合物沸腾，降低温度以保持文火。加入椰子氨基酸水、香菜、生姜，煮 1 小时。品尝，根据个人口味再加盐、黑胡椒或椰子氨基酸水等。

上菜前，把姜片取出扔掉。

醇厚蔬菜汤

这汤有你能想象到的所有味道，从甜的和香的到温和的，咸的和辣的，所有大自然的蔬菜的浓郁的味道都有。这是一种营养浓汤，提供了丰富的抗氧化剂、植物化学物质、维生素、矿物质和电解质，可以帮助从任何慢性疾病中重建和恢复健康。这是一个非常全能的食谱。可以使用推荐的原料或你家里有的任何东西。也可以用冷冻蔬菜。

4~6 份（4 份时每份 182 卡，6 份时每份 121 卡，分别约为 761.8 焦耳和 506.5 焦耳）

【备菜】

● 2~3 汤匙牛油果油 ● 1 个洋葱，切块 ● 2 根胡萝卜，切片 ● 2 根芹菜茎，切片 ● 4 杯有机低钠蔬菜汤 ● 1 罐含有果汁的西红柿丁（约 444 毫升）● 2 个蒜瓣，切碎，或 1 汤匙罐装蒜末 ● 1 杯切成小块的四季豆 ● 1 个小红薯，切块 ● 1/2 杯新鲜或冷冻豌豆 ● 1 杯切碎的卷心菜 ● 1 汤匙干香草（如百里香、迷迭香、龙蒿）● 1/2 杯切碎的新鲜香芹 ● 海盐和现磨的黑胡椒粉

【做法】

在一个大汤锅里，将油用中火加热。加入洋葱、胡萝卜和芹菜，炒到蔬菜变软。加入 4 杯水、肉汤、西红柿、大蒜、青豆、红薯、豌豆、卷心菜、干香草和香芹。用文火煮到所有蔬菜都变软，大约 30~45 分钟。用盐和胡椒调味。

咖喱鸡肉沙拉

如果你喜欢咖喱的味道，就会喜欢这个高蛋白沙拉的。咖喱粉富含姜黄，其中含有很多复合姜黄素。研究表明，这种姜黄素是一种强大的抗氧化剂、抗炎和抗癌剂，有助于对抗很多疾病。

6~8 份（6 份时热量是 367 卡，8 份时热量是 275 卡，分别约为 1 536.2 焦耳和 1 151.1 焦耳）

【备菜】

● 4 个无骨去皮的鸡胸 ● 1/2~3/4 杯蛋黄酱或蔬菜酱 ● 2 茶匙脱水洋葱或半个小红洋葱，切碎 ● 2 汤匙咖喱粉 ● 4 根芹菜茎，纵向切成约 0.6 厘米长 ● 1/2~3/4 杯葡萄干或蔓越莓干 ● 海盐和现磨的黑胡椒粉 ● 莴苣或菊苣，去掉叶子，供食用

【做法】

把鸡肉洗净，放在装有蒸笼的锅里。把水烧开，用蒸汽蒸鸡肉，大约 30 分钟，直到汁变清。从锅里取出冷却，然后切成小块，放在一个大碗里。

将半杯蛋黄酱、洋葱和咖喱粉放入一个小碗，搅拌混匀。将蛋黄酱混合物加入鸡肉中，搅拌均匀。如果需要，加入剩下的 1/4 杯蛋黄酱，搅拌至均匀。加入芹菜和葡萄干，再加盐和胡椒调味，拌匀。倒在菊苣上食用。

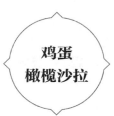

鸡蛋橄榄沙拉

橄榄清淡的味道使这个沙拉成为真正的美味。鸡蛋除了是蛋白质的优良来源外，还含有半胱氨酸，这是一种解毒有害化学物质和药物所需的重要氨基酸。

1份（每份279卡，约为1167.9焦耳）

【备菜】
● 2个鸡蛋（最好是有机鸡蛋），煮熟 ● 2汤匙蛋黄酱或蔬菜酱 ● 1/4茶匙芥末 ● 4~6个青橄榄配辣椒，切片 ● 新磨黑胡椒粉

【做法】
在鸡蛋切片机中切鸡蛋，或者先纵向切，然后横向切成小块。把鸡蛋放到一个小碗里，加入剩下的配料，搅拌均匀。品尝并调整调味料（因为有橄榄，也许不需要加盐）。

即兴沙拉

你有没有想过有人可以用一些食物和香料制作令人垂涎欲滴的午餐，而不用遵循食谱中食物和香料的量？嗯，你绝对也可以。这个沙拉食谱就是让你发挥随便创意做出的沙拉。如果想要吃更多的生菜，那就去做吧。如果想要更多的红卷心菜而不是绿色卷心菜，就按照自己想要的方式做吧。看看冰箱里有什么，就使用自己现有的任何蔬菜。混合不同种类的蔬菜也可以很好吃，且不会浪费。

自己做沙拉，不会搞砸的。只用你想要的蔬菜就行。制作任何这些沙拉时，冰箱要有足够的蔬菜。在添加辅料之前，先把马上准备吃的分出来，剩下的盖好，放在冰箱里，可以下一顿饭吃（在整个沙拉上浇上调味料会使剩菜不容易保存）。

随后的经典香醋配方非常适合所有沙拉。可以多做一点经典香醋为以后做沙拉节省时间。

注意： 食谱需要豆类、脂肪、谷物或蛋白质时，要注意食用量。例如，如果在沙拉中加入黄油豆，不要添加整罐，除非需要做很多沙拉，否则，不能在一顿饭中用掉整罐豆。

经典香醋

制作 1/4~1/3 杯配料，2 份量（每份 120 卡，约为 502.3 焦耳）

【备菜】
● 2 汤匙特级初榨橄榄油● 1~2 汤匙苹果醋
● 1 汤匙香醋● ⅛茶匙海盐● ⅛茶匙现磨黑
胡椒

【做法】
将橄榄油和两种醋混合在一个罐子或调味瓶中，盖好并摇匀，用盐和胡椒调味。

注意：沙拉的调料多少以把沙拉的叶子都拌到为主，沙拉看起来有光泽，但不要夹起沙拉时有液体滴下来，尤其有油的时候。这样可以防止在一顿饭中摄取太多的油。

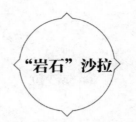

"岩石"沙拉

这种沙拉真的很美味，不仅能提供不同口味的丰盛口感，而且对健康有很多好处。它富含蛋白质、必需脂肪酸、维生素、矿物质和植物化学物质，可以快速地调节身体，从而获得最佳健康状态。

1 份（每份热量 73 卡，约为 305.6 焦耳）（不含调味品）

【备菜】
●混合蔬菜●生菜丝●西红柿●黄瓜，切片或切碎●胡萝卜，切片或切碎●黄油豆●黑橄榄●鲜青豆●切碎的白洋葱●红椒，切碎●煮熟的鸡蛋（如果想补充蛋白质）

脆白菜沙拉

如果喜欢卷心菜的松脆和豌豆的甜味，你会喜欢这个健康的沙拉。红色和绿色卷心菜可以提供植物化学物质，具有独特的解毒能力，防止有毒化合物附着到DNA，预防癌症。卷心菜和其他十字花科蔬菜证明有助于促进效力较低的雌激素产生。高雌激素与乳腺癌、子宫内膜癌、子宫癌和前列腺癌的发生有关。

> 1份（每份131卡，不加调料，约为548.3焦耳）

【备菜】

●红绿卷心菜，切丝●胡萝卜、切片或切碎●豌豆●红椒片●黄瓜，切片●西红柿●红洋葱，切碎

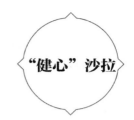

"健心"沙拉

有一点甜味和酸味的小红莓会刺激你的味觉，而西蓝花、菜花和红薯则会让你咀嚼的感觉很好。不仅是感觉好，这种沙拉还富含抗氧化剂和植物化学物质，能对抗自由基损伤和消除炎症，在预防心脏疾病、癌症和其他慢性疾病的发生和发展中都有作用。

> 1份（每份348卡，不加调味品，约为1 456.7焦耳）

【备菜】

●菜花，粗切碎●西蓝花，切碎●胡萝卜，切片或切碎●红洋葱，切碎●红薯，切碎（可选）●小红莓干（加果汁甜，不加糖）●葵花籽

储存沙拉

这个取决于我们的心情和我们的冰箱里有什么，但我会给你一个食谱作为起点，跟着自己的味蕾开始做有创意的沙拉吧！

把生菜和菠菜放在一起，也要用一个中到大的胡萝卜。如果不喜欢浓烈的洋葱味，就用一个小洋葱。利用自己冰箱里现有的蔬菜，做有创造力的沙拉。这个沙拉的好处是可以创造出自己的口味和样式。任何彩虹色的蔬菜组合都会提供所需要的营养，使你从长期的健康问题中恢复过来。

> 1 份（每份 110 卡，不含调味品，约为 460.4 焦耳）

【备菜】

●生菜●菠菜●蘑菇，切片●芦笋，切片●青豆，切片●胡萝卜，切碎●芹菜，切碎●西红柿，切碎●西蓝花，切碎●红椒或黄椒，切片●红洋葱或白洋葱，切片●红卷心菜丝

卷心菜沙拉

这个沙拉是我常吃的食物之一，其中最重要的原因就是做起来省时间，只需要几分钟。特色是所有的口味都很好，从略带苦涩和刺鼻的卷心菜味到令人满意的酸果和苹果的甜味。胡桃仁可以使这种沙拉成为真正的美味。卷心菜是一种深受人们喜爱的十字花科蔬菜，是现存的最富营养的食物之一，可以提供大量的 β- 胡萝卜素、维生素 C 和 K，以及植物化学物质吲哚 -3- 甲醇和萝卜硫素，对慢性病的康复是非常重要的。

> 1 份（每份 331 卡，不加调味品，约为 1 385.5 焦耳）

【备菜】

●卷心菜，切碎●菠菜●苹果，去核切碎●核桃●胡萝卜，切片或切碎●小红莓干（加果汁，不加糖）

卷心菜白豆汤

一点油、一点大蒜和洋葱就可以改变卷心菜的味道。除了西红柿和胡萝卜，意大利白豆的坚果味和奶油的味道也让这道汤更加丰满。羽衣卷心菜是一种富含抗病化合物的超级食物，意大利豆类是叶酸和硫胺素（维生素 B_1）的良好来源，两者都需要将碳水化合物转化为能量。这汤也是帮助你战胜疾病的必需品。

8 份（每份 105 卡，约为 439.5 焦耳）

【备菜】

● 1 杯切好的胡萝卜片（2 个中或大的）
● 2 汤匙牛油果油 ● 1 杯洋葱丁 ● 4 个大蒜瓣，切碎，或同等的罐装切碎大蒜 ● 1 罐（约946 毫升）有机低钠蔬菜肉汤 ● 1 罐（约428 毫升）含西红柿块的果汁 ● 1 罐（约237 毫升）番茄酱 ● 6~8 杯切碎的卷心菜 ● 1 罐（约414 毫升）意大利白豆，沥干并冲洗

【做法】

将一小锅水烧开，加入胡萝卜煮至软身，沥干备用。

用一个大汤锅，中火加热油，放入洋葱，炒 3~4 分钟。再加入大蒜，再炒 2~3 分钟。加肉汤、番茄丁和果汁、番茄酱、羽衣卷心菜和煮熟的胡萝卜，煮至羽衣卷心菜变软，然后放入豆子。关火，等 2~3 分钟，即可享用。

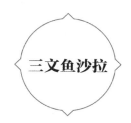

三文鱼沙拉

我真的很喜欢吃三文鱼，肉质柔软、味道温和，是因为鱼肉中含有脂肪的缘故。干茴香与这种肉质相得益彰，使三文鱼沙拉成为午餐或晚餐的绝佳选择。三文鱼是另一种提供优质蛋白质、抗炎 ω-3必需脂肪酸、硒、维生素 B_{12} 和维生素 D的食物。

2 份（每份 186 卡，约为 778.6 焦耳）

【备菜】

● 1 罐（约 170 克）野生三文鱼，或 170 克冷水煮或烤鲜三文鱼 ● 1/4 杯芹菜丁 ● 2 汤匙蛋黄酱或蔬菜酱（见参考资料）● 1/4 茶匙剁碎的干茴香 ● 海盐和现磨的黑胡椒粉 ● 1 茶匙辣根（可选）● 黄瓜，切片 ● 新鲜西红柿，切片

【做法】

把前六种原料放在一个中等大小的碗里混匀，与黄瓜片和西红柿一起冷藏。

清姜白菜汤

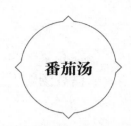

番茄汤

生姜中主要的生物活性成分是姜辣素，有辛辣味特性的许多食物都含有姜辣素。这种植物营养素也具有很强的抗炎作用，是一种强大的抗氧化剂。对胃部的一些状况也有舒缓作用。卷心菜是一种营养丰富的蔬菜，同时，也为这道汤增添了令人满意的甜味。

许多品种的西红柿对健康都有好处。深红色显示含有番茄红素，这是一种强有力的抗氧化剂，已经证明能改善骨骼健康、降低低密度脂蛋白（LDL）、防止血小板聚集（凝块）并防止 LDL 的氧化（冠状动脉疾病形成的关键因素）。这汤又甜又香，且富含植物营养素，是慢性疾病患者的最好选择之一。

6~8 份（每份 110 卡，约为 460.4 焦耳）

8~10 份（8 份时每份 90 卡；10 份时每份 70 卡，分别约为 367.7 焦耳和 293 焦耳）

【备菜】

● 4 根芹菜茎，切碎 ● 4 根胡萝卜，切碎 ● 1 个中等大小的红洋葱，切块 ● 半头卷心菜，切成薄片 ● 半个黄椒，切丁 ● 2 罐（约 828 毫升）有机番茄丁加果汁 ● 1 汤匙现磨的生姜 ● 半茶匙磨碎香料 ● 半茶匙丁香粉 ● 1 茶匙碎香菜 ● 1 茶匙肉桂粉 ● 1 茶匙孜然粉 ● 1 茶匙姜黄粉 ● 1 茶匙海盐 ● 1 茶匙黑胡椒 ● 1 个大红薯，粗粗地切碎

【备菜】

● 1 根可以做汤的牛骨 ● 2 罐（约 473 毫升）有机番茄酱 ● 1 罐（约 355 毫升）番茄酱 ● 2 茶匙海盐或粉色喜马拉雅盐 ● 半茶匙现磨黑胡椒粉 ● 2 个有机牛肉肉汤块或同等肉汤粉（我推荐 Edward & Sons，不含味精和麸质）● 4 根胡萝卜，切碎 ● 4 根芹菜茎，切碎

【做法】

选择平底锅，中火加热，将芹菜、胡萝卜和洋葱一起，再加少许盐，浸泡 3 分钟。然后放入卷心菜、甜椒、西红柿和胡椒粉。除了红薯外，其余的原料都可以放进去。炖 30 分钟，再加入红薯，煮 10 分钟。如果个人需要，也可以加盐。

【做法】

将牛骨、番茄酱和 3 升水放入一个大汤锅里，烧开，然后降低温度以保持文火。如果想要浓汤，一点点加入番茄酱，直到达到想要的稠度即可（不能用一个罐头）。然后放入盐、胡椒和肉汤或粉末。炖一小时。再加入胡萝卜和芹菜。再炖一个小时，或者看到胡萝卜和芹菜变软，即可食用。

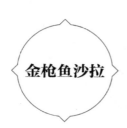

金枪鱼沙拉

在我的成长过程中，学校的午餐总是一个惊喜；我从不知道我会从午餐袋里拿出什么。不过，我真的很期待解开金枪鱼三明治周围金属箔的时刻。金枪鱼的甜味和温和的味道因其来源而异。罐头里的金枪鱼和烧焦的金枪鱼略有不同。因此，试着用不同来源的金枪鱼来增加品味。这种鱼富含 ω-3 脂肪酸和矿物质硒。硒对健康的免疫系统、男女生育能力和认知功能都很重要。

2 份（每份 232 卡，约为 971.1 焦耳）

【备菜】

● 1 罐（约 142 克）白色金枪鱼，装在水里● 1 个富士苹果，去核切碎● 1/4 杯蔓越莓干（加果汁甜，不加糖）● 2 汤匙蛋黄酱或蔬菜酱●半茶匙芥末，或现磨黑胡椒粉

【做法】

把金枪鱼、苹果和蔓越莓干放在一个中等大小的碗里，混和均匀。在一个小碗里，把蛋黄酱和芥末搅拌在一起，把混合物加入沙拉中，搅拌均匀。用胡椒调味。

爆炒蔬菜

如果你想要色香味俱全的一餐，那么蔬菜是最好的选择。液态氨基酸化合物能让这道菜肴更具有风味。炒蔬菜是如此的受人喜爱，是因为自己可以使用任何喜欢的蔬菜，不受限制。只需自己添加一下彩色蔬菜的组合，还可以保证得到身体需要的各种维生素、矿物质、纤维、植物化学物质。

2 或 3 份（2 份时每份 167 卡；3 份时每份111 卡，分别约为 699 焦耳和 464.6 焦耳）

【备菜】

● 1 汤匙牛油果油● 1 个大洋葱，切块● 3个蒜瓣，切碎● 1 茶匙切碎的生姜● 1 根胡萝卜，切片● 2 根芹菜茎，切成约 1.3 厘米厚● 1 个大头西蓝花，切成小块● 1 罐（约227 克）水栗子切片，沥干● 1 杯豌豆（整粒或切片）● 海盐和现磨的黑胡椒粉● 1 汤匙酱油● 1 茶匙芝麻油

【做法】

在大锅里，用中火加热牛油果油。加入洋葱、大蒜和姜，煎 1 分钟，持续搅拌以避免烧糊。加入所有的蔬菜和盐、胡椒粉，炒 2 分钟。再加入玉米卷，再炒 2 分钟。放芝麻油、盐、胡椒调味，搅拌均匀，放入盘中。

牛肉或羊腿

用大蒜、盐、胡椒和西红柿组成的腌料腌制的美味的牛肉或羊腿可以称作是"舒适的食物"，色香味俱全。如果喜欢草喂养和自由放养的牛肉或羊肉，你的味觉和食欲当然会对这道晚餐非常满意。这两种肉类都富含必需脂肪酸和蛋白质，是维生素 B_{12} 的极好来源，对重建血细胞和神经功能很重要。牛肉和羊肉中的锌是正常生殖和免疫功能以及调节 DNA 合成和细胞代谢所必需的。

> 4 份（每份 325 卡，约为 1 360.4 焦耳）（如果和糙米一起食用就是 380 卡，约为 1 590.6 焦耳；如果和藜麦一起食用是 381 卡，约为 1 594.8 焦耳）

【备菜】
● 3 杯新鲜橙汁（3 或 4 个橙子）● 1 汤匙大蒜粉 ● 1 汤匙洋葱粉 ● 1 茶匙粉色喜马拉雅盐，根据需要可以再加 ● 1 茶匙现磨的黑胡椒粉，根据需要可以再加 ● 2~4 大块牛肉或羊腿 ● 1 罐（约 425克）有机的西红柿，切片，保留果汁 ● 半杯红酒 ● 1 茶匙百里香干 ● 2 片月桂叶 ● 1 个黄洋葱，切片 ● 4 根芹菜茎，切片 ● 3 根胡萝卜，切片 ● 10 个蘑菇，切片 ● 2 杯熟糙米或藜麦（可选）

【做法】
把橙汁、大蒜粉、洋葱粉、盐和胡椒粉放在一个大碗里，混合。加入肉，搅拌以确保所有的肉都被腌料浸润。盖上碗，在室温下浸泡几个小时。

烤箱预热至 180℃。

把羊腿放在烤箱里。加入腌料、番茄汁、葡萄酒、百里香和月桂叶。盖上盖子烤 1 个半小时。从烤箱中取出；加入洋葱、芹菜、胡萝卜和蘑菇。用盐和胡椒调味；再放回烤箱，烤 1 个半小时。

主食可以配半杯以上的糙米或藜麦，这就是一顿丰盛的晚餐。

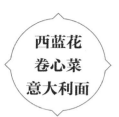

西蓝花卷心菜意大利面

两种营养最丰富的食物合在一起。西蓝花和卷心菜都属于植物种类卷心菜。这些十字花科蔬菜，以其抵抗疾病的作用而闻名，如果你正在从任何疾病或慢性健康问题中重建健康，它们应该是食品清单的第一位。食用这些蔬菜还可以降低患心脏病、癌症、糖尿病和肥胖的风险。

4~6 份（4 份时每份 514 卡；6 份时每份 343 卡，分别约为 2 151.5 焦耳和 1 435.7 焦耳）

【备菜】

● 1 汤匙海盐，根据需要可以再加 ● 1 个西蓝花，切成小块 ● 1 汤匙牛油果油 ● 6~8 瓣蒜瓣，切碎 ● 1 束葱，切片 ● 半个卷心菜，切片 ● 1 个中等大小西葫芦，切碎 ● 2 茶匙干罗勒 ● 1 茶匙干薄荷 ● 约 227 克蘑菇，切片 ● 现磨黑胡椒粉 ● 1 汤匙特级初榨橄榄油 ● 约 0.45 千克糙米意大利面（我喜欢三色的意大利面）

【做法】

在一个大锅里，把 5.7 升的水烧开，加盐，准备煮意大利面。

再用一个单独的大平底锅，里面放一个蒸笼，然后再加水。把水烧开，把西蓝花放到蒸笼里，蒸煮大约 10~15 分钟，直到变软。从锅里拿出来放在一边。

然后，在这个大平底锅中，用中火加热牛油果油，放入大蒜和大葱，炒 1~2 分钟。加入卷心菜，加盐调味，撒上一两茶匙水，炒至卷心菜变软。加入西葫芦、罗勒和薄荷，炒 2 分钟。加入蘑菇，用盐和胡椒调味，搅拌 1 分钟，然后再炒 1 分钟。加入西蓝花和橄榄油，降低温度，煮至味道渗入。

把意大利面放进那锅开水里。按照包装说明煮至在咀嚼面条时还有坚硬感，不要煮过头。用夹子把意大利面从沸水中捞起，放入莎莎酱中；可以混入一些煮意大利面的水（这样会使莎莎酱变稠，使其更滑）。再炒一分钟后就可以食用了。

辣椒煲

我父亲一向以厨艺闻名。看着他在自己烹饪空间里创造的成绩，常常想知道他是如何将口感和口味同时融合到一顿难忘的大餐中的，尤其是他做的辛辣多肉的辣椒。配方中使用的辣椒以辣闻名，但辣椒中的辣椒素是治疗关节炎和肌肉疼痛的有效药物。辣椒素还可以帮助调节血糖、减少炎症，也有一种天然的抑制淤血的作用。这道菜在凉爽的秋夜还起到了暖身的作用，堪称完美。若要改变口味，也可以用绞碎的野牛肉或鸡肉。

6 份（每份 216 卡，约为 904.1 焦耳）

【备菜】

● 1 汤匙牛油果油 ● 2 个中等大小的洋葱，切碎 ● 1 杯切碎的青椒 ● 约 0.45 千克绞碎的牛肉 ● 1 罐（约 828 毫升）西红柿丁和汁 ● 1 罐（约 237 毫升）番茄酱 ● 2 茶匙辣椒粉 ● 1 茶匙海盐 ● 半茶匙辣椒粉 ● ⅛ 茶匙辣椒 ● 1 罐（约 425克）红芸豆，沥干并洗净

【做法】

在汤锅里，用中火把油加热。加入洋葱炒软。加入胡椒粉，再炒几分钟。加入绞碎的牛肉，炒到肉熟透。

加入除芸豆外的所有其他配料，搅拌。调至中火，慢煮 1 小时，偶尔搅拌一下。将锅稍微倾斜，以确定水和汁的量，然后用汤勺撇去多余的液体。

关火，加入芸豆。充分混合后食用。

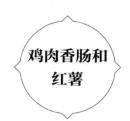

鸡肉香肠和红薯

新鲜的、甜的、淡味的茴香与这道菜中的红薯和鸡肉的味道相得益彰。红薯价格便宜，容易买到，营养丰富。它们富含纤维、维生素 B_6、维生素 C、铁和镁。镁对肌肉、动脉、血液、骨骼和神经功能的健康至关重要。茴香中的胆碱是一种多用途的营养素，可以改善记忆、睡眠和肌肉功能。如果喜欢甘草的味道，就切一个茴香茎来满足。

> 6 份（每份 374 卡，约为 1 565.5 焦耳）

【备菜】

● 3 个大红薯 ● 海盐和现磨的黑胡椒粉 ● 1 个茴香球，切片（可选）● 3 汤匙牛油果油 ● 1 个洋葱，切下 1/4 并切成约 0.6 厘米厚 ● 2 茶匙茴香粉（如果愿意，可以用干薄荷代替）● 1~1.5 杯冻青豆，解冻 ● 6 根鸡肉香肠，切成 0.6 厘米厚的圆形

【做法】

将红薯放入微波炉中 8~15 分钟，直到变软。把它们纵向切成两半，然后放在一边，冷却到可以处理为止。把它们切成 1.3 厘米厚的薄片，保持外皮完整。用盐和胡椒调味后放在一边完全冷却。

在一个单独的大平底锅里放一个蒸笼，加水。把水烧开，茴香放到蒸笼里，煮大约 10 分钟，煮到嫩嫩的但还是需要有点儿硬度的。把水沥干，切成小块（如果您不喜欢茴香的味道，可以不加）。

在一个平底锅里，用中火加热 1 汤匙油。加入洋葱，炒 3 分钟。用盐和胡椒调味。加入茴香粉和豌豆，再炒 5 分钟，直到豌豆和洋葱变成褐色。取出。

在同一个平底锅中，用中火加热剩余的 2 汤匙油。加入香肠，炒至棕色（这不会花很长时间，因为大多数鸡肉香肠都是预先煮好的）。把洋葱和豌豆放回锅里，加入蒸好的茴香和红薯片。轻轻搅拌 3~4 分钟，直到味道均匀浸入。

炸鸡和虾仁

这道炒菜是我的另一个最爱，因为我真的很喜欢鸡肉和虾，都是用液态氨基盐调味的。鸡肉和虾都是蛋白质的优质来源，营养丰富的蔬菜提供了大量的植物性化合物，可以帮助你从慢性健康问题中恢复。尽管芦笋让尿液的气味变得难闻，芦笋也应该是食物计划的一部分，因为它有解毒的功效。

6 份（不含大米每份 240 卡；含大米每份 349 卡，约为 1 004.6 焦耳和 1 460.9 焦耳）

【备菜】

● 2~3 汤匙牛油果油 ● 0.45 千克去骨去皮有机鸡肉，切成条状，或 0.45 千克去皮去壳虾 ● 有机酱油 ● 1 个中等大小白洋葱，切碎 ● 1.5 杯切碎的芦笋 ● 1.5 杯切碎的西蓝花 ● 1 杯胡萝卜丝 ● 1 杯切碎的西葫芦 ● 1 杯切碎的蘑菇（纽扣、麦片或香菇）● 3/4 杯切碎的雪豆 ● 1 罐水栗子，切碎 ● 半杯到 3/4 杯切碎的甜椒（任何颜色）● 1 汤匙鲜姜末 ● 1 汤匙蒜蓉 ● 1 茶匙芝麻油（可选）● 3 杯熟糙米（可选）

【做法】

在一个 33 厘米的不锈钢锅或平底锅中，用中到大火加热 1 汤匙牛油果油。当油热的时候，加入鸡肉和少量的酱油。炒熟，不断搅拌，直到鸡肉被涂上酱汁，但没有完全煮熟（鸡肉内部仍会有少许粉红色）。把鸡肉从锅里拿出来放在一边。

将剩下的 1~2 汤匙牛油果油和洋葱放入锅中，炒至洋葱变软。加入芦笋、西蓝花和胡萝卜，再加上一点酱油。蔬菜变软后，加入西葫芦、蘑菇、雪豆、水栗子和甜椒。边煮边搅拌，直到蔬菜达到想要的稠度。

加入生姜和大蒜，煮熟，搅拌均匀，再煮 1~2 分钟。如果想需要多点儿汤汁，可以再加点儿酱油。把鸡肉放回锅里煮一下。最后一分钟，加入芝麻油调味。

如果需要的话，可以搭配半杯以上的糙米做主食，更丰富。

中式鸡

姜葱酱加鸡肉是我周末不出家门时在厨房里消磨时间做的菜。生姜和大葱加上少许油可以使这道菜更有味道。生姜中含有一种叫姜辣素的化合物，它有很强的药用价值，是一种很强的抗炎和抗氧化剂，有助于消化、抑制恶心、提高免疫力，预防普通感冒和流感。

4 份（不含大米每份 390 卡；含大米每份 404 卡，分别约为 1632.5 焦耳和 1691.1 焦耳）

【备菜】

● 1 只整鸡（约 1.36~1.81 千克鸡肉）● 2 根胡萝卜● 1 个洋葱 ● 4 根芹菜茎● 海盐 ● 1.5 杯生糙米●生姜酱● 1/4 杯切碎的生姜 ● 1 束葱，仅要浅绿和深绿色部分，切碎●半杯牛油果油● 1/4 杯 蚝油（如果需要，可以用水稀释）

【做法】

鸡肉

将鸡、胡萝卜、洋葱和芹菜放在一个大锅里，加入足够的水使它们完全浸没，然后用盐调味。盖上锅盖，把水烧开。关掉火，盖上盖子静置 20 分钟。再重复此步骤两次。直到掰鸡腿时，很容易移动，且关节里的液体不流了，那么鸡就煮好了。把鸡取出，放凉。冷却到可以处理时，把它撕成小块。

同时，根据包装说明煮饭。

生姜酱

在食品加工机中，将生姜捣成细沙状。加入葱和油，加工混合均匀。加盐调味。上菜时，先在每个盘子里放上 3/4 杯米饭。少加点蚝油，请谨慎使用，因为它很浓。加 113 克左右鸡肉，再加少许姜汁。少用调味酱，因为它热量高。

注：烹制鸡肉的液体可以做卷心菜和胡萝卜汤，或在其他需要鸡汤的菜中使用。用汤里剩下的鸡肉可以做鸡肉沙拉。

鳕鱼

鳕鱼有温和的甜味和柔软的质地，令人垂涎欲滴。这种鱼富含蛋白质、磷、维生素 B_{12}、碘和硒等。对于任何需要从疾病或其他慢性健康问题中恢复的人来说，这顿饭都是必需的。

8份（每份 160 卡，约为 669.7 焦耳）

【备菜】

● 2 汤匙特级初榨橄榄油 ● 2 茶匙大蒜粉 ● 2 茶匙洋葱粉 ● 2 茶匙干薄荷 ● 1 茶匙海盐 ● 1 茶匙现磨的黑胡椒粉 ● 0.91 千克野生鳕鱼，切成块食用 ● 1/4 杯无麸质面包屑 ● 1 杯白葡萄酒

【做法】

烤箱预热至 180℃。

在耐热烤盘中，淋上 1 汤匙特级初榨橄榄油覆盖烤盘。撒上 1 茶匙大蒜粉、洋葱粉和薄荷，再加少许盐和胡椒粉。把新鲜的鱼放在调味料上，再加上剩下的调味料。撒上面包屑，在上面淋上剩余的橄榄油。尽量不让面包屑掉到盘子里，因为面包屑掉到盘子里会使酱汁变稠。小心地把酒倒在鱼的周围，不要倒在上面。如果需要，加入少量水。

烤 15 分钟，然后把温度调到最高。小心地看着鱼，如果它裂开了，那就是烤好的标志。一般大约 8 分钟就足够了。注意，由于烤箱不一样，时间也会有不同。

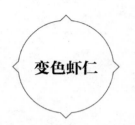

变色虾仁

除了姜、卷心菜和芝麻油的独特风味外，这道美味的菜肴没有什么神奇之处。虾的脂肪、卡路里和蛋白质含量都很低。虾虽小，却富含锌、碘等营养物质。碘对甲状腺功能正常很重要，锌对免疫功能正常很重要。为什么虾会变色呢？红卷心菜含有一种叫做花青素的红色色素。当烹调时，这种色素释放出来，被虾吸收，就变成了不同的颜色。

6份（每份 196 卡，约为 820.4 焦耳）

【备菜】

● 1 汤匙牛油果油 ● 4 个蒜瓣，切碎 ● 1 束葱，切片 ● 1 汤匙切碎或磨碎的新鲜生姜 ● 1/4 头红卷心菜，切碎 ● 3 根芹菜茎，切成薄片 ● 1 杯切好的小胡萝卜 ● 1 罐（约 227 毫升）水栗子，沥干并切片 ● 1~2 汤匙米醋 ● 1~2 汤匙有机酱油 ● 680 克小虾，去皮 ● 1 汤匙芝麻油 ● 海盐

【做法】

在大锅里，用中火加热牛油果油。加入蒜、葱、姜，炒 1 分钟。加入卷心菜、芹菜、胡萝卜、水栗子、醋和酱油，炒到蔬菜变软。

在单独的平底锅中，用麻油和少许盐将虾煮至刚变成粉红色，然后从平底锅中取出。

把虾加到蔬菜里。当混合物重新加热时搅拌，红卷心菜就会使虾变绿。

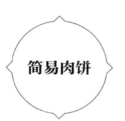

简易肉饼

如果你因为时间紧迫，且还喜欢味道丰富，这肉饼就是最好的选择。不同的肉有不同的风味和质地，所以要选择让味觉兴奋的肉类。莎莎酱香浓的味道真的让这顿饭令人满意。结合肉类中的蛋白质和莎莎酱中的蔬菜的植物营养素，这是一顿超级健康的大餐。

┌─────────────────────────────────┐
8 份（每份 288 卡，约为 1 205.5 焦耳）
└─────────────────────────────────┘

【备菜】

● 0.9 千克食草牛肉、鸡肉、野牛肉或鹿肉
● 1 瓶（约 473 毫升）莎莎酱 ● 1 茶匙盐

【做法】

烤箱预热至 180℃。

把肉和调味汁放入一个大碗，搅拌均匀。

把混合物放在一个 23 厘米×33 厘米的烤盘里，做成一个面包样子。

在预热的烤箱里烤约 40 分钟。小心不要烤过头，那样会使它变干。建议用专用的肉温度计来确定肉熟的程度。也可以用叉子看看是不是熟透了。把它从烤箱里拿出来后，撒上一点儿盐和胡椒粉作为额外的调味品。放凉 10 分钟，然后食用。

搭配红薯和一些蔬菜，如西蓝花、菜花或沙拉。剩下的可以留作午餐、晚餐或小吃。

烤鸡肉、牛肉或羊肉串

如果你和我一样喜欢烧烤，而且也喜欢这些多汁的烤肉串，那么可以用牛肉、鸡肉或羊肉，因为这些肉都富含蛋白质和丰富的营养。如果还没尝过烤羊肉串，建议你尝尝。羊肉是一种非常嫩而美味的肉，可融化在嘴里。在肉和蔬菜上涂些香浓的腌料，还可以使肉散发出迷人的香味。

┌─────────────────────────────────┐
2 份（每份 270 卡，约为 1 130.2 焦耳）
└─────────────────────────────────┘

【备菜】

● 腌料 ● 2 汤匙牛油果油 ● 1/4 杯白葡萄酒醋 ● 1 汤匙洋葱粉 ● 2 汤匙大蒜粉 ● 2 茶匙牛排调味料 ● 海盐和现磨的黑胡椒粉 ● 烤羊肉串 ● 约 227 克鸡肉、牛肉或羊肉 ● 1 个大红洋葱，切成块 ● 473 毫升樱桃番茄酱 ● 1个甜椒，切成块 ● 1 汤匙牛油果油，或者更多 ● 海盐和现磨的黑胡椒粉

【做法】

腌料

把所有腌料放在一个中等大小的碗里，充分混匀。

烤羊肉串

把肉切成均匀大小的方块。放在一个可重新密封的大袋子或平底容器中。加入腌料并充分搅拌，确保所有的肉都浸润其中，

密封袋子或盖上容器。在室温下浸泡 2~3 小时，或在冰箱中过夜。

把洋葱、西红柿、甜椒和油放在一个大碗里，搅拌均匀，用盐和黑胡椒调味。

把烤架用中火加热。

建议用长串来串烤肉（如果使用木串，事先在水中浸泡 30 分钟）。每串肉串 4 或 5 块肉，肉与三种蔬菜交替。

在格栅上轻涂一层油，以防粘上。每边烤 3~4 分钟。要经常翻转，以免烤过头。

腌鸡肉串

柠檬鸡

为什么提供两个烤肉串食谱？一方面，很容易准备，不浪费时间。另一方面，为什么不呢？如果你是一个四季烧烤大师，这是另一个食谱。清新的柑橘、大蒜和香草的香味令人垂涎欲滴，还含有蛋白质，与健康的沙拉或你最喜欢的蔬菜搭配使用，就是一顿美味大餐。

柠檬汁与黄洋葱的结合形成了一种清爽、香纯的味道。柠檬皮富含维生素 C、钙、β - 胡萝卜素、钾和镁。它还含有柠檬烯和丹参酮，两者都有助于预防细胞突变，从而降低患皮肤癌、结肠癌和乳腺癌的风险。建议使用无骨、去皮的鸡大腿，比其他部位的肉更嫩、更好吃。

4~6 份（4 份时每份 535 卡，6 份时每份 357 卡，分别约为 2 239.4 焦耳和 1 494.3 焦耳）

8 份（每份 180 卡，约为 753.5 焦耳）

【备菜】
● 1/4 杯牛油果油，或者更多 ● 半杯新鲜橙汁（2 或 3 个橙子）● 柠檬汁 ● 4 个蒜瓣，压碎 ● 2 大葱，切片 ● 1 茶匙干薄荷 ● 1 茶匙百里香干 ● 1 茶匙海盐 ● 鲜磨黑胡椒粉

【备菜】
● 海盐和现磨的黑胡椒粉 ● 0.91 千克去骨去皮鸡大腿 ● 1 汤匙牛油果油 ● 2 个大黄洋葱，先切成两半，再切成薄片 ● 1 瓣大蒜，切碎 ● 1 汤匙干迷迭香或鲜迷迭香 ● 2 茶匙龙舌兰糖浆（深色或浅色）● 一个大柠檬

【做法】
4~6 块去骨去皮鸡胸，切成均匀的方块

把除鸡肉以外的所有成分放在一个大的扁平容器或可重新密封的袋子里，混匀，制成腌料。加入鸡块，搅拌几次以确保所有的肉都浸润其中。盖上容器或密封袋子，在冰箱中腌制几个小时或通宵。

把烤架用小火或中火加热。

如果使用木串，在组装烤肉串之前，将它们浸泡在水中 30 分钟。把鸡丁串起来，在鸡丁之间留出一点空间，确保受热均匀。

在烤炉炉排上薄薄地涂上一层油。将肉串两边各烤几分钟，注意观察，它们熟得很快。

【做法】
烤箱预热至 180℃。

在鸡大腿两侧撒上盐和胡椒粉，平铺在一个大烤盘里。

再用中锅，中火加热油。加入洋葱和大蒜，炒几分钟。加入迷迭香、龙舌兰糖浆、盐、胡椒、柠檬汁调味。炒到蔬菜变软，然后倒在烤箱中的鸡肉上。

烤大约 40 分钟。在烤的过程中，在鸡肉上撒几次柠檬汁和锅里的汤汁。洋葱和大蒜会使鸡大腿吃起来有顺滑的感觉，柠檬的酸爽会使味道更加鲜美。

泡椒

这顿完美的营养平衡且令人满足的一餐都源于这个颜色精美的彩色甜椒。咸橄榄、甜西红柿和新鲜的香菜平衡了鸡肉和糙米的味道。红色、黄色、橙色和绿色的甜椒富含丰富的类胡萝卜素，是强大的抗氧化剂，可防止有害自由基侵袭细胞造成的损害。

6~8 份（6 份时每份 326 卡，8 份时每份 245 卡，分别约为 1 364.6 焦耳和 1 025.5 焦耳）

【备菜】

● 6~8 个大的甜椒（任何颜色）● 0.45 千克自由放养的鸡肉 ● 烟熏海盐 ● 现磨黑胡椒粉 ● 1 汤匙牛油果油 ● 1 个中等大小红洋葱，切块 ● 4 个蒜瓣，压碎 ● 10 个切碎的小蘑菇 ● 1 罐（约 411 克）有机番茄丁，不含果汁 ● 2 茶匙干薄荷 ● 2 汤匙切碎的新鲜香菜 ● 一撮藏红花（可选）● 半杯生茉莉糙米 ● 半杯野生米 ● 1 杯切成薄片的西班牙橄榄（可选）● 1 罐（约 237 毫升）有机番茄泥

【做法】

180℃ 预热烤箱。

把甜椒的顶部切掉，里面清理干净。把它们直立放在烤盘里。将 2 个甜椒切碎放入馅料。把切下的顶部放在甜椒周围，帮助它们在烤盘中保持直立。搁置。

在一个大而深的煎锅里，把鸡肉煎成褐色；用烟熏盐和黑胡椒调味。从锅中取出鸡肉，放在一边。

在同一锅中，用中火加热油。放入洋葱和大蒜，翻炒 2 分钟。注意避免大蒜变成褐色。放入剁碎的甜椒和蘑菇，用盐和黑胡椒调味，翻炒一下，放入西红柿丁、薄荷、香菜和藏红花（想用就用，不用也可以），翻炒后，加入鸡肉和两份米饭，翻炒一下，用文火炖一两分钟。加入橄榄（想用就用，不用也可以），搅拌均匀。

用上面做好的饭菜填满甜椒，并在每一个甜椒上放几勺番茄泥，增加水分。盖上铝箔纸，烤 40 分钟。揭开铝箔，再烤 30 分钟，或者看到甜椒变软为止。

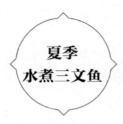

夏季
水煮三文鱼

尽管这道菜因为清淡而名字中有夏季，但可以全年享用。嫩三文鱼配以黄瓜、柠檬和茴香的清香，创造出最美的味道。将这道营养丰富的菜肴与野生米或者其他喜欢的配菜搭配，将为你的健康提供保障。

4份（每份359卡，约为1 502.7焦耳）

【备菜】

辅料
● 1个小黄瓜，去皮，切碎 ● 海盐和现磨的黑胡椒粉 ● 1汤匙切碎的鲜茴香 ● 半杯蛋黄酱或蔬菜酱（见参考资料）● 1/4 个柠檬

水煮三文鱼
● 3~5根芹菜茎 ● 1个野生三文鱼鱼片（约0.45千克）或4个野生三文鱼排（约0.45千克）● 1~2茶匙洋葱粉 ● 海盐 ● 柠檬胡椒粉或现磨的黑胡椒粉 ● 1个柠檬，切片 ● 1束新鲜茴香（保持完整以便于取出）

【做法】

辅料
先把辅料准备好，这样味道可以融合的更好。把切碎的黄瓜放在网滤器里，用盐稍微腌一下，然后把腌出的水滤出，大约30分钟，再用纸巾按压黄瓜除去剩余的水分。

把茴香、蛋黄酱、盐和胡椒粉放在一个中等大小的碗里，混合，再挤上柠檬汁。当碎黄瓜里的水排干后，把它搅拌进去。放在室温下备用。

水煮三文鱼
将芹菜茎放在带盖的大煎锅底部。将鱼放在芹菜上。再撒上洋葱粉、盐和胡椒调味，然后再放上柠檬片和整枝的茴香，加水至鱼的底部边缘，不要淹没鱼。中火煮沸，然后文火煮约15分钟。当鱼的最厚部分仍然有点暗时，关火，盖上盖子，再静置5分钟。

从锅中取出三文鱼，丢弃茴香枝，并在上面撒上调料。

多汁鸡肉丸

我仅仅可以给这些肉丸这样一个描述：看着流口水。米饭、西葫芦和鸡蛋的结合使这些肉丸超级滋润、营养丰富。如果给年幼或年老的挑食者做饭，在肉中加入西葫芦是一个很好的把蔬菜吃进去的方法。把这些肉丸子放进炖着的番茄酱锅里，可以让它们吸收更多的味道，是下一顿糙米意面的亮点。鸡肉富含色氨酸，色氨酸是一种产生血清素和褪黑素所必需的氨基酸，人体需要它来睡个好觉。

> 做 45 个肉丸，9 份（每份 5 个肉丸，280 卡，约为 1 172 焦耳）

【备菜】
● 1 杯切碎的西葫芦（约 1 个中等大小的西葫芦）● 1 茶匙海盐，可以根据需要再加●半杯熟糙米● 1/4 杯切碎的新鲜香芹● 1 汤匙磨碎或全茴香籽●半茶匙现磨的黑胡椒粉● 2 个大鸡蛋（最好是有机鸡蛋）● 1 汤匙洋葱干●约 0.91 千克自由放养的鸡肉●烤箱预热至 200℃。

【做法】
把切碎的西葫芦放在漏勺里，撒上盐。滤出水。大约 30 分钟后，挤压西葫芦以除去多余液体。

把西葫芦放到食物处理器中，加入米饭、香芹、茴香、盐和胡椒粉，搅碎。加入鸡蛋和洋葱干，搅拌均匀。加入碎鸡肉，搅拌均匀。

把混合物做成 2.5 厘米的小球，放在烤盘上，质地变软，有点糊状，因此不会保持很好的圆形，但味道很好。烤 20 分钟后把烤箱调到高火烤，直到肉丸变成棕色。

可以蘸番茄酱食用，或与红薯和蔬菜一起食用。这些肉丸也是很好的零食。可以在冰箱里保存，但一定要小心地用密封的冷冻袋包起来。如果要解冻的话，先将它们移到冰箱冷藏过夜，然后把它们放在一碗冷水里大约 30 分钟，或者使用微波炉中的解冻设置。解冻后，在烤箱或平底锅（可以加入番茄酱）中重新加热。

咖喱鳕鱼
或鸡肉

咖喱酱为这道菜增添了大量的辛辣味，而甜椰奶则使味道变得更加柔和。椰子营养丰富，富含B族维生素、维生素C、铁、钙、镁和磷。鳕鱼、椰奶和米饭的结合创造了一个平衡的膳食，提供适量的蛋白质、脂肪和碳水化合物，帮助你健康重建，也可防止疾病复发。

4份（如果是鱼每份188卡，如果用鸡肉每份230卡，分别约为786.9焦耳和962.7焦耳；如果与米饭一起食用可增加85卡，约为355.8焦耳）

【备菜】

● 2汤匙椰子油 ● 1汤匙磨碎的生姜 ● 2个蒜瓣，压碎 ● 半束葱，切成薄片 ● 1个中等大小红洋葱，先切成两半，再切成薄片 ● 1汤匙绿咖喱酱（或红色的，如果喜欢较温和的香料）● 1茶匙海盐 ● 半个青椒，切成薄片 ● 半个红灯笼椒，切成薄片 ● 2根胡萝卜，切成细条 ● 1罐（约227克）水栗子，沥干并切片 ● 1罐（约429毫升）淡椰奶 ● 4片鳕鱼（约113克），或4块无骨去皮鸡胸肉（约85克），切成条状 ● 2杯野生米饭（可选）● 1汤匙切碎的新鲜香菜（可选）

【做法】

在一个大的炒锅里，用中、低火加热1汤匙椰子油。加入姜、大蒜、葱和洋葱，翻炒2分钟，加入咖喱酱，再炒2分钟。如果用鸡肉，把它放进锅里翻炒3~4分钟或者直到它不再是粉红色。加入剩下的1汤匙椰子油和盐、甜椒、胡萝卜和水栗子，再炒4分钟。加入椰奶，炖几分钟。

如果使用鳕鱼，这个时候可以放进去，盖上锅盖，煮5分钟；然后揭开盖子再煮5分钟。

每人配半杯野米饭，喜欢香菜的话，可以撒上新鲜香菜。

炖鸡肉蔬菜

这道丰盛的炖菜是周日下午的足球赛或工作一周后与朋友重逢时的最佳选择。这种健康的混合物可以直接食用，也可以放在用半生不熟的南瓜做成的可食碗中食用。吃南瓜的果肉可以增加碳水化合物和适量的纤维素和其他营养素。

5 份（每份 332 卡，约为 1 389.7 焦耳）

【备菜】

● 3 汤匙牛油果油 ● 1 个中等大小的洋葱，切碎 ● 3 个蒜瓣，切碎 ● 约 227 克蘑菇，洗净切碎 ● 1 个大甜椒，切碎 ● 1/4 杯有机低钠鸡汤 ● 海盐和现磨的黑胡椒粉 ● 约 0.45 千克自由放养鸡肉 ● 1 茶匙芹菜籽 ● 1 茶匙干罗勒 ● 1 罐（约 828 毫升）西红柿丁和它们的果汁 ● 1 个大南瓜，切块 ● 1 罐（约 227 克）黑橄榄，去水后切片 ● 1 茶匙乌梅醋

【做法】

在一个大平底锅里，把 2 汤匙油和洋葱混合，用中火翻炒 2~3 分钟，直到变软。加入大蒜，炒至洋葱呈半透明，再炒 2~3 分钟，注意不要把大蒜炒糊。加入蘑菇、甜椒和汤，煮 5 分钟左右。用盐和黑胡椒调味。把混合物从锅里盛出来放在一边。

在同一个平底锅中，用中火加热剩下的 1 汤匙牛油果油。加入鸡肉翻炒到变成褐色。加入芹菜籽和罗勒，翻炒到肉熟透，大约需要 5 分钟。改成小火，把蔬菜混合物放锅里。加入西红柿和汁，搅拌均匀，用盐和黑胡椒调味。加入西葫芦，继续炖煮，液体逐渐减少，加入橄榄和醋（想用就用）；再炖 10 分钟，让汤汁少点儿。炖好之前，尝尝味道，可以继续调味。

注：在大多数特色食品中都有乌梅醋。日本菜肴中用得较多，乌梅的少量的盐和柑橘味可以提升口感。

鸡肉酱

制备简单，风味浓郁。当我比较忙，没时间做饭还想吃点儿肉的时候，这个食谱是我的首选。再加一份沙拉，就是一顿完美的正餐。

如果你需要控制碳水化合物的量，那么用西葫芦代替意大利面。切记：购买准备好的意大利面酱时，一定阅读标签，避免使用添加糖分的品牌。

5 份（每份 248 卡，约为 1 038.1 焦耳）

【备菜】

● 2~3 茶匙牛油果油 ● 约 0.45 千克自由放养的鸡肉 ● 1 罐（约 739 毫升）有机无糖番茄酱 ● 6 个中号西葫芦，去茎 ● 2 茶匙海盐

【做法】

在平底锅中，用中火加热 2 茶匙油，加入鸡肉，翻炒，并将鸡肉拌碎，炒熟。拌入番茄酱，翻炒，小火维持热度。开始准备面条。要手动切西葫芦，最薄的位置可以使用刨丝器。切成自己想要的任何粗细程度。或者，使用刨丝器来制作非常细的条。

把盐加到西葫芦条里，拌匀。盐可以提取西葫芦中的水。排水 30~60 分钟。

把沥出后的西葫芦条拌入莎莎酱中，用中火煮 3 分钟，就可以吃了。

五彩鸡肉
或牛肉

糖米和鸡肉的朴素味一年四季都可以是一顿令人愉悦的大餐。玉米和西葫芦增添了些许甜味，而辣椒增添了它的嚼劲。大餐是蛋白质、碳水化合物和植物性食物的健康组合。鸡肉富含色氨酸，色氨酸用来制造神经递质 5- 羟色胺和褪黑素。神经递质 5- 羟色胺以其在大脑中的作用而闻名，它有助于平衡情绪。褪黑素可以调节我们的睡眠周期。也许这就是为什么我们吃了一顿含鸡肉的饭后会感到放松和困倦。

6 份（每份 285 卡，约为 1 193 焦耳）

【备菜】
● 2 个中号西葫芦，切丝 ● 海盐 ● 1 个大红洋葱，切成块 ● 1 个红椒，切成块 ● 约 0.45 千克绞碎的鸡肉或绞碎的草食的牛肉 ● 现磨黑胡椒粉 ● 1 汤匙牛油果油 ● 1 个辣椒，去籽并切碎（可选）● 3 杯野生米做的饭 ● 一穗鲜玉米或一杯冷冻玉米粒 ● 5 片新鲜大罗勒叶，切碎

【做法】
把切碎的西葫芦放在漏勺里，撒上盐。浸出水，约 30~60 分钟。再用手把西葫芦多余水分攥出去。

在食物处理器中，将洋葱、甜椒切碎，切成小而均匀的小块。放在一边（也可以手工完成）。

在大而深的平底煎锅中，用中火把肉煎成褐色，用 1 茶匙盐和黑胡椒调味。从锅中取出并放在一边。

在同一个平底锅中，用中火加热油，放入洋葱和少许盐。洋葱炒至变软，然后加入排干水分的西葫芦和甜椒（也可以不用，如果不喜欢）。炒 10 分钟左右。加入煮熟的米饭、肉、玉米和罗勒，翻炒 5 分钟。根据个人需要加入盐和黑胡椒粉。

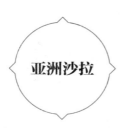

亚洲沙拉

凉拌卷心菜是邻居一家烧烤店的凉拌菜，我的菜谱做了一个大的改良。我用亚洲风味的芝麻油、酱油和米醋，加上玛瑙糖浆的甜味，让这个松脆的沙拉得到了升华。红色卷心菜富含抗氧化剂和植物化学物质，是烤肉的最佳搭配。红卷心菜有助于抵消肉在高温下烧焦时产生的任何有害化合物对人体的影响。

6份（每份187卡，约为782.8焦耳）

【备菜】

辅料
● 1汤匙芝麻油 ● 1汤匙特级初榨橄榄油 ● 1汤匙酱油 ● 1/4杯米醋 ● 1汤匙龙舌兰糖浆 ● 沙拉 ● 1个小头红卷心菜，切碎 ● 半个皱叶卷心菜，切碎 ● 1罐（约227克）水栗子，沥出水并切片 ● 1或2个大胡萝卜，切碎 ● 2根葱，切成薄片 ● 3汤匙烤芝麻 ● 1/4杯杏仁片

【做法】

辅料
所有的调料放在一个罐子里，混合。使劲摇匀，放在一边。

沙拉
把所有蔬菜放在一个大碗里，混合均匀。

为了保持松脆的口感，在食用前加入调味品。配上烤芝麻和杏仁片。

配菜

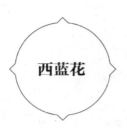

西蓝花

西蓝花菜花炒大蒜和洋葱的味道非常好。无论你是将它作为配菜食用，还是与意大利面混合食用，它都将是完美的选择。对于那些还不太喜欢十字花科蔬菜的苦味的人，可以用葡萄干的甜味削减这种可能有的轻微苦味。菜花是一种超级食品，可以提供植物营养素，帮助你从癌症、心脏病、糖尿病和其他慢性疾病中重建健康。

2 或 3 份（2 份时每份 139 卡；3 份时每份 93 卡，分别约为 581.8 焦耳和 389.3 焦耳）

【备菜】

● 1 束西蓝花 ● 海盐和现磨的黑胡椒粉 ● 1 汤匙特级初榨橄榄油，如有需要，还可添加 ● 2 个青葱或 1 个小洋葱，切碎 ● 半瓣独头蒜，切碎 ● 1/4 杯葡萄干（可选）● 少许红辣椒片（可选）

【做法】

把西蓝花洗净，叶子上可留些水。把茎的下半部分切掉，其余切成小块。

在一个大平底锅里，把西蓝花和 1 杯水混合，撒上盐。用中火蒸煮至嫩绿色，不要煮过头。将西蓝花和烹调液倒入碗中备用。

在同一个平底锅中，用中火加热油。加入葱和大蒜，炒至淡金黄色。不要炒焦，必要时再加一点油。加入西蓝花及水，如果喜欢可以放些葡萄干，煮 2 分钟。用盐和黑胡椒调味，如果需要，最后再加红胡椒片。

新鲜水果薄荷沙拉

这道营养丰富的配菜甜、干净、爽口，适合早餐、午餐或晚餐。浆果的血糖指数很低，并且富含抗氧化剂和植物化学物质，应该是每日膳食计划的一部分。

6 份（每份 105 卡，约为 439.5 焦耳）

【备菜】

● 500 克新鲜蓝莓 ● 约 227 克新鲜草莓，切片 ● 250 克新鲜覆盆子 ● 3 个成熟的猕猴桃，去皮切成圆形 ● 1 杯切成薄片的红葡萄 ● 半个酸橙，榨汁 ● 4 片新鲜薄荷叶，切成丝状

【做法】

把水果、酸橙汁和薄荷叶放在一个大碗里混匀。

大蒜菠菜

这道菜最大的特色是可以配在任何一餐中。早餐可以在上面放一个水煮鸡蛋。大蒜含有大蒜素，是一种有很强药用价值的化合物。还有证明大蒜可以改善免疫功能、降低血压、减少自由基对身体的损伤，也是一种强力的解毒剂。菠菜富含类黄酮，是具有抗癌和抗炎特性的营养物质。

4 份（每份 115 卡，约为 481.4 焦耳）

【备菜】

● 3 汤匙牛油果油 ● 6 瓣大蒜，切碎 ● 2 个葱头，切碎，或 1 汤匙洋葱干 ● 柠檬汁 ● 海盐和现磨的黑胡椒粉 ● 1 袋（约 456 克）有机嫩菠菜

【做法】

在一个大平底锅中，用中火加热油，放入大蒜和青葱，翻炒到大蒜和青葱稍微变成褐色，这时会产生葱香。调小火，放入柠檬汁、盐和胡椒粉；再放入新鲜菠菜，翻炒均匀，再稍微煮一下。为了保持新鲜的绿色，一定不要把菠菜煮过头。

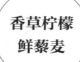

香草柠檬鲜藜麦

准备时间取决于切香芹和切西红柿的速度。柠檬、藜麦的泥土味和香芹的微苦很好地结合在一起。藜麦富含纤维、铁、镁和维生素 B_2。一定要冲洗藜麦，去除苦涩的皂苷，因为苦涩的皂苷会影响这种看起来有趣的谷物所含营养物质的吸收。

4 份（每份 278 卡，约为 1 163.7 焦耳）

【备菜】

● 1 杯未煮藜麦，洗净 ● 柠檬汁 ● 1 根葱，仅要浅绿色和深绿色部分，切成薄片 ● 半杯切碎的新鲜香芹 ● 1 杯半切成片的西红柿 ● 1/4 杯特级初榨橄榄油 ● 海盐和现磨的黑胡椒粉

【做法】

按照包装说明烹调藜麦。放在一边冷却。

把剩下的配料混合在一个大碗里，再拌到藜麦里。冷藏或室温下食用。

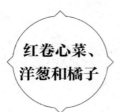

红卷心菜、洋葱和橘子

如果你和我一样喜欢烤肉，那必须在下一道肉中加入这一配菜。甜卷心菜和洋葱，加上橙汁的柑橘味，与烹调的任何肉类搭配都很好。高温烹调的肉类，就像烧烤时一样，会产生有毒化合物，叫做杂环胺。研究表明，红色卷心菜中的花色苷可以消除这些有害毒素的有害作用。

4~6 份（4 份时每份 148 卡；6 份时每份 98 卡，分别约为 619.5 焦耳和 410.2 焦耳）

【备菜】

● 1 汤匙牛油果油 ● 1 个大红洋葱，切成薄片 ● 1 个大黄洋葱，切成薄片 ● 海盐和现磨的黑胡椒粉 ● 1 份中等大小的红色卷心菜，先切成两半，再切成薄片 ● 1 大杯橙汁 ● 1 汤匙新鲜或干的龙蒿

【做法】

在大锅里，用中火把油加热。加入洋葱，用盐和胡椒调味，炒几分钟。加入卷心菜，再翻炒 10 分钟左右。

卷心菜炒熟后，加入橙汁和龙蒿。搅拌均匀，将火调低，煮 5 分钟。如果需要的话，可以再加盐和胡椒粉。

在烹调的最后 1 分钟，加入橙皮屑，搅拌均匀。

烤小圆白菜

烤小圆白菜是我们节日聚会中"消失"最快的第一道开胃菜。青葱和茴香给这种十字花科蔬菜增添了一股香味。与其他十字花科植物一样，这些小圆白菜含有萝卜硫素和吲哚 -3- 甲醇，这两种物质都被证明可以调节激素、保护细胞 DNA，也有防癌成分。

4 份（每份 72 卡，约为 301.4 焦耳）

【备菜】

● 4 杯半小圆白菜 ● 2 根小葱，切片 ● 1 汤匙牛油果油 ● 2 汤匙茴香籽 ● 1 茶匙洋葱粉 ● 2 茶匙海盐 ● 现磨黑胡椒粉

【做法】

烤箱预热至 180℃。

把所有的材料放在一个大碗里搅拌均匀，确保所有的小圆白菜都浸上了调味料。把小圆白菜放在有边的烤盘上烤 40 分钟，翻几下，这样小圆白菜两边都焦糖化了。

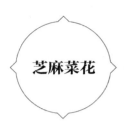

芝麻菜花

在这些像小绿树一样的有着泥土芬芳的菜花中溶入烤芝麻油的坚果味，真是任何一道主菜的最完美配菜。仔细咀嚼菜花，会释放出更多的预防疾病所需的营养，让健康更快重建。

6份（每份123卡，约为514.9焦耳）

【备菜】

● 2汤匙烤芝麻油●半束葱，切片，可以多加● 2瓣蒜，压碎● 1根胡萝卜，切成薄片●半个红椒，切丁● 海盐● 约0.91千克西蓝花，切成两半● 2汤匙米林（日本米酒）● 1汤匙烤芝麻

【做法】

在大锅里，用中火把油加热。加入葱和大蒜，炒1分钟。加入胡萝卜、胡椒和少许盐。再炒几分钟，然后加入西蓝花，翻炒均匀。加入米林，搅拌均匀，煮3分钟。拌入芝麻。

配上大葱。

香辣番薯块

红薯也是我的最爱。红薯富含抗氧化剂β-胡萝卜素，是维生素A的前体。摄入足够量的β-胡萝卜素可以降低患冠状动脉疾病、中风和黄斑变性的风险，也可防止这些疾病的复发。红薯也是任何菜肴的甜味补充剂，包括早晨煎蛋卷或煎蛋饼。

6份（每份78卡，约为326.5焦耳）

【备菜】

● 2个大红薯，切成块 ● 2汤匙特级初榨橄榄油● 1茶匙孜然粉● 1茶匙海盐● 1/4茶匙辣椒粉● 1/4茶匙辣椒

【做法】

烤箱预热至200℃。

在一个大碗里，将红薯和橄榄油混合，充分搅拌，使红薯块均匀地涂上橄榄油。把调味品搅拌一下，倒入红薯中，搅拌均匀。放在烤盘上烤35~45分钟直到变软。

四季豆和西红柿

薄荷和龙蒿中夹杂着青豆和西红柿的味道，令人心旷神怡、回味无穷。只需要几分钟就可准备好，并且富含维生素 K、C 和 A。四季豆还含有叶酸、维生素 B$_1$ 和铁，这些是添加到日常饮食的完美选择。毕竟，谁不喜欢四季豆呢？

6 份（每份 73 卡，约为 305.6 焦耳）

【备菜】

●约 0.91 千克四季豆，每个四季豆修剪后切成两半●海盐和现磨的黑胡椒粉●1 汤匙牛油果油●1 束葱，切片●2 杯半切成片的西红柿●1 茶匙切碎的新鲜龙蒿●1 茶匙切碎的新鲜薄荷

【做法】

把四季豆放在一个大平底锅里，加比豆子多一半的水。用盐调味。把水烧开；关火，盖上盖子，焖蒸 5 分钟，或直到变软。把四季豆沥干备用。

在同一个平底锅中，用中火加热油。加入葱、少许盐、胡椒、西红柿和龙蒿。炒 1 分钟，加入青豆和新鲜薄荷，用盐和胡椒调味。炒熟，或者直到西红柿分解成奶油状。

注意：为了更具意大利风味，可用新鲜罗勒代替薄荷和龙蒿。

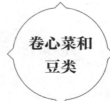

卷心菜和豆类

这是一道美味而令人向往的主菜，也可以与牛肉、羊肉或家禽肉搭配食用。早餐也可以配一个水煮鸡蛋。卷心菜提供了一系列强大的植物营养素，可以使人们快速恢复和重建。

6 份（每份 334 卡，约为 1 398.1 焦耳）

【备菜】

●2 汤匙牛油果油●1 瓣大蒜，切碎●1 汤匙海盐●1 茶匙现磨的黑胡椒粉●2 茶匙干薄荷●2 罐（约 227 克）有机北极豆，或约 0.45 千克煮熟的海军豆及其液体●1 个中等大小的黄洋葱，先切 4 半，然后切片●1 头卷心菜，先切 4 半，然后再切成约 0.6 厘米厚●半个卷心菜，切碎●1 茶匙红辣椒片（可选）

【做法】

在一个小平底锅中，加热 1 汤匙牛油果油和所有大蒜，炒软。加入少许盐、胡椒、薄荷和两罐豆子（包括豆子的液体）。用小火，不盖盖子，煮 10 分钟；然后盖上盖子，再煮 10 分钟，直到豆子变软。如果需要的话，可再加盐调味。这种混合物会保留配方中的大部分风味。

在一个大炒锅里，用中火加热剩下的 1 汤匙油。加入洋葱、盐和胡椒粉，炒软。加入所有的卷心菜，洒上一些水以产生蒸气。搅拌，盖上盖子，煮 1 分钟；可以再洒上水，再煮，这样重复几次，直到卷心菜变软，但不要太软。加入豆子混合物，搅拌均匀，盖上盖子。关火，放在一边静置一会儿，让味道混合。如果需要的话，可用红辣椒片调味，就可以吃了。

蓝莓冰沙

这是一种很好的运动前或运动后的小吃。蓝莓富含抗氧化剂，对抗运动后肌肉产生的自由基。

1份（每份 157 卡，约为 657.2 焦耳）

【备菜】

●半个小香蕉●一杯蓝莓●1 勺绿色粉末（绿叶蔬菜所做）● 1 勺蛋白粉（乳清、蛋清或大米蛋白）

【做法】

将所有原料和 1 杯水放入高速搅拌机中搅拌，直到达到所需的稠度。如果太稠，就加水。如果不稠，就少加水或者不加水。

自制运动饮料

与其购买那些声称含有电解质的不健康饮料，不如考虑自己做。只需要柑橘类水果、水、营养盐和天然甜味剂。使用盐时，只需少量摇匀即可，不要过量。

【备菜】

● 约 237 毫升水 ● 半个橙子 ● 半个柠檬● 1/4~1/2 葡萄柚 ● 海盐、粉色喜马拉雅盐或凯尔特海盐（摇 2~3 次）● 1 茶匙有机蜂蜜或龙舌兰糖浆

【做法】

混合所有成分。运动时好好地摇一摇再喝。

Z博士的速食小吃

这些组合配在两种或三种食物中。

1 个煮鸡蛋

1 个中等大小苹果

  卡路里：155（约为 648.8 焦耳）

1 个苹果，切片

2 汤匙杏仁黄油

  卡路里：180（约为 753.5 焦耳）

1/4 杯鹰嘴豆泥

1 个中等胡萝卜

  卡路里：135（约为 565.1 焦耳）

1/4 杯鹰嘴豆泥

8 个米糕

  卡路里：206（约为 862.3 焦耳）

1/4 杯蓝莓

半杯草莓

  卡路里：80（约为 334.9 焦耳）

1/2~3/4 杯西蓝花

1/4 杯鹰嘴豆泥

  卡路里：115（约为 481.4 焦耳）

8 个糙米饼干

1 份无淀粉蔬菜

1 个苹果

  卡路里：176（约为 736.7 焦耳）

4 或者 5 个糙米饼干

1/4 杯牛油果酱

  卡路里：145（约为 606.9 焦耳）

4 或者 5 个糙米饼干

1/4 杯墨西哥辣椒苹果莎莎酱

  卡路里：100（约为 418.6 焦耳）

4 或者 5 个糙米饼干

1/4 杯芒果黑豆莎莎酱

  卡路里：110（约为 460.4 焦耳）

4 或者 5 个糙米饼干

1/4 杯番茄酱

  卡路里：110（约为 460.4 焦耳）

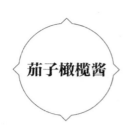

茄子橄榄酱

这是一个通用的食谱，包括橄榄酱、卷心菜叶做的馅、鱼肉和鸡肉做的配菜。茄子乳白色的果肉，甜味也带点苦味。茄子不仅颜色漂亮，而且富含咖啡酸、绿原酸和酚类化合物，具有抗癌、抗菌和抗病毒的特性。

6 份（每份 110 卡，约为 460.4 焦耳）

【备菜】

● 1 个大茄子，切成 2 厘米的丁 ● 1 个大红洋葱，切成 2 厘米的丁 ● 1 个大红椒，切成 2 厘米的小块 ● 3 汤匙牛油果油 ● 1 茶匙自己喜欢的调味料 ● 2 汤匙香醋 ● 6 蒜瓣，切碎（可选） ● 10 个绿橄榄，去核 ● 1~2 汤匙橄榄盐水（可选） ● 一把干薄荷 ● 海盐和现磨的黑胡椒粉 ● 红辣椒片（可选）

【做法】

烤箱预热至 200℃。在烤盘上铺上铝箔纸。

将茄子、洋葱和胡椒放在一个大碗里混匀。加入油、意大利调味料、醋、大蒜（可选择使用）、橄榄、橄榄盐水（可选择使用）和薄荷。用盐、黑胡椒和红胡椒片调味（可选择使用）。把调味料均匀地撒在蔬菜上。把混合物铺在准备好的烤盘上，烤到蔬菜成奶油状，可能需要 1 个小时。每 20 分钟搅拌 1 次，确保烤得均匀。

质朴的质感，可以直接享用。为了获得更顺滑的质地，可在食物加工器中加入果泥（此版本通常被称为"茄子鱼子酱"）。

牛油果酱

牛油果、少许酸橙、盐和芥末的味道组合在一起，形成了一种与有机蓝玉米片很相配的风味。牛油果富含防止低密度脂蛋白氧化的多不饱和和单不饱和脂肪。

4~6 份（制作约 1.5 杯，分 6 份时，每份 107 卡，约为 447.9 焦耳）

【备菜】

● 2 个成熟的中等牛油果，切成两半，去核 ● 1 汤匙新鲜酸橙汁 ● 1 瓣蒜，切碎，或 1 茶匙罐装蒜末 ● 3 茶匙海盐或粉色喜马拉雅盐 ● 少许芥末粉 ● 1 茶匙洋葱粉 ● 1 个小番茄，切碎

【做法】

将牛油果肉舀入碗中，加入酸橙汁和香料。加入切碎的西红柿拌匀，就可以享用了。

香辣蒜泥

有点热的奶油鹰嘴豆泥，还需要我多说吗？作为一种小吃与米饼或蔬菜（可以尝试用芹菜、西蓝花、西葫芦和菜花）一起食用，味道好极了。

12 份（每份 1/4 杯，95 卡，约为 397.7 焦耳）

【备菜】
● 2 罐（425 克）有机鹰嘴豆，取出豆，冲洗，罐中的液体保留 ● 4 个大蒜瓣 ● 1/4 杯芝麻酱 ● 柠檬汁 ● 半茶匙辣椒 ● 1 茶匙海盐 ● 1 汤匙特级初榨橄榄油

【做法】
在食物处理器中，将所有原料混合均匀。如有必要，可以加鹰嘴豆中留的液体，得到更顺滑的稠度。

番茄酱

这是我最喜欢的小吃，因为我很喜欢西红柿和红辣椒。这些鲜红的蔬菜配罗勒和红甜椒的甜味，可以做出一种令人满意的开胃菜，配米饼的小吃；也可以用作炖鸡肉、鱼肉的调味料。西红柿和辣椒中的类胡萝卜素可减少体内的氧化应激，从而阻止慢性疾病的发展。

5 份（每份 1/4 杯，55 卡，约为 230.2 焦耳）

【备菜】
● 2 汤匙特级初榨橄榄油 ● 1 个大红洋葱，切成两半，再切成薄片 ● 1 茶匙干薄荷 ● 海盐和现磨的黑胡椒粉 ● 半个红甜椒，切碎 ● 1 罐（425 克）有机番茄丁，沥干 ● 8 片新鲜大罗勒叶，切成段

【做法】
用中火把大锅里的油加热。加入洋葱和薄荷，加盐和黑胡椒调味，炒 2 分钟。加入甜椒，再炒 10 分钟。将火调低，加入西红柿，煮至味道混合一起，洋葱变软。加入罗勒，再煮一会儿即可。

豆酱

白豆、大蒜和橄榄油都有助于形成这种蘸酱的奶油质地和强烈的风味。白豆改善消化功能，保持肠道菌群平衡，提供健康所需的纤维素。搭配米果饼干或无麸质烤面包片更好。两者都会增加卡路里，因此，切记仔细检查标签。不要吃含糖或马铃薯淀粉的米果饼干。

6份（每份1/4杯，78卡，约为326.5焦耳）

【备菜】

● 1汤匙特级初榨橄榄油● 8个大蒜瓣，粉碎● 2茶匙碾碎的干薄荷● 海盐和现磨的黑胡椒粉● 1罐（425克）小白豆，取出白豆，沥干，漂洗，保留罐中液体● 红辣椒片（可选）

【做法】

用平底锅，小火把油加热。加入大蒜、薄荷和盐调味。炒到大蒜变软，呈金黄色。加入豆子和罐头里的半杯液体（可以用水或蔬菜汤代替罐装液体）。煮至液体变稠。可根据个人需要，用盐、黑胡椒和红胡椒片调味。

注意：如要加量，只需再添加一罐豆子即可。

甜点

水果沙拉

任何一顿饭后，甜美的水果、椰子和山核桃，都是最后让人们无法抵抗诱惑的甜点。水果和山核桃均富含营养，可提供健康所需的植物营养素，具有抗炎症和抗氧化功能。

> 4 份（每份 188 卡，约为 786.9 焦耳）

【备菜】

● 1/4 杯新鲜橙汁 ● 2 汤匙未加糖椰丝 ● 1 个大橘子，分割成小块 ● 1 个小香蕉，先纵向切成片，然后横向切片，最后呈丝状 ● 1 杯切成薄片的绿葡萄 ● 半杯捣碎的山核桃

【做法】

把橙汁和椰丝混合，静置泡一会儿，直到椰丝变软，大约 30 分钟。

把橙片、香蕉、葡萄和山核桃混合在一个碗里。把椰丝沥干，橙汁滤掉，拌入水果沙拉。

注意：喝大量的橙汁会增加热量。纯果汁含糖量高。

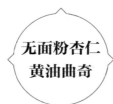

无面粉杏仁黄油曲奇

偶尔，当我想要吃点儿甜食时，我会用一块杏仁黄油做饼干。主要用棕榈糖制成，棕榈糖比精制白糖更健康。很好吃，很难停下来，小心点儿，一定别多吃。

大约 20 块饼干（1 块饼干 119 卡，约为 498.1 焦耳）

【备菜】
●半杯椰子糖●半茶匙小苏打● 1/4 茶匙海盐● 1 杯天然奶油，不加糖杏仁黄油● 1 个大鸡蛋（最好是有机鸡蛋），打碎●半杯生杏仁，切碎● 1/4 杯未加糖椰丝（可选）

【做法】
预热烤箱至 180℃。在烤盘铺上羊皮纸。

把椰子糖、小苏打和盐混在一个大碗里，加入杏仁黄油和打好的鸡蛋，搅拌均匀。再加入杏仁和椰子丝（可选择使用），继续搅拌均匀。

用手把大约 1 汤匙的面团揉成小球，放在准备好的烤盘上（为了使面球光滑，可以沾湿手）。就这样做好，把饼干放在烤盘上，每个间隔大约 3.8 厘米。

烤大约 15 分钟，直到饼干稍微膨胀，顶部有裂纹。避免烤过火，在烤盘上冷却 5 分钟。拿出饼干放到架上冷却至室温后，将其储存在密闭容器中。

【备选】
无面粉花生酱曲奇：用 1 杯天然奶油，不加糖的花生酱代替杏仁酱，用 3/4 杯烤过的咸花生，打碎，代替打碎的生杏仁。把饼干放在烤盘上，间隔约 2.5 厘米；这样在烤的时候不会散开。

无麸质
香蕉松饼

杏仁粉和椰子粉的使用使这些松饼成为一种富含白糖、黄油和脂肪的精制烘焙健康食品，而不是用白糖、黄油和脂肪加工精制的烘焙食品。杏仁粉加上熟香蕉和椰子油的健康脂肪保证了美味，也保证了松饼的湿润度。这些松饼再配一杯热咖啡，会更惬意！

做 12 个松饼（1 块松饼 208 卡，约为 870.7 焦耳）

【备菜】

● 2 杯杏仁粉 ● 1 杯椰子粉 ● 1.5 茶匙小苏打 ● 3 个大鸡蛋（最好是有机蛋或散养的鸡蛋）● 半茶匙香草精 ● 半茶匙海盐 ● 2 汤匙椰子油，融化，可加更多 ● 2 汤匙龙舌兰糖浆 ● 2 杯熟香蕉泥 ● 1 杯新鲜或冷冻蓝莓（可选）● 1 杯粗切核桃（可选）● 3 杯苦甜参半的巧克力片（可选）

【做法】

烤箱预热至 180℃。在 12 个松饼盒中涂上椰子油。

夏日
水果沙拉

新鲜的浆果和薄荷使人耳目一新。草莓和蓝莓的营养成分远远超过其他水果。这些软而甜的浆果的深紫色和鲜红色有助于预防心脏病、癌症和与自由基损伤有关的神经系统疾病。

2 份（每份 87 卡，约为 364.2 焦耳）

【备菜】

● 1 杯切成薄片的草莓 ● 1 杯蓝莓 ● 1 个桃子，去核切碎 ● 5 或 6 片新鲜薄荷叶，切碎 ● 1/4 杯酸橙汁，鲜榨

【做法】

把所有的原料放在一个大碗里。静置 30 分钟让味道充分混合。室温下食用。如果提前制作，可以盖上盖子冷藏。食用前 30 分钟取出。室温下食用时，水果的味道更好。

译者注：1 杯约等于 250ml 或者 150 克；1 汤匙约等于 15ml；1 茶匙约等于 5ml。

把杏仁粉和小苏打混合在一个大碗里。在另一个碗里，把鸡蛋、香草、盐、龙舌兰和椰子油搅拌在一起。将鸡蛋混合物加入杏仁粉混合物中，搅拌至顺滑。倒入捣碎的香蕉，拌匀。

根据个人需要，可以加入其他任何可选的食材，并充分混合。

把混合好的混合物倒进松饼盒，可以倒满，松饼不会涨得太高。烤 35 分钟。用刀子或牙签插进松饼，拔出来看刀子或牙签没沾什么东西，松饼就烤好了。如果刀子和牙签沾了东西，那就继续烤 10 分钟再检查。

把松饼从盒子里拿出来之前先把它们冷却一下。最后把松饼放在密封的容器里储存。

参考文献

Abdel-Latif, M. M., Raouf, A. A., Sabra K., et al.(2005). Vitamin C enhances chemosensitization of esophageal cancer cells in vitro. *Journal of Chemotherapy*, 17 (5), 539-49.

Abe, Y., Iwai, W., Lijima, K., et al.(2013). Gastric hypochlorhydria is associated with an exacerbation of dyspeptic symptoms in female patients. *Journal of Gastroenterology*, 48 (2), 214-21.

Adamsen, L., Quist, M., Andersen, C., et al.(2009). Effect of a multimodal high-intensity exercise intervention in cancer patients undergoing chemotherapy: A randomized controlled trial. *British Medical Journal*, 339, b3410.

Alexander, D. D., & Cushing, C. A.(2011). Red meat and colorectal cancer: A critical summary of prospective epidemiologic studies. *Obesity Reviews*, 12, e472-e493.

Alexander, D. D., Weed, D. L., Cushing, C. A., et al.(2011). Meta-analysis of prospective studies of red meat consumption and colorectal cancer. *European Journal of Cancer Prevention*, 20 (4), 293-307.

Allison, M. A., Jensky, J., Marshall, S. J., et al.(2012). Sedentary behavior and adiposity-associated inflammation the multiethnic study of atherosclerosis. *American Journal of Preventive Medicine*, 42 (1), 8-13.

American Autoimmune Related Disorders Association. Retrieved from www. aarda. org.

American Heart Association.(2010). Heart disease and stroke statistics: 2010 update at a glance. *Circulation*, 121, e46-e215.

American Heart Association.(2013). Heart disease and stroke statistics: 2013 update. *Circulation*, 127, e6-e245.

Ames, B. N.(2001). DNA damage from micronutrient deficiencies is likely to be a major cause of cancer. *Mutation Research*, 475 (1-2), 7-20.

Anderson, G., & Horvath, J.(2004). The growing burden of chronic disease in America. *Public Health Reports*, 119, 263-70.

Andrews, N., Prasad, A., & Quyyumi, A.(2001). N-acetylcysteine improves coronary and peripheral vascular function. *Journal of the American College of Cardiology*, 37 (1), 117-23.

Anikhovskaya, I. A., Kubatiev, A. A., Yakovlev, M. Y.(2015). Endotoxin theory of atherosclerosis. *Human Physiology*, 41 (1), 89-97.

Antoni, M. H., Lutgendorf, S. K., Cole, S. W., et al.(2006). The influence of bio-behavioral factors on tumour biology: Pathways and mechanisms. *Nature Reviews*, 6, 240-48.

Báez, R., Lopes, M. T., Salas, C. E., et al.(2007). In vivo antitumoral activity of stem pineapple (Ananas comosus) bromelain. *Planta Medica*, 73 (13), 1377-83.

Barclay, G., & Shiraev, T.(2012). Clinical benefits of high-intensity interval training. *Australian Family Physician*, 41 (12), 960-62.

Bilz, S., Ninnis, R., & Keller, U.(1999). Effects of hypoosmolality on whole-body lipolysis in man. *Metabolism*, 48 (4), 472-76.

Björntorp, P.(2001). Do stress reactions cause abdominal obesity and comorbidities? *Obesity Reviews*, 2, 73-86.

Borek, C.(2004). Antioxidants and radiation therapy. *Journal of Nutrition*, 134 (11), 3207S-209S.

Bouziana, S. D., & Tziomalos, K.(2011). Malnutrition in patients with acute stroke. *Journal of Nutrition and Metabolism*, Article ID 167898.

Boyd, B. D.(2003). Insulin and cancer. *Integrative Cancer Therapies*, 2 (4), 315-29.

Britton, E., & McLaughlin, J. T.(2013). Ageing and the gut. *Proceedings of the Nutrition Society*, 72, 173-77.

Brugger, P., Marktl, W., & Herold, M.(1995). Impaired nocturnal secretion in coronary heart disease. *Lancet*, 345 (8962), 1408.

Burg, M. M., Jain, D., Soufer, R., et al.(1993). Role of behavioral and psychological factors in mental stress-induced silent left ventricular dysfunction in coronary artery disease. *Journal of the American College of Cardiology*, 22 (2), 440-48.

Bytzer, P., Dahlerup, J. F., Eriksen, J. R., et al.(2011). Diagnosis and treatment of *Helicobacter pylori* infection. *Danish Medical Bulletin*, 58 (4), C4271.

Cappuccio, F. P., Cooper, D., D'Elia, L., et al.(2011). Sleep duration predicts cardiovascular outcomes: A systematic review and meta-analysis of prospective studies. *European Heart Journal*, 32, 1484-92.

Centers for Disease Control and Prevention. Chronic diseases: The leading causes of death and disability in the United States. Retrieved from www. cdc. gov/chronicdis ease/overview/#ref2.

Centers for Disease Control and Prevention. Iron deficiency. Retrieved from www. cdc. gov.

Centers for Disease Control and Prevention. *National Health and Nutrition Examination Survey*, 2009-2010. Retrieved from wwwn. cdc. gov/nchs/nhanes/search/nhanes09_10. aspx.

Cesarone, M., Renzo, A., Errichi, S., et al.(2008). Improvement in circulation and in cardiovascular risk factors with a proprietary isotonic bioflavonoid formula OPC-3®. *Angiology*, 59, 408.

Chakraborti, C. K.(2011). Vitamin D as a promising anticancer agent. *Indian Journal of Pharmacology*, 43 (2), 113-20.

Chandan, C.(2013). Evaluation of immunoregulatory activities of green tea (camelia sinensis) in Freund's adjuvant arthritis model. *Journal of Pharmacognosy and Phytochemisty*, 1 (2), 26-29.

Chen, S. M., Tsai, Y. S., Lee, S. W., et al.(2014). Astragalus membranaceus modulates Th 1/2 immune balance and activates PPAR γ in murine asthma model. *Biochemistry and Cell Biology*, 92 (5), 397-405.

Chiang, A. C., & Massagué, J.(2008). Molecular basis of metastasis. *New England Journal of Medicine*, 259, 2814-23.

Chiang, C. D., Song, E. J., Yang, V. C., et al.(1994). Vitamin C (ascorbic acid) reverse chemoresistance of human non-small lung-cancer cells. *Biochemical Journal*, 301 (Pt 3), 759-64.

Chi-Fung Chan, G., Keung Chan, W., & Man-Yuen Sze, D.(2009). The effects of β -glucan on human immune and cancer cells. *Journal of Hematology & Oncology*, 2, 25.

Chiodini, I., Adda, G., Scillitani, A., et al.(2007). Cortisol secretion in patients with type 2 diabetes. *Diabetes Care*, 30, 83-88.

Chiru, Z., Popescu, C. R., & Gheorghe, D. C.(2014). Melatonin and cancer. *Journal of Medicine and Life*, 7 (3), 373-74.

Coder, D. E.(2011). Worldwide increasing incidences of cutaneous malignant melanoma. *Journal of Skin Cancer*, Article ID 858425.

Cohen, S., Frank, E., Rabin, B. S., et al.(1998). Types of stressors that increase susceptibility to the common cold in health adults. *Health Psychology*, 17 (3), 214-23.

Coker, R. H., Williams, R. H., Kortebein, P. M., et al.(2009). Influence of exercise intensity on abdominal fat and adiponectin in elderly adults. *Metabolic Syndrome and Related Disorders*, 7, 363-68.

Cordain, L.(1999). Cereal grains: Humanity's double-edged sword. *World Review of Nutrition and Dietetics*, 84, 19-73.

Couch, F. J., DeShano, M. L., Blackwood, M. A., et al.(1997). BRCA1 mutations in women attending clinics that evaluate the risk of breast cancer. *New England Journal of Medicine*, 336, 1409-15.

Cover, C. M., Hsieh, S. J., Cram, E. J., et al.(1999). Indol-3-carbinol and tamoxifen cooperate to arrest the cell cycle of MCF-7 human breast cancer cells. *Cancer Research*, 59, 1244-51.

Cover, C. M., Hsieh, S. J., Tran, S. H., et al.(1998). Indole-3-carbinol inhibits the expression of cyclindependent kinase-6 and induces a G1 cell cycle arrest of human breast cancer cells independent of estrogen receptor signaling. *Journal of Biological Chemistry*, 273 (7), 3838-47.

Dalgard, C., Weihe, P., Petersen, M. S., et al.(2011). Vitamin D status in relation to glucose metabolism and type 2 diabetes in septuagenarians. *Diabetes Care*, 34, 1284-88.

Dall, M., Calloe, K., Haupt-Jorgensen, M., et al.(2013). Gliadin fragments and a specific gliadin 33-mer peptide close katp channels and induce insulin secretion in ins-1e cells and rat islets of Langerhans. *PLOS ONE*, 8 (6), e66474.

De Backer, I. C., Van Breda, E., Vreugdenhil, A., et al.(2007). High-intensity strength training improves quality of life in cancer survivors. *Acta Oncologica*, 46, 1143-51.

De Feo, P., Di Loreto, C., Ranchelli, A., et al.(2006). Exercise and diabetes. *Acta Biomedica*, 77 (Suppl. 1), 14-17.

DeCensi, A., & Gennari, A.(2010). Insulin breast cancer connection: Confirmatory data set the stage for better care. *Journal of Clinical Oncology*, 29 (10), 7-10.

Deeb, K. K., Trump, D. L., & Johnson, C.(2007). Vitamin D signaling pathways in cancer: Potential for anticancer therapeutics. *Nature Reviews Cancer*, 7, 684-700.

DeFelice, F. G., & Lourenco, M. V.(2015). Brain metabolic stress and neuroinflammation at the basis of cognitive impairment in Alzheimer's disease. *Frontiers in Aging Neuroscience*, 7 (94), 9.

Dekker, M. J., Koper, J. W., Van Aken, M. O., et al.(2008). Salivary cortisol is related to atherosclerosis of carotid arteries. *Journal of Clinical Endocrinology and Metabolism*, 93 (10), 3741-47.

Del Rios, B., Pedrero, J. M., Martinez-Campa, J. C., et al.(2004). Melatonin, an endogenous-specific inhibitor of estrogen receptor alpha via calmodulin. *Journal of Biological Chemistry*, 279 (37), 38294-302.

Dessi, M., Noce, A., Bertucci, P., et al.(2013). Atherosclerosis, dyslipidemia, and inflammation: The significant role of polyunsaturated fatty acids. *ISRN Inflammation*, Article ID 191823.

Devi, K. R., Kusumlatha, C., Reddy, K. D., et al.(2012). Ascorbic acid supplementation prevents Adriamycin induced genotoxicity in male mice. *Journal of Pharmaceutical and Biomedical Sciences*, 17 (15), 1-4.

DeVol, R., & Bedroussian, A.(2007). *An unhealthy America*: *The economic burden of chronic disease*. Santa Monica, CA: Milken Institute.

Diaz, M. N., Frei, B., Vita, J. A., & Keaney, J. F. Jr.(1997). Antioxidants and atherosclerotic heart disease. *New England Journal of Medicine*, 337 (6), 408-16.

Dominguez-Rodriquez, A.(2013). Melatonin and the heart: A tool for effective therapy in the cardiovascular disease ? *Cardiovascular Pharmacology*, 2, e109.

Dong, J.-Y., Xun, P., He, K., & Qin, L.-Q.(2011). Magnesium intake and risk of type 2 diabetes. *Diabetes Care*, 34, 2116-22.

Donohoe, C. L., Doyle, S. L., & Reynolds, J. V.(2011). Visceral adiposity, insulin resistance, and cancer risk. *Diabetology and Metabolic Syndrome*, 3 (12), 12.

Drake, M. T., Maurer, M. J., & Link, B. K.(2010). Vitamin D insufficiency and prognosis in non-Hodgkins's lymphoma. *Journal of Clinical Oncology*, 28, 4191-98.

Dunn, A. J., Swiergiel, A. H., & de Beaurepaire, R.(2005). Cytokines as mediators of depression: What can we learn from animal studies ? *Neuroscience and Biobehavioral Reviews*, 29, 891-909.

Enseleit, F., Sudano, I., Périeat, D., et al.(2012). Effects of Pycnogenol ® on endothelial function in patients with stable coronary artery disease: A double-blind, randomized, placebo-controlled, cross-over study. *European Heart Journal*, 33, 1589-97.

Epel, E. S., McEwen, B., Seeman, T., et al.(2000). Stress and body shape: Stress-induced cortisol secretion is consistently greater among women with central fat. *Psychosomatic Medicine*, 62, 623-

32.

Fairfield, K. M., & Fletcher, R. H.(2002). Vitamins for chronic disease prevention in adults: Scientific review. *Journal of the American Medical Association*, 287, 23.

Farshchi, H. R., Taylor, M. A., & MacDonald, I. A.(2005). Deleterious effects of omitting breakfast on insulin sensitivity and fasting lipid profiles in healthy lean women. *American Journal of Clinical Nutrition*, 81, 388-96.

Ferro, R., Parvathaneni, A., Patel, S., & Cheriyath, P.(2012). Pesticides and breast cancer. *Advances in Breast Cancer Research*, 1, 30-35.

Feskanich, D., Willett, W. C., Stampfer, M. J., & Colditz, G. A.(1997). Milk, dietary calcium, and bone fractures in women: A 12-year prospective study. *American Journal of Public Health*, 87, 992-97.

Fink, M.(2011). Vitamin D deficiency is a cofactor of chemotherapy-induced mucocutaneous toxicity and dysgeusia. *Journal of Clinical Oncology*, 29 (4), e81-e82.

Ford, E. S., Bergmann, M. M., Kröger, J., et al.(2009). Healthy living is the best revenge: Findings from the European Prospective Investigation into Cancer and Nutrition-Potsdam study. *Archives of Internal Medicine*, 169 (15), 1355-62.

Gallaher, C. M., & Meliker, J. R.(2007-2008). Mercury and thyroid autoantibodies in U. S. women, NHANES 2007-2008. *European Journal of Clinical Nutrition*, 61, 691-700.

Garland, C. F., Gorham, E. D., Mohr, S. B., & Garland, F. C.(2009). Vitamin D for cancer prevention: Global perspective. *Annals of Epidemiology*, 19 (7), 468-83.

Gaurav, K., Goel, R. K., Shukla, M., et al.(2012). Glutamine: A novel approach to chemotherapy-induced toxicity. *Indian Journal of Medical and Paediatric Oncology*, 33 (1), 13-20.

Gebauer, S. K., Chardigny, J., Jakobsen, M. U., et al.(2011). Effects of ruminant trans fatty acids on cardiovascular disease and cancer: A comprehensive review of epidemiological, clinical, and mechanistic studies. *Advances in Nutrition*, 2, 332-54.

Ghiadoni, L., Donald, A. E., Cropley, M., et al.(2000). Mental stress induces transient endothelial dysfunction in humans. *Circulation*, 102, 2473-78.

Ginde, A. A., Liu, M. C., & Camargo, C. A.(2009). Demographic differences and trends of vitamin D insufficiency in the US population, 1988-2004. *Archives of Internal Medicine*, 169 (6), 626-32.

Ginter, E.(2007). Chronic vitamin C deficiency increases the risk of cardiovascular diseases. *Bratislava Medical Journal*, 108 (9), 417-21.

Giovannucci, E.(2001). Insulin, insulin-like growth factors and colon cancer: A review of the evidence. *Journal of Nutrition*, 131, 3109s-120s.

Glaser, R., & Kiecolt-Glaser, J. K.(2003). Stress-induced immune dysfunction: Implications for health. *Nature Reviews*, 5, 243.

Goel, A., & Aggarwal, B. B.(2010). Curcumin, the golden spice from Indian saffron, is a chemosensitizer and radiosensitizer for tumors and chemoprotector and radioprotector for normal organs. *Nutrition and Cancer*, 62,(7), 919-30.

Gottlieb, D. J., Punjabi, N. M., Newman, A. B., et al.(2005). Association of sleep time with diabetes mellitus and impaired glucose tolerance. *Archives of Internal Medicine*, 165, 863-68.

Gregg, E. W., Chen, H., Wagenknecht, L. E., et al.(2012). Association of an intensive lifestyle intervention with remission of type 2 diabetes. *Journal of the American Medical Association*, 308 (23), 2498-96.

Gross, L. S., Li, L., Ford, E. S., & Liu, S.(2004). Increased consumption of refined carbohydrates and the epidemic of type 2 diabetes in the United States: An ecological assessment. *American Journal of Clinical Nutrition*, 79, 774-79.

Grube, B. J., Eng, E. T., Kao, Y.-C., et al.(2001). White button mushroom phytochemicals inhibit atomatase activity and breast cancer cell proliferation. *Journal of Nutrition*, 131, 3288-93.

Grün, F., & Blumberg, B.(2006). Environmental obesogens: Organotins and endocrine disruption via nuclear receptor signaling. *Endocrinology*, 147, s50-s55.

Guerrero-Romero, F., & Rodriguez-Moran, M.(2011). Magnesium improves the beta-cell function to compensate variation of insulin sensitivity: Double-blind, randomized clinical trial. *European Journal of Clinical Investigation*, 41 (4), 405-10.

Häussinger, D., Roth, E., Lang, F., & Gerok, W.(1993). Cellular hydration state: An important determinant of protein catabolism in health and disease. *Lancet*, 22, 341.

Hagiwara, A., Yoshino, H., Ichihara, T., et al.(2002). Prevention by natural food anthocyanins, purple sweet potato color and red cabbage color, of 2-amino-1-methyl-6-phenylimidazo [4, 5-b] pyridine-associated colorectal carcinogenesis in rats initiated with 1, 2-dimethylhydrazine. *Journal of Toxicological Sciences*, 27 (1), 57-68.

Hansson, G. K.(2005). Inflammation, atherosclerosis, and coronary artery disease. *New England Journal of Medicine*, 352, 1685-95.

Hassanain, E., Silverberg, J. I., Norowitz, K. B., et al.(2010). Green tea suppresses b cell production of IgE without inducing apoptosis. *Annals of Clinical and Laboratory Science*, 40 (2), 135-43.

He, K., Zhao, L., Daviglus, M. L., et al.(2008). Association of monosodium glutamate intake with overweight in Chinese adults: The INTERMAP study. *Obesity*, 16, 1875-80.

Helmich, I., Latini, A., Sigwalt, A., et al.(2010). Neurobiological alterations induced by exercise and their impact on depressive disorders. *Clinical Practice & Epidemiology in Mental Health*, 6, 115-25.

Hemminki, K.(1994). DNA adducts, mutations, and cancer. *Carcinogenesis*, 14 (10), 2007-12.

Higashi, Y., Sasaki, S., Kurisu, S., et al.(1999). Regular aerobic exercise augments endothelium dependent vascular relaxation in normotensive as well as hypertensive subjects: Role of endothelium derived nitric oxide. *Circulation*, 100, 1194-1202.

Hoffman, J. R., & Falvo, M. J.(2004). Protein—which is best？ *Journal of Sports Science and Medicine*, 3, 118-30.

Hollander, D.(2002). Crohn's disease, TNF-alpha, and the leaky gut. The chicken or the egg？ *American Journal of Gastroenterology*, 97 (8), 1867-68.

Houssami, N., Irwig, L., Simpson, J. M., et al.(2003). Sydney breast imaging accuracy study: Comparative sensitivity and specificity of mammography and sonography in young women with symptoms. *American Journal of Roentgenology*, 180 (4), 935-40.

Houston, M. C.(2014). The role of mercury in cardiovascular disease. *Journal of Cardiovascular Diseases and Diagnosis*, 2, 5.

Inoue, A., Kodama, N., & Nanba, H.(2002). Effect of maitake (grifola frondosa) D-fraction on the control of the T lymph node Th1/Th2 proportion. *Biological and Pharmaceutical Bulletin*, 25 (4), 536-40.

Ip, M. S. M., Lam, B., Ng, M. M. T., et al.(2002). Obstructive sleep apnea is independently associated with insulin resistance. *American Journal of Respiratory and Critical Care Medicine*, 165, 670-76.

Irwin, M. R., Carrillo, C., & Olmstead, R.(2010). Sleep loss activates cellular markers of inflammation: Sex differences. *Brain, Behavior, and Immunity*, 24 (1), 54-57.

Irwin, M. R., Wang, M., Campomayor, C. O., et al.(2006). Sleep deprivation and activation of morning levels of cellular and genomic markers of inflammation. *Archives of Internal Medicine*, 166, 1756-62.

Irwin, M. R., Wang, M., Ribeiro, D., et al.(2008). Sleep loss activates cellular inflammatory signaling. *Biological Psychiatry*, 64, 538-40.

James, J. T.(2013). A new, evidence-based estimate of patient harms associated with hospital care. *Journal of Patient Safety*, 9, 122-28.

Jayawardena, R., Ranasinghe, P., Galappatthy, P., et al.(2012). Effects of zinc supplementation on diabetes mellitus: A systematic review and meta-analysis. *Diabetology & Metabolic Syndrome*, 4, 13.

Johnstone, A. M., Horgan, G. W., Murison, S. D., et al.(2008). Effects of a high-protein ketogenic diet on hunger, appetite, and weight loss in obese men feeding ad libitum. *American Journal of Clinical Nutrition*, 87, 44-55.

Kaminski, S., Cieoelinska, A., & Kostyra, E.(2007). Polymorphism of bovine beta-casein and its potential effect on human health. *Journal of Applied Genetics*, 48 (3), 189-98.

Kanaley, J. A., Weltman, J. Y., Veldhuis, J. D., et al.(1997). Human growth hormone response to repeated bouts of aerobic exercise. *Journal of Applied Physiology*, 83, 1756-61.

Kang, B. Y., Song, J. Y., Kim, K. M., et al.(1999). Curcumin inhibits Th1 cytokine profile in CD4 T cells by suppressing interleukin-12 production in macrophages. *British Journal of Pharmacology*, 12 (8), 380-84.

Kang, S., & Min, H.(2012). Ginseng, the "immunity boost": The effects of panax ginseng on the immune system. *Journal of Ginseng Research*, 36 (4), 354-68.

Keller, U., Szinnai, G., Bilz, S., & Berneis, K.(2003). Effects of changes in hydration on protein, glucose and lipid metabolism in man: Impact on health. *European Journal of Clinical Nutrition*, 57 (Suppl. 2), S69-S74.

Kennedy, D. D., Tucker, K. L., Ladas, E. D., et al.(2004). Low antioxidant intakes are associated with increases in adverse effects of chemotherapy in children with acute lymphoblastic leukemia. *American Journal of Clinical Nutrition*, 79 (6), 1029-36.

Keune, J., Jeffe, D., Schootman, M., et al.(2010). Accuracy of ultrasound and mammography in predicting pathologic response after neoadjuvant chemotherapy for breast cancer. *American*

Journal of Surgery, 199 (4), 477-84.

Khan, N., & Mukhtar, H.(2010). Cancer and metastasis: Prevention and treatment by green tea. *Cancer and Metastasis Reviews*, 29 (3), 435-45.

Khan, S., Malik, F., & Suri, K. A.,(2009). Molecular insight into the immune up-regulatory properties of the leaf extract of ashwagandha and identification of Th1 immunostimulatroy chemical entity. *Vaccine*, 27 (43), 6080-87.

Kiecolt-Glaser, J. K., Marucha, P. T., Malarkey, W. B., et al.(1995). Slowing of wound healing by psychological stress. *Lancet*, 346, 1194-96.

Kim, K. H., Lee, Y. S., Jung, I. S., et. al.(1998). Acidic polysaccharide from panax ginseng, ginsan, induces Th1 cell and macrophage cytokines and generates LAK cell in synergy with rIL-2. *Planta Medica*, 64 (2), 110-15.

Kim, K. K., Singh, A. P., Singh, R. K., et al.(2012). Anti-angiogenic activity of cranberry proanthocyanidins and cytotoxic properties in ovarian cancer cells. *International Journal of Oncology*, 40 (1), 227-35.

Kiu, K., Zhou, R., Wang, B., et al.(2013). Effect of green tea on glucose control and insulin sensitivity: A meta-analysis of 17 randomized controlled trials. *American Journal of Clinical Nutrition*, 98 (2), 340-88.

Klein, I., & Danzi, S.(2007). Thyroid disease and the heart. *Circulation*, 116, 1725-35.

Klevay, L. M.(2006). Heart failure improvement from a supplement containing copper. *European Heart Journal*, 27 (1), 117.

Kris-Etherton, P., Harris, W., & Appel, L.(2002). Fish consumption, fish oil, omega-3 fatty acids, and cardiovascular disease. *Circulation*, 106, 2747-57.

Kurahashi, N., Sasazuki, S., Iwasaki, M., et al.(2008). Green tea consumption and prostate cancer risk in Japanese men: A prospective study. *American Journal of Epidemiology*, 167 (1), 71-77.

Kurahashi, N., Inoue, M., Iwasaki, M., et al.(2008). Dairy product, saturated fatty acid, and calcium intake and prostate cancer in a prospective cohort of Japanese men. *Cancer Epidemiology, Biomarkers & Prevention*, 17, 930-37.

Lambert, G. P.(2009). Stress-induced gastrointestinal barrier dysfunction and its inflammatory effects. *Journal of Animal Science*, 87, E101-E108.

Lambert, G. P., Broussard, L. J., Mason, B. L., et al.(2001). Gastrointestinal permeability during exercise: Effects of aspirin and energy-containing beverages. *Journal of Applied Physiology*, 90 (60), 2075-80.

Lanou, A. J., Berkow, S. E., & Barnard, N. D.(2005). Calcium, dairy products, and bone health in children and young adults: A reevaluation of the evidence. *Pediatrics*, 115, 3.

Lee, J., Nam, D. E., Kim, O. K., et al.(2014). Pycnogenol attenuates the symptoms of immune dysfunction through restoring a cellular antioxidant status in low micronutrient-induced immune deficient mice. *Nutrition Research and Practice*, 8 (5), 533-38.

Libby, P., Ridker, P. M., & Maseri, A.(2002). Inflammation and atherosclerosis. *Circulation*, 105, 1135-43.

Lira, F. S., Carnevali, L. C., Jr., Zanchi, N. E., et al.(2012). Exercise intensity modulation of hepatic lipid metabolism. *Journal of Nutrition and Metabolism*, 2012 (3), 809576.

Liu, C., Huang, C., Huang, L., et al.(2014). Effects of green tea extract on insulin resistance and glucagon-like peptide 1 in patients with type 2 diabetes and lipid abnormalities: A randomized, double-blinded and placebo-controlled trial. *PLOS ONE*, 9, 3.

Liu, D.-Y., Sie, B.-S., Liu, M.-L., et al.(2009). Relationship between seminal plasma zinc concentration and spermatozoa-zona pellucida binding and the ZP-induced acrosome reaction in subfertile men. *Asian Journal of Andrology*, 11, 499-507.

Lockwood, C. M., Moon, J. R., Tobkin, S. E., et al.(2008). Minimal nutrition intervention with high-protein/low-carbohydrate and low-fat, nutrient-dense food supplement improves body composition and exercise benefits in overweight adults: A randomized controlled trial. *Nutrition & Metabolism*, 5, 11.

Lu, Y., Qin, W., Shen, T., et al.(2011). The antioxidant N-acetylcysteine promotes atherosclerotic plaque stabilization through suppression of rage, MMPS and NF-kB in apoe-deficient mice. *Journal of Atherosclerosis and Thrombosis*, 18 (11), 998-1008.

Lull, C., Wichers, H., & Savelkoul, H.(2005). Antiinflammatory and immunomodulating properties of fungal metabolites. *Mediators of Inflammation*, 2005 (2), 63-80.

Luo, T., Wang, J., Yin, Y., et al.(2010). Epigallocatechin gallate sensitizes breast cancer cells to paclitaxel in a murine model of breast carcinoma. *Breast Cancer Research*, 12, R8.

Ma, Y., Trump, D. L., & Johnson, C. S.(2010). Vitamin D in combination cancer treatment. *Journal of Cancer*, 1, 101-17.

Manini, T. M., Clark, B. C., Nalls, M. A., et al.(2007). Reduced physical activity increases intermuscular adipose tissue in healthy young adults. *American Journal of Clinical Nutrition*, 85 (2), 377-84.

Marucha, P. T., Kiecolt-Glaser, J. K., & Favagehi, M.(1998). Mucosal wound healing is impaired by examination stress. *Psychosomatic Medicine*, 60, 362-65.

Mason, C., & Doneen, A.(2012). Niacin: A critical component to the management of atherosclerosis (contemporary management of dyslipdemia to prevent, reduce, or reverse atherosclerotic cardiovascular disease). *Journal of Cardiovascular Nursing*, 27 (4), 303-16.

May, J., & Qu, Z.(2010). Ascorbic acid prevents increased endothelial permeability caused by oxidized low density lipoprotein. *Free Radical Research*, 44 (11), 1359-68.

McGinnis, J. M., & Foege, W. H.(1993). Actual causes of death in the United States. *Journal of the American Medical Association*, 270 (18), 2207-12.

McTiernan, A., Tworoger, S. S., Ulrich, C. M., et al.(2004). Effect of exercise on serum estrogens in postmenopausal women: A 12-month randomized clinical trial. *Cancer Research*, 64, 2923-28.

Miller, A. H., Maletic, V., & Raison, C. L.(2009). Inflammation and its discontents: The role of cytokines in the pathophysiology of major depression. *Biological Psychiatry*, 65 (9), 732-41.

Milton, K.(2003). The critical role played by animal source foods in human (homo) evolution. *Journal of Nutrition*, 133, 3886S-92S.

Mokdad, A. H., Mark, J. S., Stroup, D. F., et al.(2004). Actual causes of death in the United

States, 2000. *Journal of the American Medical Association*, 291 (10), 1238-45.

Mooren, F. C., Kruger, K., Volker, K., et al.(2011). Oral magnesium supplementation reduces insulin resistance in non-diabetic subjects: A double-blind, placebo-controlled, randomized trial. *Diabetes, Obesity and Metabolism*, 13 (3), 281-84.

Moss, R.(2007). Do antioxidants interfere with radiation therapy for cancer ? *Integrative Cancer Therapies*, 6 (3), 281-92.

Mozaffarian, D., Rimm, E. B., King, I. B., et al.(2004). Trans fatty acids and systemic inflammation in heart failure. *American Journal of Clinical Nutrition*, 80 (6), 1521-25.

Mullington, J. M., Simpson, N. S., Meier-Ewert, H. K., et al.(2010). Sleep loss and inflammation. *Best Practice & Research Clinical Endocrinology*, 24 (5), 775-84.

Nabekura, T.(2010). Overcoming multidrug resistance in human cancer cells by natural compounds. *Toxins*, 2, 1207-24.

Nagy, B., Mucsi, I., Molnar, J., et al.(2003). Chemosensitizing effect of vitamin C in combination with 5-fluorouracil in vitro. *In Vivo*, 17 (3), 289-92.

Nandakumar, V., Vaid, M., & Katiyar, S. K.(2011). Epigallocatechin-3-gallate reactivates silenced tumor suppressor genes, Cip1/p21 and p16INK4a, by reducing DNA methylation and increasing histones acetylation in human skin cancer cells. *Carcinogenesis*, 32 (4), 537-44.

Naugler, W. E., & Karin, M.(2008). The wolf in sheep's clothing: The role of interleukin-6 in immunity, inflammation and cancer. *Trends in Molecular Medicine*, 14 (3), 109-19.

Nedeltcheva, A. V., Kilkus, J. M., Imperial, J., et al.(2009). Sleep curtailment is accompanied by increased intake of calories from snacks. *American Journal of Clinical Nutrition*, 89, 126-33.

Neuwirt, H., Arias, M. C., Puhr, M., et al.(2008). Oligomeric proanthocyanin complexes (OPC) exert anti-proliferative and pro-apoptotic effects on prostate cancer cells. *Prostate*, 68 (15), 1647-54.

O'Donovan, P. J., & Livingston, D. M.(2010). BRCA1 and BRCA2: Breast/ovarian cancer susceptibility gene products and participants in DNA double-strand break repair. *Carcinogenesis*, 31 (6), 961-67.

O'Dwyer, S. T., Michie, H. R., Ziegler, T. R., et al.(1988). A single dose of endotoxin increases intestinal permeability in healthy humans. *Archives of Surgery*, 123 (12), 1459-64.

Ormsbee, M. J., Thyfault, J. P., Johnson, E. A., et al.(2007). Fat metabolism and acute resistance exercise in trained men. *Journal of Applied Physiology*, 102, 1767-72.

Outwater, J. L., Nicholson, A., & Barnard, N.(1997). Dairy products and breast cancer: The estrogen and bGH hypothesis. *Medical Hypothesis*, 48, 453-61.

Owen, N., Healy, G. N., Matthews, C. E., & Dunstan, D. W.(2010). Too much sitting: The population health science of sedentary behavior. *Exercise and Sports Sciences Reviews*, 38 (3), 105-13.

Patel, S. R., Zhu, X., Storfer-Isser, A., et al.(2009). Sleep duration and biomarkers of inflammation. *Sleep*, 32 (2), 200-204.

Pedersen, B. K., & Hoffman-Goetz, L.(2000). Exercise and the immune system: Regulation, integration, and adaptation. *Physiological Reviews*, 80 (3), 1055-81.

Pedersen, B. K., & Saltin, B.(2006). Evidence for prescribing exercise as therapy in chronic disease. *Scandinavian Journal of Medicine & Science in Sports*, 16 (Suppl. 1), 3-63.

Pendyala, S., Walker, J. M., & Holt, P. R.(2012). A high-fat diet is associated with endotoxemia that originates from the gut. *Gastroenterology*, 142 (5), 1100-1101.

Pfeifer, G. P., Denissenko, M. F., Olivier, M., et al.(2002). Tobacco smoke carcinogens, DNA damage and p53 mutations in smoking-associated cancers. *Oncogene*, 21, 7435-51.

Phil Kim, S., Park Ok, S., Jong Lee, S., et al.(2014) A polysaccharide isolated from the liquid culture of lentinus edodes (shiitake) mushroom mycelia containing black rice bran protects mice against salmonellosis through upregulation of the Th1 immune reaction. *Journal of Agricultural and Food Chemistry*, 62 (11), 2384-91.

Pittas, A. G., Dawson-Hughes, B., Li, T., et al.(2006). Vitamin D and calcium intake in relation to type 2 diabetes in women. *Diabetes Care*, 29, 650-56.

Pittas, A. G., Lau, F., Hu, F. B., et al.(2007). The role of vitamin D and calcium in type 2 diabetes: A systematic review and meta analysis. *Journal of Clinical Endocrinology & Metabolism*, 92 (6), 2017-29.

Punjabi, N. M., & Polotsky, V. Y.(2005). Disorders of glucose metabolism in sleep apnea. *Journal of Applied Physiology*, 99 (5), 1998-2007.

Ranelletti, F. O., Maggiano, N., Serra, F. G., et al.(2000). Quercetin inhibits p21-RAS expression in human colon cancer cell lines and in primary colorectal tumors. *International Journal of Cancer*, 85 (3), 438-45.

Reyes-Esparza, J., Gonzaga Morales, A. I., González-Maya, L.(2015). Epigallocatechin-3-gallate modulates the activity and expression of P-glycoprotein in breast cancer cells. *Journal of Pharmacology & Clinical Toxicology*, 3 (2), 1044.

Richards, M. P.(2002). A brief review of the archaeological evidence for palaeolithic and neolithic subsistence. *European Journal of Clinical Nutrition*, 56 (12), 1270-78.

Ridker, P. M., Danielson, E., Francisco, A. H., et al.(2008). Rosuvastatin to prevent vascular events in men and women with elevated C-reactive protein. *New England Journal of Medicine*, 359, 21.

Rissanen, T. H., Voutilainen, S., Nyyssönen, K., et al.(2003). Serum lycopene concentrations and carotid atherosclerosis: The Kuopio Ischaemic Heart Disease Risk Factor Study. *American Journal of Clinical Nutrition*, 77, 133-38.

Rivlin, R. S.(1994). Magnesium deficiency and alcohol intake: Mechanisms, clinical significance and possible relation to cancer development (a review). *Journal of the American College of Nutrition*, 13 (5), 416-23.

Robert Wood Johnson Foundation.(2010). Chronic care: Making the case for ongoing care. February. Retrieved from www. rwjf. org/content/dam/farm/reports/re ports/2010/rwjf54583.

Roman, A., Kreiner, G., & Nalepa, I.(2013). Macrophages and depression—a misalliance or well-arranged marriage ? *Pharmacological Reports*, 65 (6), 1663-72.

SanGiovanni, J. P., Chew, E. Y., Clemons, T. E., et al.(2007). The relationship of dietary carotenoid and vitamin A, E, and C intake with age-related macular degeneration in a case-control study. *Archives of Ophthalmology*, 125 (9), 1225-32.

Santarelli, R. L., Pierre, F., & Corpet, D. E.(2008). Processed meat and colorectal cancer: A review of epidemiologic and experimental evidence. *Nutrition and Cancer,* 60 (2), 131-44.

Sarkar, F. H., & Li, Y.(2006). Using chemopreventive agents to enhance the efficacy of cancer therapy. *Cancer Research,* 66 (7), 3347-50.

Schafer, Z. T., & Brugge, J. S.(2007). IL-6 involvement in epithelial cancers. *Journal of Clinical Investigation,* 117, 3660-63.

Schuenke, M. D., Mikat, R. P., & McBride, J. M.(2002). Effect of an acute period of resistance exercise on excess post-exercise oxygen consumption. *European Journal of Applied Physiology,* 86, 411-17.

Sethi, G., Sung, B., & Aggarwal, B. B.(2008). TNF: A master switch for inflammation to cancer. *Frontiers in Bioscience,* 13 (13), 5094-107.

Sewerynek, E.(2002). Melatonin and the cardiovascular system. *Neuroendocrinology Letters,* 23 (1), 79-83.

Shearer, W. T., Reuben, J. M., Mullington, J. M., et al.(2001). Soluble TNF-alpha receptor 1 and IL-6 levels in humans subjected to the sleep deprivation model of spaceflight. *Journal of Allergy and Clinical Immunology,* 107 (1), 165-70.

Sheps, D. S., McMahon, R. P., Becker, L., et al.(2002). Mental stress-induced ischemia and all-cause mortality in patients with coronary artery disease. *Circulation,* 105, 1780-84.

Sherman, M. H., Yu, R. T., Engle, D. D., et al.(2014). Vitamin D receptor-mediated stromal reprogramming suppresses pancreatitis and enhances pancreatic cancer therapy. *Cell,* 159 (1), 80-93.

Shively, C. A., Register, T. C., & Clarkson, T. B.(2009). Social stress, visceral obesity, and coronary artery atherosclerosis: Product of a primate adaptation. *American Journal of Primatology,* 71 (9), 742-51.

Silverstone, A. E., Rosenbaum, P. F., Weinstock, R. S., et al.(2012). Polychlorinated biphenyl (PCB) exposure and diabetes: Results from the Anniston Community Health Survey. *Environmental Health Perspectives,* 120, 5.

Simone, C. B., Simone, N. L., Simone, V., et al.(2007). Antioxidants and other nutrients do not interfere with chemotherapy or radiation therapy and can increase kill and increase survival, part 1. *Alternative Therapies,* 13 (1), 22-28.

Smith, C. D., Herkes, S. B., Behrns, K. E., et al.(1993). Gastric acid secretion and vitamin B_{12} absorption after vertical Roux-en-Y gastric bypass for morbid obesity. *Annals of Surgery,* 218 (1), 91-96.

Sola, S., Mir, M., Cheema, F., et al.(2005). Irbesartan and lipoic acid improve endothelial function and reduce markers of inflammation in the metabolic syndrome. *Circulation,* 111 (3), 343-48.

Somers, E. C., Ganser, M. A., Warren, J. S., et al.(2015). Mercury exposure and antinuclear antibodies among females of reproductive age in the United States: NHANES. *Environmental Health Perspectives,* 123 (8), 792-98.

Song, Y., Dai, Q., & He, K.(2013). Magnesium intake, insulin resistance, and type 2 diabetes. *North American Journal of Medicine and Science,* 6 (1), 9-15.

Steen, E., Terry, B. M., Rivera, E. J., et al.(2005). Impaired insulin and insulin-like growth factor expression and signaling mechanisms in Alzheimer's disease—is this type 3 diabetes ? *Journal of Alzheimer's Disease*, 7, 63-80.

Stocker, R., Bowry, V., & Frei, B.(1991). Ubiquinol-10 protects human low-density lipoprotein more efficiently against lipid peroxidation that does alpha-tocopherol. *Proceedings of the National Academy of Sciences*, 88 (5), 1646-50.

Stojanovich, L.(2010). Stress and autoimmunity. *Autoimmunity Reviews*, 9, A271-A276.

Stojanovich, L., & Marisavljevich, D.(2008). Stress as a trigger of autoimmune disease. *Autoimmune Reviews*, 7, 209-13.

Sun, C. L., Yuan, J. M., Koh, W. P., et al.(2006). Green tea, black tea and breast cancer risk: a meta-analysis of epidemiological studies. *Carcinogenesis*, 27 (7), 1310-15.

Syal, S. K., Kapoor, A., Bhatia, E., et al.(2012). Vitamin D deficiency, coronary artery disease, and endothelial dysfunction: Observations from a coronary angiographic study in Indian patients. *Journal of Invasive Cardiology*, 24 (8), 385-89.

Talanian, J. L., Galloway, S. D. R., Heigenhauser, G. J. F., et al.(2007). Two weeks of high-intensity aerobic interval training increases the capacity for fat oxidation during exercise in women. *Journal of Applied Physiology*, 102 (1), 439-47.

Tan, K. C. B., Chow, W. S., Ai, V. H. G., et al.(2002). Advanced glycation end products and endothelial dysfunction in type 2 diabetes. *Diabetes Care*, 25 (6), 1055-59.

Tan, K. P., Azlan, Z. M., Choo, M. Y., et al.(2014). The comparative accuracy of ultrasound and mammography in the detection of breast cancer. *Medical Journal of Malaysia*, 69 (2), 79-85.

Tandon, R. K., & Bhatia, V.(2005). Stress and the gastrointestinal tract. *Journal of Gastroenterology and Hepatology*, 20, 332-39.

Tarcin, O., Yavuz, D. G., Ozben, B., et al.(2009). Effect of vitamin D deficiency and replacement on endothelial function in asymptomatic subjects. *Journal of Clinical Endocrinology and Metabolism*, 94 (10), 4023-30.

Taylor, A., Villines, T., Stanek, E., et al.(2009). Extended-release niacin or ezetimibe and carotid intima-media thickness. *New England Journal of Medicine*, 361.

Teitelbaum, S. L., Gammon, M. D., Britton, J. A., et al.(2007). Reported residential pesticide use and breast cancer risk on Long Island, New York. *American Journal of Epidemiology*, 165, 643-51.

Tengattini, S., Reiter, R. J., Tan, D., et al.(2008). Cardiovascular diseases: Protective effects of melatonin. *Journal of Pineal Research*, 44, 16-25.

Thompson, C. L., & Li, L.(2012). Association of sleep duration and breast cancer oncotypedx recurrence score. *Breast Cancer Research and Treatment*, 134 (3), 1291-95.

Tjønna, A. E., Lee, S. J., Rognmo, Ø., et al.(2008). Aerobic interval training versus continuous moderate exercise as a treatment for metabolic syndrome. *Circulation*, 118 (4), 346-54.

Tomasian, D., Keaney, J., & Vita, J.(2000). Antioxidants and the bioactivity of endothelium-derived nitric oxide. *Cardiovascular Research*, 47 (3), 426-35.

Tomiyama, A. J., Mann, T., Vinas, D., et al.(2010). Low calorie dieting increases cortisol. *Psychosomatic Medicine*, 72 (4), 357-64.

Tremblay, A., Simoneau, J.-A., & Bouchard, C.(1994). Impact of exercise intensity on body fatness and skeletal muscle metabolism. *Metabolism*, 43, 814-18.

Triantafilou. M., Gamper, F. G. J., Lepper, P. M., et al.(2007). Lipopolysaccharides from atherosclerosis-associated bacteria antagonize TLR4, induce formation of TLR2/1/CD36 complexes in lipid rafts and trigger TLR2-induced inflammatory responses in human vascular endothelial cells. *Cellular Microbiology*, 9 (8), 2030-39.

Tricker, A. R., & Preussmann, R.(1991). Carcinogenic n-nitrosamines in the diet: Occurrence, formation, mechanisms and carcinogenic potential. *Mutation Research*, 259 (93-94), 277-89.

Ungar, P. S., Grine, F. E., & Teaford, M. F.(2006). A review of the evidence and a new model of adaptive versatility. *Annual Review of Anthropology*, 35, 209-28.

Van der Pols, J. C., Bain, C., Gunnell, D., et al.(2007). Childhood dairy intake and adult cancer risk: 65-y follow-up of the Boyd Orr Cohort. *American Journal of Clinical Nutrition*, 86, 1722-29.

Van Immerseel, F., Ducatelle, R., De Vos, M., et al.(2017). Butyric acid-producing anaerobic bacteria as a novel probiotic treatment approach for inflammatory bowel disease. *Journal of Medical Microbiology*, 12, 32-55.

Verrax, J., & Calderon, P. B.(2008). The controversial place of vitamin C in cancer treatment. *Biochemical Pharmacology*, 76, 1644-52.

Versini, M., Jeandel, P. Y., Rosenthal, E., et al.(2014). Obesity in autoimmune diseases: Not a passive bystander. *Autoimmunity Reviews*, 13, 981-1000.

Virtanen, S., Läärä, E., Hyppönen, E., et al.(2000). Cow's milk consumption, HLADQB$_1$, genotype, and type 1 diabetes. *Diabetes*, 49 (9), 1617.

Vissoci Reiche, E. M., Vargas Nunes, S. O., & Morimoto, H. K.(2004). Stress, depression, the immune system, and cancer. *Lancet Oncology*, 5, 617-25.

Vita, J., Keany, J., Raby, K., et al.(1998). Low plasma ascorbic acid independently predicts the presence of an unstable coronary syndrome. *Journal of the American College of Cardiology*, 31, 980-86.

Vojdani, A., & Tarash, I.,(2013). Cross-reaction between gliadin and different food and tissue antigens. *Food and Nutrition Sciences*, 4, 20-32.

Wallace, T. C.(2011). Anthocyanins in cardiovascular disease. *Advances in Nutrition*, 2, 1-7.

Wang, G., Liu, C., Wang, Z., et al.(2006). Effects of astragalus membranaceus in promoting T-helper cell type 1 polarization and interferon- γ production by up-regulating T-bet expression in patients with asthma. *Chinese Journal of Integrative Medicine*, 12, 262.

Wang, Q., Yang, W., Uytingco, M. S., et al.(2000). 1, 25-Dihyrdoxyvitamin D3 and All-*trans*-Retinoic acid sensitize breast cancer cells to chemotherapy-induced cell death. *Cancer Research*, 60, 2040-48.

Wang, X. M., & Lehky, T. J.,(2012). Discovering cytokines as targets for chemotherapy-induced painful peripheral neuropathy. *Cytokine*, 59 (1), 3-9.

Warren, T. Y., Barry, V., Hooker, S. P., et al.(2010). Sedentary behaviors increase risk of cardiovascular disease mortality in men. *Medicine & Science in Sports & Exercise*, 42 (5), 879-85.

Wei, Y., Zhao, X., Kariya, Y., et al.(1994). Induction of apoptosis by quercetin: Involvement of heat shock protein. *Cancer Research*, 54, 4952-57.

Weickert, M. O., & Pfeiffer, A. F. H.(2008). Metabolic effects of dietary fiber consumption and prevention of diabetes. *Journal of Nutrition*, 138, 439-42.

Wesa, K. M., Segal, N. H., Cronin, A. M., et al.(2015). Serum 25-hydroxy vitamin D and survival in advanced colorectal cancer: A retrospective analysis. *Nutrition and Cancer*, 67 (3), 424-30.

Wiseman, R. A.(2000). Breast cancer hypothesis: A single cause for the majority of cases. *Journal of Epidemiology Community Health*, 54, 851-58.

Wu, D., Wang, J., Pae, M., et al.(2012). Green tea ECGC, T cells, and T cell-mediated autoimmune diseases. *Molecular Aspects of Medicine*, 33 (1), 107-18.

Yamada, K., Hung, P., Park, T. K., et al.(2011). A comparison of the immunostimulatory effects of the medicinal herbs Echinacea, ashwagandha, and brahmi. *Journal of Ethnopharmacology*, 137 (1), 231-35.

Yan, M., & Nuriding, H.(2014). Reversal effect of vitamin D on different multidrug-resistant cells. *Genetics and Molecular Research*, 13 (3), 6239-47.

Yang, G., Shu, X. O., Li, H., et al.(2007). Prospective cohort study of green tea consumption and colorectal cancer risk in women. *Cancer Epidemiology*, *Biomarkers & Prevention*, 16 (6), 1219-23.

Yang, I., Shin, J., & Cho, S.(2014). Pycnogenol induces nuclear translocation of apoptosis-inducing factor and caspase-independent apoptosis in MC-3 human mucoepidermoid carcinoma cell line. *Journal of Cancer Prevention*, 19, 265-72.

Yoo, S., Kim, J. S., Kwon, S. U., et al.(2008). Undernutrition as a predictor of poor clinical outcomes in acute ischemic stroke patients. *Archives of Neurology*, 65 (1), 39-43.

Yoshioka, M., Doucet, E., St-Pierre, S., et al.(2001). Impact of high-intensity exercise on energy expenditure, lipid oxidation, and body fatness. *International Journal of Obesity*, 25, 332-39.

Yusuf, S., Hawken, S., Ounpuu, S., et al.(2004). Effect of potentially modifiable risk factors associated with myocardial infarction in 52 countries (the INTERHEART Study): Case-control study. *Lancet*, 365 (9438), 937-52.

Zhang, M., Deng, C. S., Zheng, J. J., et al.(2006). Curcumin regulated shift from Th1 to Th2 in trinitrobenzene sulphonic acid-induced chronic colitis. *Acta Pharmacologica Sinica*, 27 (8), 1071-77.

Zhu, W., Cai, D., Wang, Y., et al.(2013). Calcium plus vitamin D3 supplementation facilitated fat loss in overweight and obese college students with very-low calcium consumption: A randomized controlled trial. *Nutrition Journal*, 12 (8).

致谢

我要向杰弗里·布兰德（Jeffrey Bland）博士表示最深切的谢意，他为世界提供了一种新的思维方式，也为我能够重新恢复健康提供了新方法。他的工作鼓励我帮助无数人摆脱了慢性疾病的折磨，恢复了健康。

非常感谢克里斯汀·巴特（Christine "Misty" Barth），我的业务经理和亲爱的朋友，她使我把这本书变成了现实。她无可挑剔的编辑技巧、对细节的关注以及耐心的写作都令人钦佩。非常感谢米斯蒂付出了大量的时间，感激之情实在不能用语言描述。

感谢我的妻子霍莉·布利斯（Holly Bliss），感谢过去几年里写这本书时她给予我的爱和坚定的支持。非常感谢她在困难时期给予的鼓励。我也很欣赏她的天才的训练指导能力。我期待我们"全美重建"的骑行之旅！

衷心感谢我的家人在我被癌症折磨时给予我的关心和支持。希望有一天我能回报给你们。

感谢戴夫和佩格布利斯（Dave and Peg Bliss）在写作过程中给予的想法、鼓励和支持。非常感谢戴夫的付出，以及他坚定的支持和创造性的想法，最重要的是，他帮助我将这项工作付诸实践。

非常感谢伊夫·诺沃特尼（Yve Novotny）花了无数的时间和精力来创造健康美味的食谱！伊夫告诉我们，健康的饮食可以是有趣的、可口的、充满变化的，不像很多人认为的健康饮食可能是无聊的，而且充满了各种限制。伊夫是我认识的唯一一个能用冰箱里有什么就做什么，而且能做出令人垂涎欲滴的杰出厨师。

衷心感谢我的密友迈克·曼玛纳（Mike Mammana），不仅感谢他的友谊和支持，也感谢他热情地帮助我找到各种需要的信息。

衷心感谢芮玮特（Rui Weidt）出色的创作，也感谢苏珊·库宁（Susan Kunin）自写作之旅开始以来所给予的贡献和支持。

衷心感谢那些允许使用他们个人故事的患者，感谢他们接受了我的帮助，并从长期的健康问题中获得了重建。

最后，非常感谢哈珀波（Harper Wave）卓越的出版团队。对于我的出版商卡伦·里纳尔迪（Karen Rinaldi），感谢他有远见，承担了这个项目，并认识到它的必要性。非常感谢编辑莎拉·墨菲（Sarah Murphy）和汉娜·罗宾逊（Hannah Robinson），感谢他们的创作团队，感谢帮助设计这本书精美内外的所有的人。

本书包含的信息和建议，是对医生或者健康从业者给人们的建议的完美补充，而不是替代。如果你已经知道或者怀疑你的健康出现了问题，建议你在开始任何治疗之前要先去看医生。我在出版这本书之前尽我所能确保信息的精准。出版商和作者对使用本书中建议的方法可能导致的任何医疗结果概不负责。